サリドマイド

Thalidomide

復活した「悪魔の薬」

Ryoji Kayamori

栢森良二

まえがき

なぜ今「サリドマイド物語」なのか。一九六〇年代、大衆薬に含まれていたサリドマイドを服用した妊婦から手足が欠損した子どもが生まれるという「サリドマイド薬禍」は社会に大きな衝撃を与えたが、それから既に六十年程が経過し、現在ではこの悲惨な事件を知らない世代も増えてきた。

一方、この薬禍は、奇形学、発生学、遺伝学、臨床薬理学の発達を大いに促し、医学における疫学調査の重要性を確立することになった。また厳しい薬品規制法を生み出し、薬剤副作用の国際的な情報交換を活発にした。

同時に、奇形児が生まれたときに訴訟を起こす風潮と、医師や研究者が法廷証人として出廷し、原告側と被告側に分かれてまったく相反する意見を戦わせること、科学的真実が法廷での善悪として論じられ、妥協によって補償金が決められることなど、いくつかの社会的な副産物も生み出された。

サリドマイドの影響による奇形「サリドマイド胎芽症《たいが》」の告発者であり、ヒューマニズムの立場でいわゆる「レンツ警告」を出したドイツの遺伝学者ビドュキンド・レンツは、サリドマイド物語の中心人物であるにもかかわらず、「科学者は自分自身について述べる必要はなく、ただ自分が観察したこと、方法、分析、結論のみを語ればよい」と、その物語を話すことを頑《かたく》なに避けてきた。しかし一九八九年、大学教授を退官するときに乞われて行った最終講義の前後より、ようやく彼の重い口から、断片的ながら当時の事情が語られた。

一方、サリドマイド物語の主人公の中で、豪州の英雄だった医師ウィリアム・マクブライドはその後、抗つわり薬の催奇性に関して偽りの論文を書き、裁判において偽証罪で訴追を受けた。

サリドマイドがどのように作用して先天奇形である胎芽症が発生したのか、長い間不明であった。しかし、この六十年の間に、骨髄移植をはじめとした臓器移植などに関連した免疫学の方面から、また近年ではケミカルバイオロジーの立場におけるタンパク質のユビキチン化との関連から、サリドマイドの催奇性の機序が解明されてきている。

薬禍が問題となって以降、「悪魔の薬」とみなされてきたサリドマイドだが、後に、ハンセン病、ベーチェット病、全身性エリテマトーデス（ＳＬＥ）、さらにエイズなどの難治性粘膜皮膚病変に対して効果があることが判明した。「悪魔の薬」は「福音《ふくいん》の薬」として復活したのである。さらに、適応（医療行為における使用の正当性・妥当性）は血液がんの多発性骨髄腫にも拡がり、サリドマイド誘導体による抗がん薬として適応を拡大する日が間近に来ている。

サリドマイド胎芽症として生まれた人びとの、この六十年間の生活はどのようなものだったのか。また、どのように支えられてきたのか。

本書では、障害学の立場から、サリドマイド胎芽症者たちが上下肢低形成によるリーチ障害（たとえば物を取るときに腕を伸ばしても届かない）、把持《はじ》障害、あるいは聴覚障害によるコミュニケーション障害を持ちながら、どのように残存機能を使って学校生活を送ってきたのか、社会に巣立ってきたのか、加齢に伴ってどんな問題に直面し、悩んでいるのかを概観する。

英国では一九九四年、ドイツでは二〇〇八年、サリドマイド胎芽症者本人がハンガーストライキを行い、薬禍発覚当時を知らない国民の関心を引き起こした。これによって、国会議員は重い腰を上げ、生活費支援の増額や法律改定がなされ、補償が十分でなかった被害者たちは、ようやく安寧を手に入れたのである。

拙著『サリドマイド物語』（医歯薬出版、一九九七年）、その増補版に相当する『サリドマイドと医療の軌跡』（西村書店、二〇一三年）上梓時と比べて、本書ではいくつかの事柄を付け加えることができた。

二〇一一〜二〇一三年の第一次厚生労働省科学研究費補助金・医薬品・医療機器等レギュラトリーサイエンス政策研究事業による「全国のサリドマイド胎芽病患者の健康、生活実態に関する研究」（第一次厚労省研究班）、引き続き二〇一四～二〇一六年の「サリドマイド胎芽病患者の健康、生活実態の諸問題に関する研究」（第二次厚労省研究班）、二〇一七～二〇一九年の「サリドマイド胎芽症患者の健康、生活実態の把握及び支援基盤の構築」（第三次厚労省研究班）、さらに二〇二〇年から第四次厚労省研究班が継続された。著者はこの四回の研究班に班員あるいは協力者として参加することができ、『サリドマイド胎芽症診療ガイド２０１７』（邦文および英語版。以下、『17ガイド』）、『サリドマイド胎芽症診療ガイド２０２０』（邦文および英語版。以下、『20ガイド』）を分担執筆させていただいた。さらに二回の国際シンポジウムに参加させていただき、その議事録（Proceedings）である、Hinoshita F ed: *Proceedings of the International Symposium on Thalidomide Embryopathy in Tokyo, 2015*.（以下、*15 Proceedings*）、Hinoshita F ed: *Proceedings of the International Symposium on Thalidomide Embryopathy in Tokyo, 2019*.（以下、*19 Proceedings*）を分担執筆させていただいた。本書出版に際しては、第四次研究事業から経済的支援をいただくことができた。第四次研究班長日《ひ》ノ《の》下《した》文彦《ふみひこ》先生、国立国際医療研究センター糖尿病内分泌代謝科厚生労働科学研究費サリドマイド胎芽症研究班事務局の豊田千賀子さま、その他の関係者の方々に深謝いたします。

帝京平成大学健康メディカル学部理学療法科　教授　**栢森良二**

厚生労働省行政推進調査事業「サリドマイド胎芽症患者の健康、生活実態の把握及び支援基盤の構築」研究班

サリドマイド　復活した「悪魔の薬」●目次

第4章 サリドマイドの流転

装幀・本文デザイン　本澤博子
本文図表　桜井勝志
写真提供　栢森良二

第1章

サリドマイド胎芽症の発生

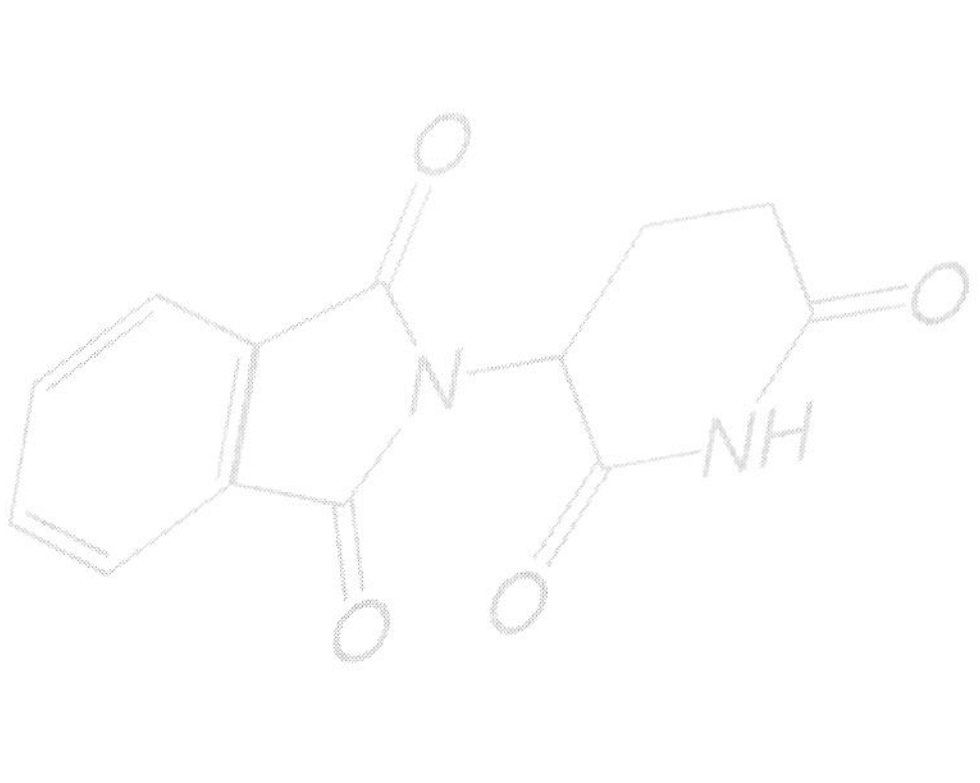

サリドマイド胎芽症の発生経緯

サリドマイドの誕生と普及

サリドマイド（thalidomide）は一九五三年、スイスのチバ製薬で、グルタミン酸（アミノ酸の一つで神経伝達物質でもある）の誘導体（元の化合物の分子構造を部分的に変化させてできた化合物）として最初に誕生した（図1－1）。しかし、チバ製薬は薬理的な効果がないとして、それ以上の研究を中止する。

西独のノルトライン＝ヴェストファーレン州アーヘン郡シュトルベルク（以下、ドイツの地理は三一ページの図1－5参照）にあるグリュネンタール（Grünental）社の科学部長ハインリッヒ・ミュクター（Heinrich Mückter）は、一九五四年にサリドマイドを合成し、その開発に着手した。グリュネンタール社は同年四月に臨床治験を試みている。

グリュネンタール社は最初、サリドマイドを抗てんかん薬として発売したが、あまり効果がなかった。そのかわり、鎮静作用や睡眠効果があることから、一九五七年十月一日、コンテルガン®（Contergan）という商品名で、睡眠薬、精神安定剤として発売した。コンテルガンは錠剤だったが、小売店薬局で粉末にしてくれることもあった。

コンテルガンの睡眠薬としての効果は、速効性があり、持ち越し作用がないことである。大

図1-1　サリドマイドとその誘導体の分子構造

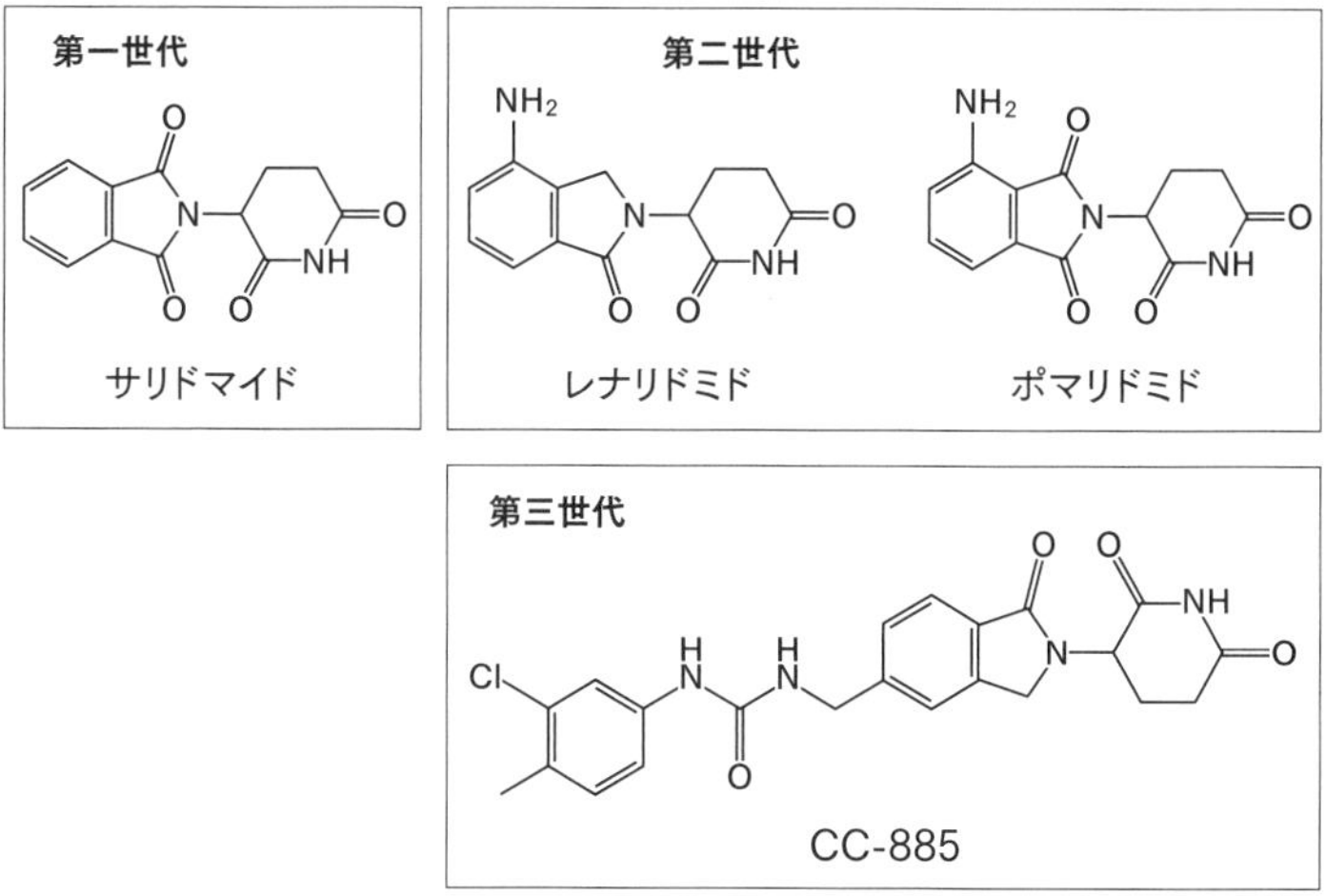

量に服用しても致死的ではなく、自殺目的に使われないことから、当時の西独では、医師の処方の必要のない大衆薬となり、最も人気のある睡眠薬として病院、精神障害者施設でも広く使われるようになった。

安全性とその効果から、小児の脳波検査の入眠剤として使われたり、夜泣きの子どもの「揺りかご薬」として使われたりしていた。また、親たちが夜に映画を観に行く前に、粉末をジュースに混ぜて子どもたちに飲ませたことから「シネマ・ジュース」とも呼ばれていた。

溶かしたコンテルガンは、スプーンを使わずに服用されることが多かった。瓶から適当な量を直接飲むのである。欧州のサリドマイド胎芽症児（妊娠初期の胎芽期にサリドマイドの影響を受けて奇形児として生まれた人たち。以下、サリドマイド児）たちが日本のサリドマイド児たちと異なり、上肢（腕・手）ばかりでなく下肢（脚部）にまで奇形がおよぶなど、一般に重度の障害を残す結果となったのは、一錠のサリドマイド含有量が多かったことのほかに、このような服用の仕方によって、過分量が服用されたからではないかと推察されている。

サリドマイドを含む薬品は瞬く間に、各国の提携会社を通じて、欧州で一一カ国、アフリカで七カ国、アジアで一七カ国、西半球で一一カ国と世界中で販売された。米国には例外的に販売されなかった。

さらに、サリドマイドにアスピリンやフェナセチンなどの鎮痛剤と組み合わせた合剤が大量に販売された。グリペックス®（Grippex：Grippe は風邪の意）、アルゴセディフ®（Algosediv：algo- は痛み、sediv は鎮静の意）、ヴァルグレン®（Valgraine：migraine は偏頭痛の意）、アスマヴァール®（Asmaval：asthma は喘息《ぜんそく》の意）という商品名から推察できるように、サリドマイドは、風邪、痛み、偏頭痛、喘息を抑えるための薬としてさまざまな薬に使われた。当時の非常によく知られた大衆薬の中に、サリドマイドが含まれていたのである。

わが国では、大日本製薬の研究員が、グリュネンタール社のミュクター博士が薬学雑誌に発表した文献を見て、異なった合成法でサリドマイド剤を独自に合成した。日本では薬剤などの物質が特許の対象にならず、薬剤製法が特許の対象となっていたという事情があったのである。このために、後に大日本製薬とグリュネンタール社との間に法的な争いが起こり、これは一九六一年十一月にサリドマイドが回収されるまで続いた。

大日本製薬は一九五六年十一月にサリドマイドの製法の特許を出願、一九五七年三月頃より臨床試験を開始する。同年八月十七日に厚生省（現在の厚生労働省）に製造許可申請を提出し、一九五八年一月二十日にイソミン®の名前で発売した。

イソミン（サリドマイド二五㎎錠剤、一・〇ｇ中に〇・一ｇ含有する一〇倍散剤があった）は、不眠症、手術前および緊張不安状態の鎮静に効能があり、妊婦、小児にも安全無害であると、テレビ、新聞などを通じて広く宣伝された。

さらに、大日本製薬は一九六〇年八月、サリドマイドの合剤としてプロバンＭ®（サリドマイド六㎎＋臭化プロパンテリン七・五㎎）を、胃酸過多、胃炎、消化性潰瘍治療剤として市販した。

ほかの製薬会社も、サリドマイドを含有する薬剤をジェネリック医薬品（詳しくは後述）として発売した。しかし、市場の九〇〜九五％は大日本製薬のイソミンとプロバンＭが押さえていたといわれている。

このように、サリドマイドの商品名は各国で異なっており、またサリドマイドといろいろな成分を組み合わせた複合薬が種々の商品名で販売されていた。

このために、西独で一九六一年十一月にサリドマイドの催奇性が告発され、ＵＰＩ通信などを通じて全世界的にマスコミで取り上げられたにもかかわらず、各国の医師は自分の処方している薬とは無関係だと思った。もちろん、一般の人々は、自分の服用している薬がサリドマイドであるとは気づかず飲み続ける結果になった。このようなことから見ても、処方箋は商品名でなく、成分名に統一することが必要であろう。

新薬とジェネリック医薬品

新薬（先発医薬品）が発売されるには、基礎研究、非臨床試験、臨床試験、承認申請と審査を経て、十〜二十年の時間と費用がかかる。再審査期間と特許権存続期間の両方が満了すると、新薬と同じ有効成分の医薬品を、「ジェネリック医薬品（後発医薬品）」として、ほかの製薬企業が製造・販売することが可能になる。価格は先発医薬品に比べて安価になる。従来は「ゾロ薬品」と呼ばれていた。

ジェネリック医薬品を製造・販売する際には、厚生労働省により製造販売承認を取得することが必要で、この際に先発医薬品と同等の品質、生物学的同等性が確保されていることを科学的に証明した資料などが求められる。それぞれのメーカーが違う商品名を使うため、多いときは一つの成分に五〇近くの異なった商品名が付けられていることがある。

多発神経炎の発生

一九五七〜一九五八年において、サリドマイドの宣伝攻勢は医師に対しても大衆に対しても激しく、小児科や老年科を対象とした大規模な集中的キャンペーンが開始された。糖尿病や肝臓病の患者に対するサリドマイド使用も繰り返し推奨されている。

グリュネンタール社の宣伝の結果、サリドマイドの使用は考えられるあらゆる部門、あらゆる年齢層において増加した。ミュクター博士の方針に従って医薬情報担当者（MR：Medical Representative：従来、プロパーと呼ばれていた）が、「完全無毒性」を医師に繰り返し強調し、「病院において医師が患者による使用を引き続き管理するのは不必要であろう」と勧めている。

当然の結果として、このような新薬の使用に伴う危険性は増大した。医師の点検が満足に行われないため、副作用があっても、それを発見することがいっそう困難な状況になっていったのである。

それにもかかわらず、サリドマイドの副作用に関する、いささか不穏な報告が、一九五九年になってグリュネンタール社に届き始めていた。

一九五九年にコンテルガンの売上が爆発的に増加すると、批判的な報告の数も増勢を示した。便秘、めまい、血圧低下、健忘症などの症状が報告されてきたのである。

ある年配の患者には、平衡バランスの障害と軽度のめまいが見られた。スイスからは、極度の疲労、手の震えなどの副作用が残り、「二度と使用するのはこりごりだ、これはひどい薬だ」という内容が伝えられた。

しかし、グリュネンタール社はこれらの副作用の報告を軽視し、その原因を過剰投与や長期使用に帰し、「当社がそのような副作用のことを聞くのは初めてである」と回答するという一貫した態度をとった。

一九五九年十月三日、デュッセルドルフの神経科医ラルフ・フォス（Voss R）博士から、「手足にちくちくするような痛みが生じ、やがて感覚が鈍ってくる」という感覚異常と歩行障害を呈した多発神経炎の一症例の報告とともに、「コンテルガンが末梢神経系に障害を起こす可能性について何かわかっていることがあるか」を知りたいという問い合わせがグリュネンタール社にあった。

同様の手足の感覚障害の報告が、各地の医師から報告されるようになってきた。一九六〇〜一九六一年には末梢性の多発神経炎が報告されている。多発神経炎の臨床症状は、手足に手袋・靴下状分布の感覚障害があり、筋力低下や筋萎縮などの運動障害、さらに発汗障害、皮膚の栄養障害など、自律神経障害の症状が出現するというものである。こうした副作用の報告はサリドマイドの発売元である西独からのものが多く、後の西独におけるサリドマイド薬禍のアルスドルフ裁判では、副作用が一つの争点になった（詳しくは第5章）。

英語の論文では、『英国医学雑誌（*British Medical Journal*：以下、*BMJ*）』の一九六〇年十二月三十一日号で、フローレンス（Florence AL）による「犯人はサリドマイドか?」というタイトルのものがある（Florence AL: Is thalidomide to blame? *BMJ* 2: 1954, 1960.）。フローレンスは、サリドマイド剤を十八～二十四カ月服用した四症例を報告している。四症例は、①手足の著明な感覚障害、②四肢の冷感、寒冷暴露（寒冷にさらされること）による手足先端の蒼白化、③軽度の失調症、④下腿《かたい》の夜間痙攣《けいれん》、などの症状を訴えている。薬剤の投与を中止しても、症状はあまり改善されなかった。しかし、フローレンスはこの論文の最後に、サリドマイドは最も効果的な睡眠剤であり、「朝の持ち越し」作用がなく、皮膚掻痒《そうよう》感がある場合には、特に効果があると付け加えている。

しかし、いっそう悪い事態が待ちかまえていた。サリドマイドによる軸索《じくさく》型感覚優位の多発神経炎の報告は、次に来《きた》る悪い事態の序章にすぎなかった。はるかに恐ろしい副作用――妊娠初期にサリドマイドを服用した母親に奇形児が生まれること――の証拠が累積してきたのである。

サリドマイド胎芽症の発生

ノルトライン＝ヴェストファーレン州ミュンスター（Münster）にあるミュンスター大学小児科のコセノウ（Kosenow W）教授とパァイファー（Pfeiffer RA）博士が、一九六〇年、ドイツ小児科学会で、これまでほとんど報告されていない、橈骨《とうこつ》（前腕《ぜんわん》を構成する二本の骨の一つ。もう一つは尺骨《しゃっこつ》）と脛骨《けいこつ》（下腿を構成する二本の骨の一つ。もう一つは腓骨《ひこつ》）の発育不全、十二指腸の閉塞・狭窄《きょうさく》症、顔面に血管腫のある二例を発表した（Kosenow W, Pfeiffer RA: *Monatsschrift*

Kinderheilkunde 109: 227, 1961.）。

さらに、キール大学小児科のヴィーデマン（Wiedemann HR）教授は、これまで勤めていた小児病院のあるノルトライン＝ヴェストファーレン州クレフェルト（Krefeld）で、最近十カ月の間に、特に上肢の低形成である海豹肢症《あざらしあししょう》（フォコメリア〈phocomelia〉。ギリシャ語の phoke＝海豹、melos＝手足が語源）や無肢症《むあし》の子どもが九人生まれたことや、ほかの一二の都市で約八〇人の症例がいることを報告した（Wiedemann HR: *Die Medizinische Welt* 37: 1863-1866, 1961.）。なお、ヴィーデマンは一九六一年にキール大学小児科の主任教授に指名されている。

この後、サリドマイドが原因と判明するまで、四肢の低形成、海豹肢症を特徴とする奇形は「ヴィーデマン症候群」と呼ばれていた。ヴィーデマンは一連の四肢の無／低形成奇形を「ジスメリー（Dysmelie）」と命名している。

なお、サリドマイド胎芽症に関する論文の中で最も衝撃的な論文は、『ドイツ週刊医学雑誌（*Deutsche Medizinische Wochenschrift*：以下、*DMW*）』に掲載されたヴィーデマンらの「四肢奇形の最近の増加に関する問題」である（Wiedemann HR, Aeissen K: *DMW* 12: 816-818, 1962.）。まだ原因がわからない時点での発表で、三三症例のサリドマイド児の写真が掲載された（図1－2）。写真の持つ説得力は、これらの症例がヴィーデマン症候群と名付けられたことからも合点がいく。サリドマイド児の悲惨さを強く訴えており、二度と同様な薬禍を起こしてはならないという気持ちを新たにさせる。

図1-2　33症例のヴィーデマン症候群

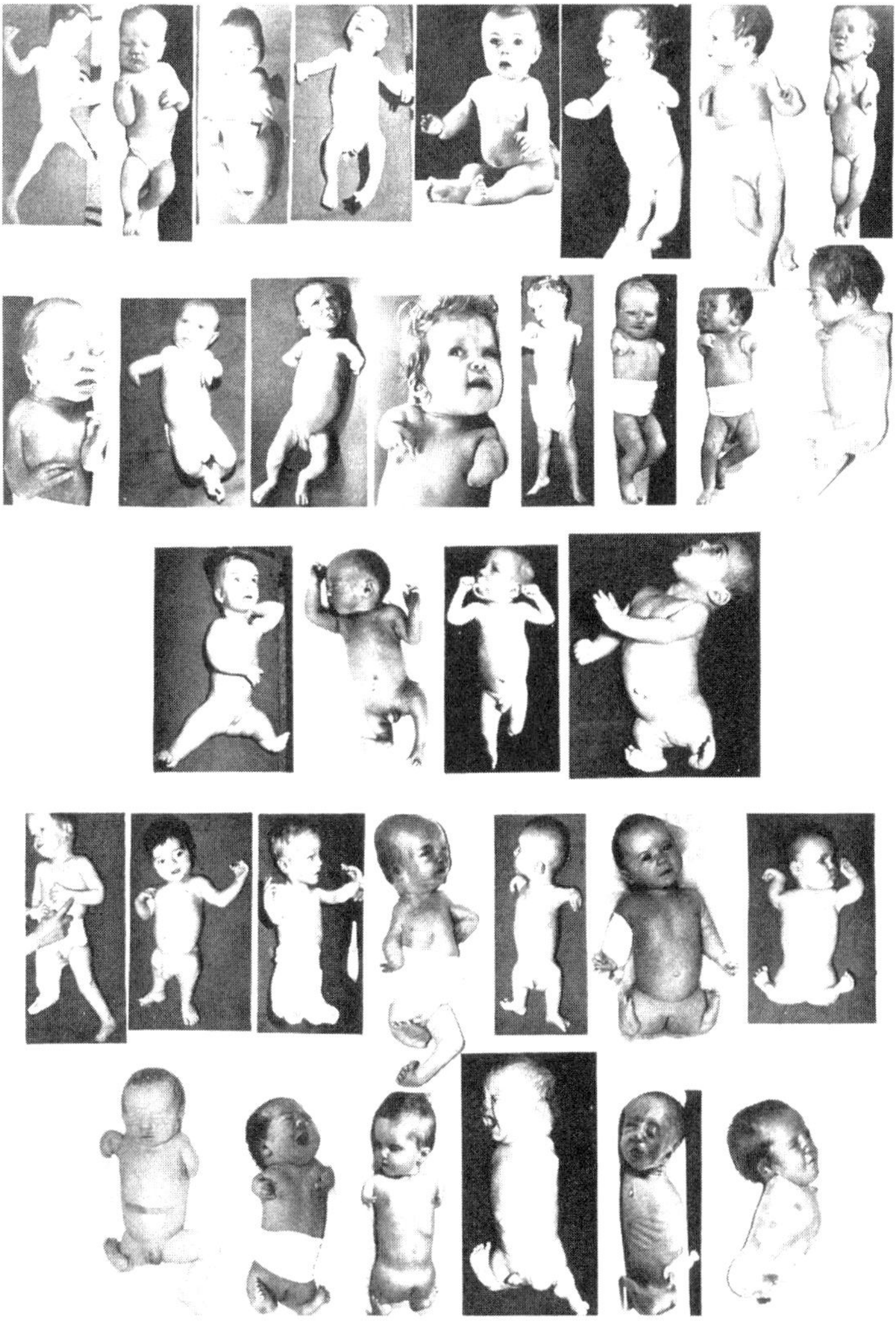

Wiedemann HR, Aeissen K: *DMW* 12: 816-818, 1962.

図1-3　外因による先天異常の危険率

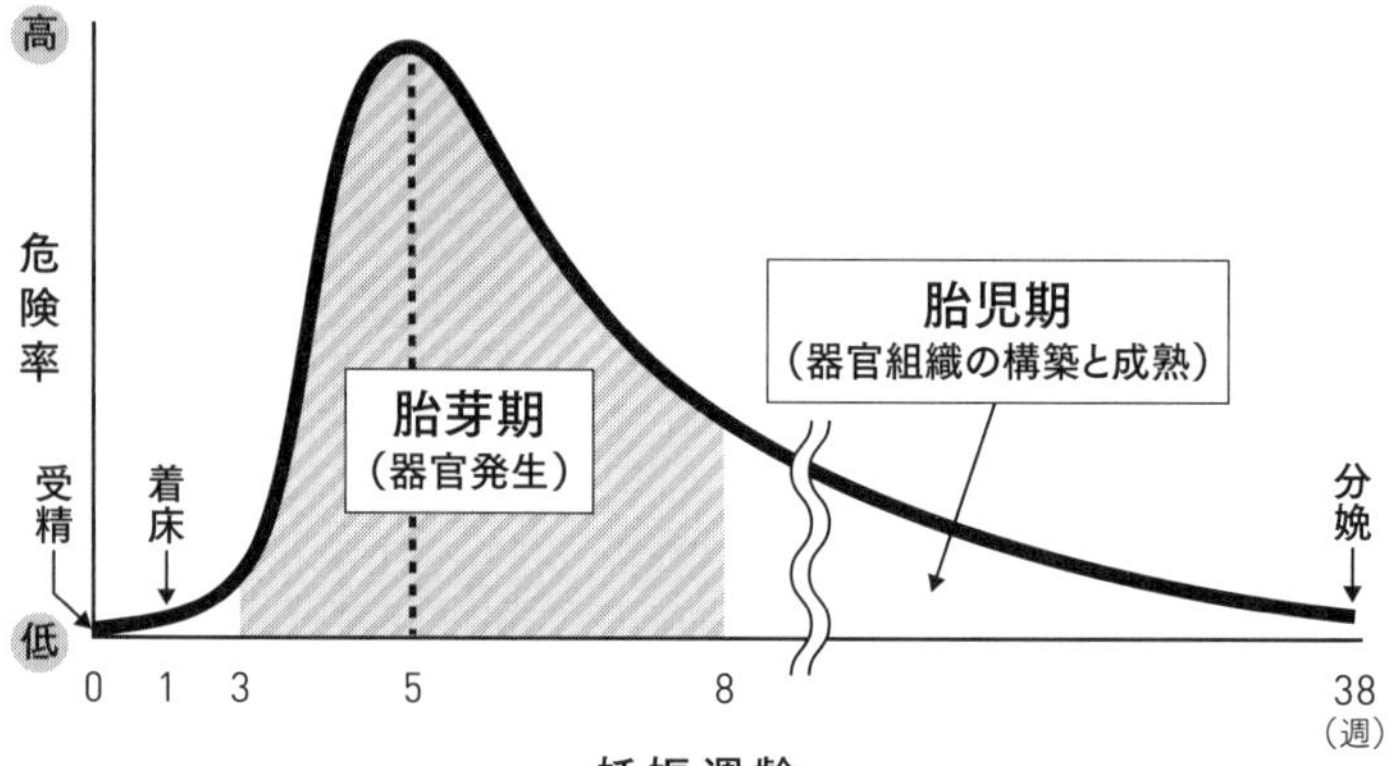

先天異常と胎芽症

ここで、「胎芽症（embryopathy）」について簡単に説明する。

妊娠可能な女性で最終月経から二週間経過して、一〜二日間で運良く卵子と精子が受精に成功すれば、それは一個の受精卵になり、一週間ほどで子宮に着床して妊娠が成立する。受胎（胎児ができたときの受精）した場合、最終月経から二週間経過すると妊娠〇週目、最終月経から三週間経過すると妊娠一週目になる。妊娠一〜二週間を「受精卵期」と呼び、細胞分裂を繰り返して胎児形成が始まる。妊娠三〜八週間を「胎芽期」と呼び、妊娠九週目〜分娩（通常十カ月）までを「胎児期」と呼ぶ。

胎芽期は細胞が活発に増殖・分化する器官形成期である。アルコール、タバコなど種々の化学物質、薬剤、放射線など外因の影響を強く受ける時期でもあるので、「感受期」あるいは「臨界期」とも呼ばれ、妊娠期間のうち、外因による先天異常誘発の危険率が最も高くなる（図１－３）。

妊娠九週目以降の胎児期は、器官組織の成熟期であり、この時期に外因影響が強い場合には、器官の部分的な形成不全や機能不全になる。

また先天性風疹《ふうしん》症候群では、風疹に免疫のない妊婦が胎芽期に風疹に罹患《りかん》した場合、心疾患、視力障害、聴覚障害の三つの徴候が揃う確率が八〇%程になる、これ以降、妊娠五カ月頃までに罹患すると聴覚障害のみになる（Kato S: *Vaccine* 22: 4084-4091, 2004.）。

ヒトの先天異常の原因は、遺伝子異常一〇～二〇%、染色体異常五～一〇%、環境要因（外因）の母胎要因三～四%、感染二～三%、子宮内機械的原因一～二%、化学物質、放射線、高温は一%以下である。圧倒的に多いのは原因不明（多因子遺伝性を含む）で、六〇～六五%を占めている（塩田浩平「化学物質の生殖・発生毒性」『化学と生物』四〇巻四号：二六三－二六八頁、二〇〇二年）。

サリドマイド回収まで

シュルテ＝ヒレンからの依頼

サリドマイドをめぐる物語は、一九六一年六月二十三日、ハンブルク大学の小児科講師であったビドゥキンド・レンツ（Widukind Lenz：図1－4）が、青年弁護士カルル・シュルテ＝ヒレン（Karl Schulte-Hillen）から息子のことで相談を受けたことから始まった。

シュルテ＝ヒレンはミュンスターに近いノルトライン＝ヴェストファーレン州ミンデン（Minden）という小さな町に住み、ハンブルクで開業していた。一九六一年三月十五日、彼は最近出産した妹を見舞いに行った。自分の妻も臨月で長旅を望まなかったので、一人で出かけた。この訪問で彼は衝撃を受ける。妹の赤ちゃんの腕は肘の上までしかなく、手の指は三本しかなかった。

六週間後の一九六一年四月二十五日に生まれた彼の息子ジャン（Jan）もまったく同じ奇形児で、両上肢は短く、橈骨が欠損し、両手の指が三本しかなかった。家族に何か病気の遺伝でもあったのだろうか？　しかし、家系には何も思い当たることがなく、遺伝が原因だとは考えられなかった。何か共通の環境による外因性の原因があったのだろうか？

シュルテ＝ヒレン夫人は人並み優れて健康で、妊娠状態もまったく正常、医療などいっさい受ける必要がなかった。彼は、なぜこのようなことが起こったのかを知りたかったが、地方の医師は彼に満足のいく回答を与えてくれなかった。そこで、ハンブルク大学小児科のレンツに相談したわけである。レンツの態度は、「よく話を聞いてくれ、しかも同情的であり」、その原因について考えたいと約束した。シュルテ＝ヒレン夫人が妊娠中に何も薬物を服用しなかったというのは、確かなのであろうか？

図1-4　「サリドマイド児の父」ビドュキンド・レンツ

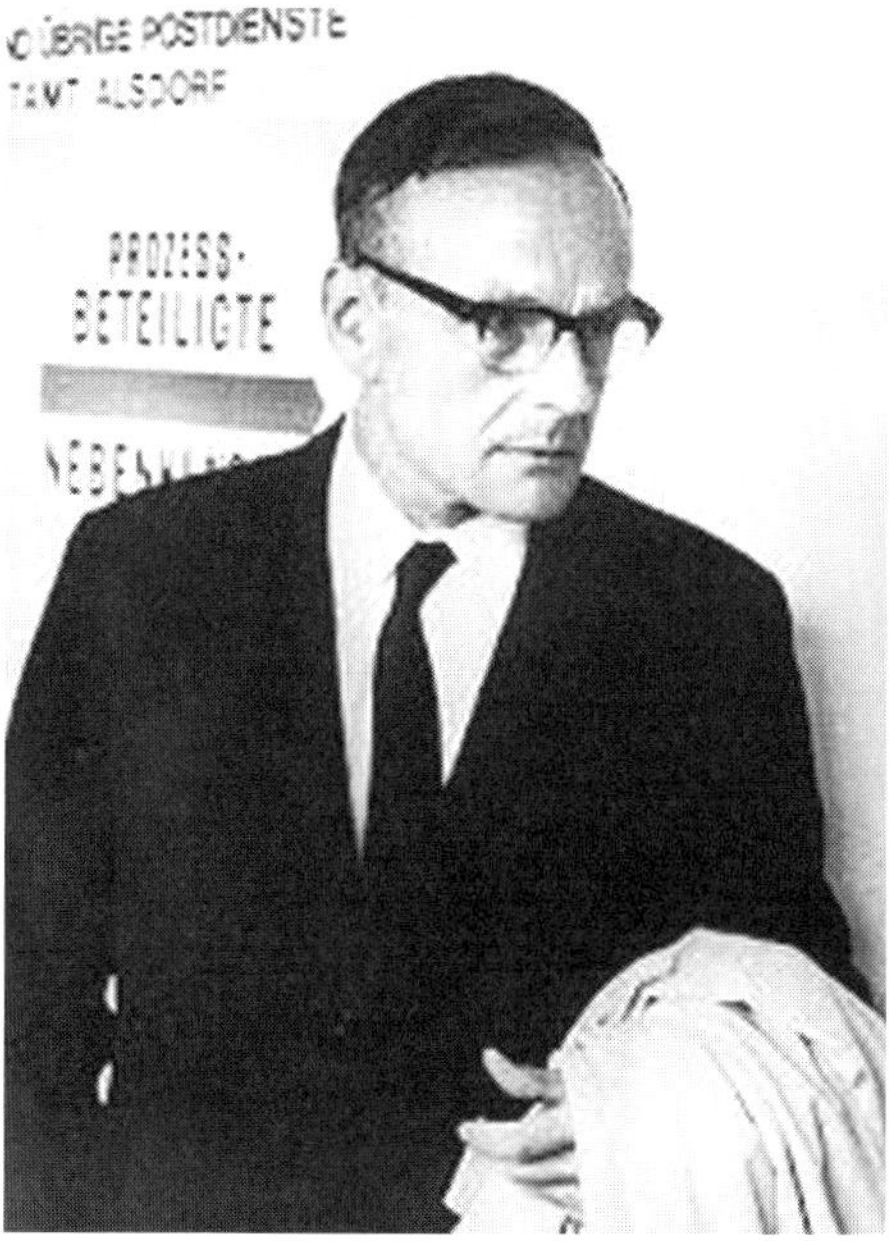

アルスドルフでのレンツ（1968年８月31日付の新聞 *Westfälische Nachrichten* より）

シュルテ＝ヒレンの訪問を受けた翌日、ミンデンの産婦人科医に電話をかけたレンツは、同じような奇形児がミンデンばかりでなく、ミュンスターや近隣にもいることを知り、驚く。

レンツが最初に診た海豹肢症の子どもは、一九五九年八月十四日生まれであった。レンツは一九五二年からハンブルク大学小児科の医師として勤めていたが、似たような症例は診たことがなかった。

ハンブルク地域における海豹肢症の出生頻度を調べると、少なくとも五〇症例が明らかになった。一九一八〜一九五八年におけるハンブルク市内の保健所八カ所の約一〇万人の記録と、一九三〇〜一九五八年における病院産科二七カ所の記録を調べてみると、類似の疑わしい症例はわずか一症例であった。海豹肢症の出生頻度が一九五八年以降に急増したことは明らかだった。

レンツは、シュルテ＝ヒレンが住んでいるミンデンに行く予定を立てる。その途中、ミュンスターに立ち寄り、大学小児科のコセノウ教授と、人類遺伝学のデゲンハルト教授を訪ねた。彼らは、（グリュネンタール社のある）ノルトライン＝ヴェストファーレン州一帯に海豹肢症の奇形児が多数発生している事実を確認しており、ミンデンでの調査を始めていることを話してくれた。

そこでレンツは、ミンデンには行かず、ハンブルクで調査することを決めた（図1－5）。

レンツは一九六一年十月いっぱいまで、人類遺伝学の教科書（Becker PE ed: *Humangenetik. Ein kurzes Handbuch in fünf Bändan.* Stutgart: Georg Thieme, 1964）の原稿締切に追われたり、遺伝カウンセリング学会、代謝疾患学会、成長に関する学会の発表の準備をしたりと、多忙を極めていたが、その中で調査を行った。

六月に青年弁護士シュルテ＝ヒレンに依頼を受けてから、レンツは小児科医、産科医、薬理

図1-5　サリドマイド物語に登場するドイツの町

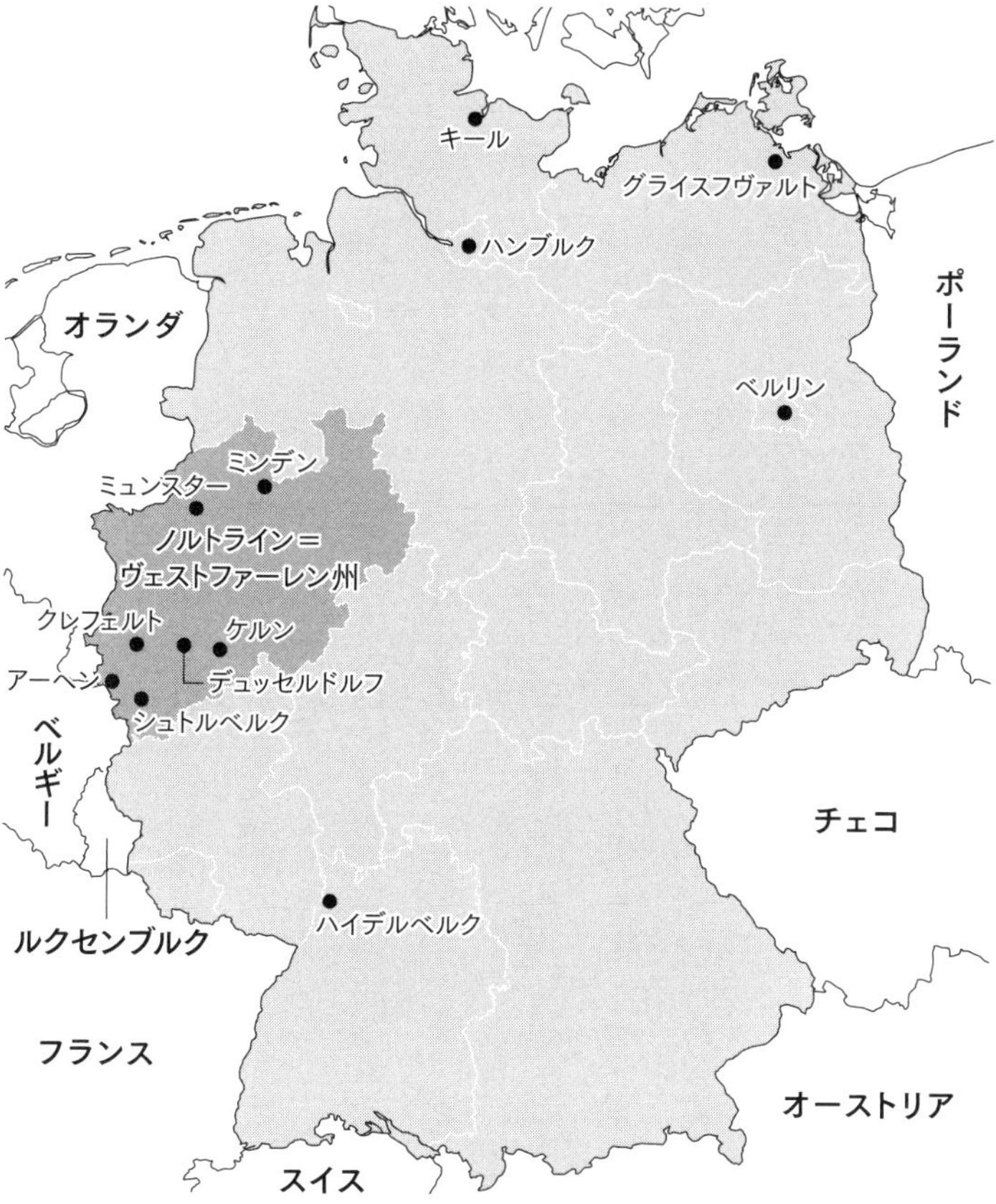

レンツは1943年にグライフスヴァルト大学に医学博士の学位論文を提出し、受理された。グライフスヴァルトはハンブルクと並んでハンザ同盟の都市である。
レンツは1952年からハンブルク大学小児科講師として勤め、1961年、シュルテ=ヒレン弁護士からの依頼でサリドマイド薬禍の調査を始めた。ハンブルクは、ある意味でサリドマイド物語の始まりの町と言える。当時、シュルテ=ヒレンはミンデンに住んでいた。レンツは1961年にハンブルク大学の人類遺伝学教授に昇進し、1965年にミュンスター大学人類遺伝学研究所所長になった。
ヴィーデマンはクレフェルトの小児病院で多くのサリドマイド胎芽症児を診察した。彼は1961年にキール大学小児科主任教授に指名された。
グリュネンタール社は1946年にシュトロベルクで創業し、本社はその西のアーヘンに移転した。サリドマイド裁判が行われたアルスドルフはアーヘンの北東15km にある。

学者、毒物学者などの仲間と、この奇形の原因について討論を重ねていた。やがてレンツは、奇形の原因は、飲食物の汚染といったような、口から摂取するものに違いないと確信するに至る。

九月に発表されたヴィーデマン教授の一三症例の報告を読み、十月に彼と話し合った。このときには、奇形児の母親たちが妊娠期に共通して服用していた薬剤を見出せなかったことから、二人は原因物質は薬剤ではないとの意見で一致していた。

レンツは、緊急にその原因を突き止め、それを排除しなければならないと感じていた。そこで、一九六一年十一月に入って、所属するハンブルク大学小児科のシェファー（Schäfer KH）主任教授に頼み、助手のクラウス・ナップ（Klaus Knapp）博士と共に、すべての医局の義務から解放してもらい、十一月九日から自分たちの本格的な調査を開始した。

レンツとナップの聴き取り調査

レンツとナップの聴き取り調査は困難を極めた。調査から五十二年後の二〇一三年十月二十三日、八十五歳のナップはスペインの日刊紙『エル・パイス（*El País*）』で当時を振り返った（*El País* Oct. 20 2013. El detective de la talidomida https://elpais.com/sociedad/2013/10/18/actualidad/1382124838_004545.html 図1－6）。スペインのマドリッド出身であったナップは、調査の途中で、自分の子どもが生まれるので故郷のスペインに帰国してしまったが、レンツと

図1-6　85歳時のクラウス・ナップ

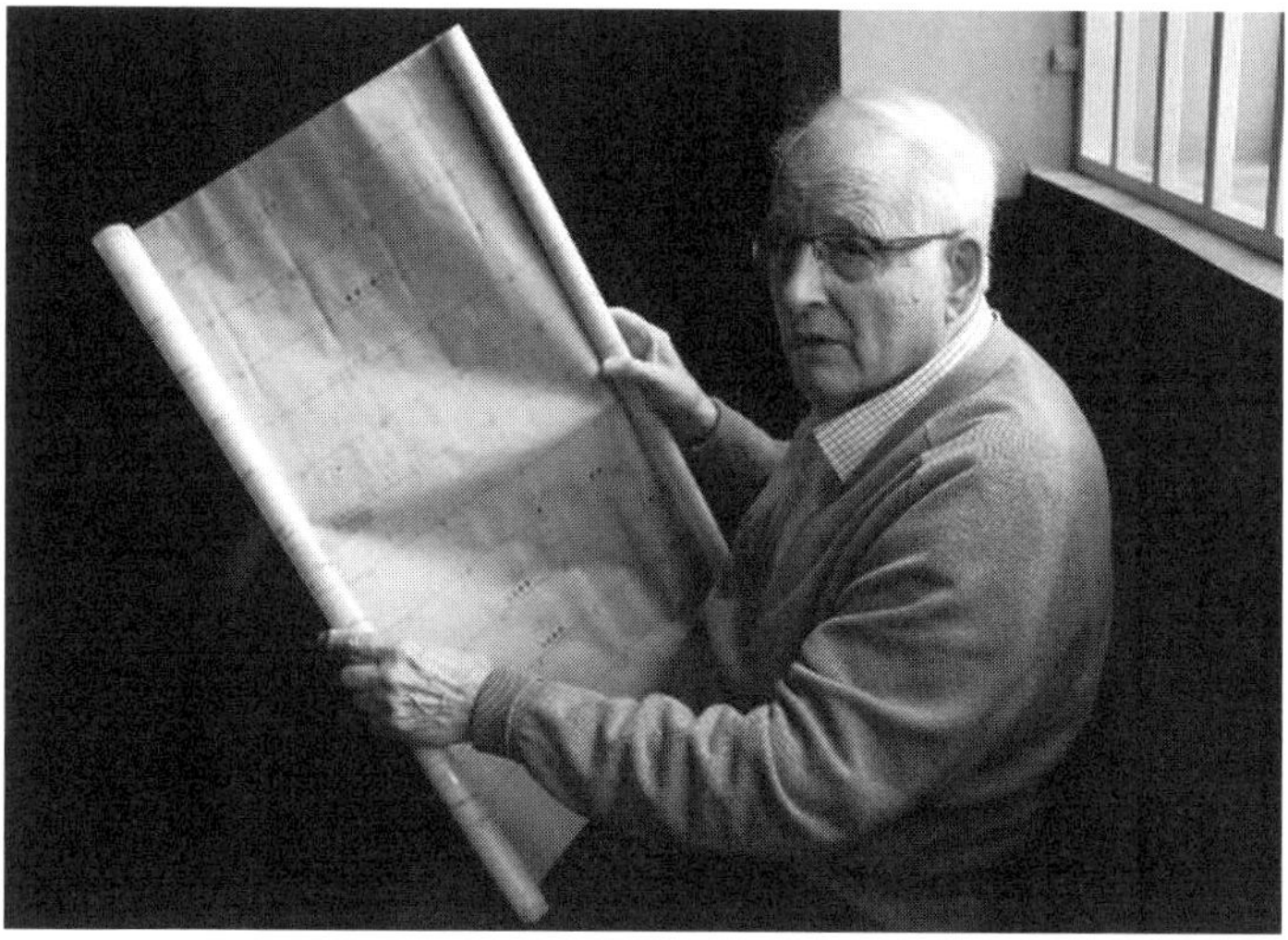

2013年の取材にて。手にしているのは1962年のレンツとの共著論文のイラスト原本（*El País* Oct. 20 2013. より）。

一緒に研究をしたことについて、「スウェーデンで賞をもらいたいわけではないが、最も安上がりで効果的な研究をしたことに対してギネス世界記録はもらいたいね」と言い、疫学的調査の重要性を強調した。ここでは、二〇一三年のナップのインタビューを加味しながら、一九六一年の調査を追う。

レンツとナップは調査の過程で五〇〇件を超えるケースを確認した。奇形児を出産した母親たちは、訪ねると取り乱してしまい、どんな種類の質問をしてもすべて無駄で、最初の二週間はまったく話を聞くことができなかった。

決定的な手がかりが得られたのは、心理学者夫妻を訪ねたときであった。夫は妻の妊娠についてすべてを記録しており、「これはサリドマイドのせいで、妻が服用したのはそれだけです」と断言したのである。レンツとナップは既に二〇人の母親を訪ねていたが、誰一人としてこの薬について言及していなかった。二人は顔を見合わせて「最初からやり直す必要がある」と考えた。

二人は一度訪ねた母親たちを再度訪問する。自分たちがサリドマイド薬剤を調べていることがわからないように、薬物について直接的な質問は避けて、あらためて注意深く話を聞いた。数年前にどんな薬を服用したかを、われわれは覚えているであろうか？　いつ、どのくらいの量か正確に記憶していることはほとんどないだろう。それでも、睡眠薬を服用することが患者にとって特別な日であれば、辛うじてこれを記憶しているかもしれない。レンツとナップの妊婦への聴き取り調査への回答で多かったのは、旅行に出かけた際に眠れなかったので睡眠薬を服用したという記憶である。ある女性は、隣の農家が火災に遭った日に睡眠薬を服用したとか、義父が殺された日から三日間コンテルガンを服用したことなどを明確に記憶していた。

シュルテ＝ヒレン夫人も、以前は大して関連性がないと思っていた、ある出来事を思い出した。一九六〇年八月、彼女の父親が急死したので、「何か神経を静めるものが必要になり」、近所の薬局で鎮静剤を買い求めた。このときコンテルガンを二錠飲んだのである。なお、息子のジャンは一九六一年四月二十五日生まれである。

二人が病院を訪ねると、「われわれが現れて患者の医療記録を要求するため、医師らはわれわれわれの訪問を嫌がった」とナップは回想している。海豹肢症を出産したある妊婦の主治医は、誓ってサリドマイド剤を処方しなかったと述べたが、この妊婦が薬を買った薬局は、主治医の処方した精神安定剤の在庫がなかったために、代わりにコンテルガンを処方していたことが、調査により明らかになった。

またある日、ナップは妊娠中の妻と病院を訪ねた際、妻が看護師の気をそらしている間に、奇形児の母親のカルテを探し回り、サリドマイドの処方記録を確認したこともあったと述べている。

二人は奇形児を出産したある女性の両親と三十分以上話をした。両親は、娘はコンテルガンを服用していないと言ったが、三週間後、その女性から一通の手紙が届いた。「手紙を書くなと言われたのですが、良心の呵責《かしゃく》から眠れず、もうこれ以上嘘をつけません。私の夫が薬物中毒で入院したことがあるために、私はこんな薬は飲まないと約束しました。約束を破ったと言えなかったのです」。

徐々にサリドマイド服用症例が確認されていった。この本格的な調査で、サリドマイド胎芽症の最初の症例が判明した。この症例は、グリュネンタール社のあるシュトルベルクで一九五六年十二月二十五日に生まれた女児である。父親は工場の労働者で、妻のために新しい薬のサンプルをもらっていた。この女児の外耳は欠損していた。サリドマイドは市場に出る前にサンプルとして使用され、数例のサリドマイド胎芽症が発症していたのである。

レンツとナップは母親のサリドマイド服用がはっきりしている数症例にめぐり合った。その子どもは、左の肩に手指が一本、右の肩に手指が二本しかなく、さらに心臓奇形、十二指腸の閉塞、直腸の発育不全といった腸管奇形を合併していた。母親は妊娠する半年前から出産日までサリドマイドを服用しており、自分自身も多発神経炎の症状を呈していた。母親はこの薬剤が原因であると疑っていた。

さらに一九六一年十一月十一日までに、やはり母親のサリドマイド服用の病歴が明確な症例が続き、レンツらは奇形の原因がサリドマイドであると強く疑うようになった。

その後、妊婦の最終月経とサリドマイド服用日を図表にしてみると、奇形児のすべての母親は、最終月経の三十五日から五十日のわずか十四日間にサリドマイドを服用していることが明確になった。三三ページの図1−6でナップが手にしているのがその図表の原本である。本書では、サリドマイドの服用時期によってどのような奇形が発生するかを二一一ページの図6−4に示した。

レンツとナップは小児科医局に帰り、シェファー教授に報告した。シェファー教授は、サリドマイドの製造元であるグリュネンタール社に連絡するように、ただし会社とは二人だけで会わず、誰か大学から証人をつけるようにと言った。

グリュネンタール社との最初の会談

レンツとナップは、さらに調査を継続し、一九六一年十一月十三日にコセノウ教授とヴィーデマン教授に自分の仮説を話した。そして十一月十五日、グリュネンタール社のミュクター博士に電話をして「疑念」を伝え、調査結果を知らせたいので、医局に来てほしいことを伝えた。グリュネンタール社は三人の弁護士を連れてきた。大学は一人の弁護士をつけた。レンツとナップは、最近増加している奇形児とサリドマイドに関する疑義について説明した。

二人はグリュネンタール社の薬が奇形を引き起こしているという十分な根拠のある疑いを、調査資料で提示した。グリュネンタール社は調査資料を渡すように要求していたので、会社から母親たちに圧力が加わることや、資料が改変されることを恐れて、二人は患者が特定されないようにしていた。

後日、グリュネンタール社から「信じられない」という回答が来た。そしてそれ以来、レンツの周囲には多くの探偵が尾行するようになった。また、レンツに対する誹謗《ひぼう》や中傷が流布された。その内容は、第二次世界大戦前のドイツにおける人種衛生学の学問的中心人物であった父親を非難することによる間接的なものであった。

これらに対抗するため、レンツは調査結果を同僚たちに話し、より多くの奇形児症例を集めることにした。グリュネンタール社は調査結果を歪曲しようと工作していたので、ナップは、ベルリンにいたジャーナリストの母親を通じてメディア戦を繰り広げた。ナップの息子が誕生したのはこの最中であった。「サリドマイド児でなくてよかった」と胸をなで下ろしたと、二〇一三年にナップは述懐している。

「レンツ警告」

レンツはコンテルガンの催奇性の最終的な立証ということに関して慎重を期していた。しかし、グリュネンタール社が早急に措置を取らなかったことから、一九六一年十一月十八日、デュッセルドルフでのノルトライン=ヴェストファーレン州小児科研究会で自分の観察結果を発言した。通常、何かしらの薬剤が奇形の原因であるという疑念を公にしたという意味において、これをもって「レンツ警告」とする（Lenz W: *DMW* 86: 2555-2556, 1961.）。なお、同年十一月十五日に疑念をグリュネンタール社に伝えたことを「レンツ警告」であるとする説もある。

この研究会では、まずコセノウ教授とパァイファー博士から重度の四肢奇形の双生児についての研究報告があり、この奇形は遺伝的なものでなく、環境的な因子によることが示された。これに対する討論の中で、レンツは、この奇形症候群を出産した母親の一四名が「ある薬剤」を服用しており、正常児を分娩した二〇名の母親においてはこの薬剤の服用者は一名のみで、服用したのは妊娠後期であると報告した。そして、「大衆薬として使用されている薬剤が、この奇形の原因であると考えられますが、まだ十分に証明されていません。病院での処方の記録や、家庭にある薬のさらなる調査が必要です。しかし、人間としても、市民としても、私は自分の観察した事実について沈黙を守ることは、無責任なことと考えます。これが、人間的、心理的、法的、金銭的に計り知れない結果を伴うかもしれないことを考えて、私は小児科医、薬理学者と各々相談した後、製薬会社に私の観察結果を知らせ、また、無害性が確実に立証されるまで、この薬を直ちに回収すべきであるという私見を伝えました」と述べた。さらに「これらの排除が一カ月遅れるごとに、甚だしい奇形児が恐らく五〇～一〇〇名増えることになるでしょう」と付け加えた。

二度目の会談とサリドマイドの回収

一九六一年十一月二十日午前、レンツはグリュネンタール社の代表の訪問を受け、さらに、午後からハンブルク保健局の代表を交えて会談を行った。

レンツは、「私の資料をお見せして、それについて詳しく説明いたします。私としては一切結論を下さず、それはあなた方にお任せいたします」と述べた。しかし、グリュネンタール社の代表は、「噂《うわさ》をまき散らして一つの薬を葬ろうとする」ものだとして、その説明を頑なに拒否し、記録をすべて引き渡すように要求した。

十一月二十三日、奇妙なことに、レンツがサリドマイドへの疑念について新聞に公表するという噂をグリュネンタール社の代表が入手し、驚いてハンブルク大学小児科主任教授のシェファー教授を訪ねてきた。

その後、シェファー教授はレンツが新聞社に行くことを阻止しようと、レンツに対し、「君はやられるよ。君は既にグリュネンタール社やハンブルク厚生省当局に疑惑を伝えたのだから、君の仕事は終わったのだ」と警告した。レンツは、新聞に発表するなどのアプローチをとる考えはないと答えた。しかし、サリドマイドを市場からできるだけ早く回収する手段があるならば、いかなる方法でも取ろうと思っていた。そこでちょっと興奮したやり取りがあった。とはいえ、後にレンツは、シェファー教授は結局、あらゆる仕事の面で援助してくれ、しかも以後のことについても支援してくれたと述べている。

十一月二十四日午前十時、ノルトライン＝ヴェストファーレン州内務省において、厳しい雰囲気のうちに会議が開かれた。グリュネンタール社代表が到着し、後からレンツと、レンツに最初に調査を依頼した弁護士のシュルテ＝ヒレンが一緒に到着した。

グリュネンタール社の代表は、シュルテ＝ヒレンはレンツの代理人なのかとたずねた。同弁護士は、自分はレンツ博士と関係がなく、自分自身、奇形児の親であることから独自の立場で来たのだと答えた。グリュネンタール社代表が同弁護士の出席に異論を唱えたので、シュルテ＝ヒレンは退席を余議なくされた。

翌十一月二十五日、国際プレスの配信が、「ノルトライン＝ヴェストファーレン州内務省が先天奇形の疑惑からサリドマイドの販売中止を決定した」と伝えた。このニュースはまもなく間違いとして取り消されたが、とき既に遅く、全世界の新聞によって報道されてしまった。

翌十一月二十六日のドイツの新聞『ヴェルト・アム・ゾンターク（*Welt am Sonntag*）』に、「薬剤による奇形――世界的に流通している薬に疑惑あり」という見出しのニュースが掲載された。欧州のほかの新聞にも、このニュースは配信された。

カナダのマックギル大学の人類遺伝学者フレイザー（Fraser FC）は、サリドマイドについて初めて知ったのは、ジュネーブの新聞『ラ・スタンパ（*La Stampa*）』が、「ドイツの産婦人科医W・レンツ」（原文記事ママ）として、レンツおよび彼が考えている疑惑を紹介していた記事を読んだときであると、一九八八年に医学雑誌『奇形学（*Teratology*）』の中で述べている（*Teratology* 38: 201-202, 1988.）。

この結果、サリドマイドに対するマスコミや世論の圧力が高まり、十一月二十七日、グリュネンタール社はサリドマイドの回収を決定した。

情報はどこから漏れたのか

レンツはまだ駆け出しの、あまり有名でない小児科医で、社会的影響力もさして大きなものではなかった。では、なぜグリュネンタール社は急遽サリドマイドの回収に踏み切ったのか？

それは、グリュネンタール社がサリドマイドについての新聞報道を抑えることができなかったことに加え、英国の発売元であるディスティラーズ（Distillers）社から、豪州の支店を通じて、ウィリアム・マクブライド（William G. McBride）からも同様な指摘があったという情報を入手していたことが理由の一つだと言われている。

しかし、なぜ十一月二十五日の国際プレスの配信で、疑惑の薬がサリドマイドと特定され、内務省が販売中止を決定したという誤報が伝わったのか？　十一月十八日のデュッセルドルフでの学会の席でも疑惑の薬の名前を公表しなかったことや、彼の人柄から、レンツ自身によってこのことが漏れたとは決して考えられない。情報提供者については長い間不明であったが、一般には、シュルテ＝ヒレンか、ハンブルク厚生局、あるいはノルトライン＝ヴェストファーレン州内務省から漏れたのではないかと考えられていた。レンツ自身は、十一月二十四日に内務省、グリュネンタール社の代表、レンツの三者で十分に話し合った場所が内務省であったことからすれば、ここから伝わったものと考えられると述べている。だが、二〇一三年のナップ博士の述懐から推測すると、彼の母親がジャーナリストであったことから、ナップとその母親経由で情報が伝わったと考えるのが合理的だと思われる。

それでは、国際プレスの記事が誤報として取り消されたにもかかわらず、翌十一月二十六日の新聞『ヴェルト・アム・ゾンターク』に詳しい記事が書かれたのはなぜなのか？　事の真相について、レンツは一九九二年の論文の中で、この特ダネは有名なジャーナリストで作家のプラウス博士（Dr. Prause G）によって書かれた記事であることを明らかにしている（Lenz W: A personal perspective on the thalidomide tragedy. *Teratology* 46: 417-418, 1992.）。

レンツはサリドマイドが疑惑の薬であるとの結論に至る前、ハンブルク小児医学会のメンバーに調査の援助を依頼したとき、情報入手に極めて活動的であったヴェソロスキー博士（Dr. Wessolowski）に「疑惑」を話していた。プラウス博士はヴェソロスキー博士の義理の兄である。ヴェソロスキー博士はプラウス博士にレンツの疑惑の内容を伝え、議論した二人は、レンツの「疑惑」を公にするべきであると考えたのであった。

ここで大切なのは、特ダネを書いたプラウス博士も、疑惑の薬がサリドマイドであるとは特定していないことである。前日の国際プレスの誤報でサリドマイドと特定していたことと組み合わさり、つまり情報メディア戦によって、グリュネンタール社の早急なサリドマイド回収が実現したのである。

『英国医学雑誌』と『ランセット』での論争

英国二大医学雑誌

サリドマイドの危険性が一般に知れ渡ったのは、前述の通り一九六一年十一月末である。サリドマイドの副作用をめぐる医学界での攻防は、一九六〇年から一九六一年までは『英国医学雑誌』を通して、一九六一年後半から一九六二年については英国のもう一つの著名な医学雑誌『ランセット』を通して眺めることができる。もちろん西独において、この頃、サリドマイドの副作用に関するドイツ語の論文は少なくない。しかし、公用語としての英語の影響力を考えると、この二つの雑誌で繰り広げられた論争を追えば、副作用の医学界における告発過程を理解できる。

サリドマイドの商品名は英国ではディスタヴァル®(Distaval)、西独ではコンテルガンであった。またいずれの医学雑誌においても、論文というより短い報告であり、編集者に対する手紙という形態をとっていた。

『英国医学雑誌』における論争

前述したように、『英国医学雑誌』において、サリドマイドの副作用についての報告が最初に掲載されたのは、一九六〇年十二月三十一日号である(Florence AL: Is thalidomide to blame? *BMJ* 2: 1954, 1960.)。「犯人はサリドマイドか?」というタイトルで、フローレンスは、十八カ月から二年にわたってディスタヴァルを服用した四症例において、手足がしびれる多発神経炎を報告した。

これに対し、一九六一年一月十四日号でディスタヴァル発売元のディスティラーズ社の臨床研究部門のデニス・バーリーが反論する（Burley D: Is Thalidomide to Blame? *BMJ* 1: 130, 1961.）。その内容は、六カ月以上、定期的にディスタヴァルを服用した場合に末梢神経炎を疑わせる症状や徴候があるが、ほかの薬剤も同時に服用しているので、サリドマイドが原因かどうか断定できない、多くの医師は長期投与によっても何ら副作用は出現していないとしている、というものである。

なお、ドイツ医学会に目を向けてみると、『ドイツ週刊医学雑誌』一九六一年五月十二日号にはケルン大学から「サリドマイド長期投与による多発神経炎症候群」のタイトルで、九症例の論文による報告がなされている（Scheid W et al: Polyneuritische Syndrome nach längerer Thalidomid-Medikation. *DMW* 86: 938-940, 1961.）。

『英国医学雑誌』一九六一年九月三十日号に、「サリドマイド（ディスタヴァル）服用後の神経炎」というタイトルで、サリドマイド神経炎（ニューロパチー）に関する神経生理学者ファラトンらの論文が掲載された（Fullerton PM, Kremer M: Neuropathy after intake of thalidomide (Distaval). *BMJ* 2: 855-858, 1961.）。ファラトンらは、ディスタヴァルを二～十八カ月定期的に服用して感覚性ニューロパチーを呈した一三症例を詳細に報告した。一二症例に筋生検を行い、脱神経所見確認をしている。また九症例には、当時新しい学問であった電気生理学的に神経伝導検査を行っており、感覚神経線維の損傷を診断している。

なお、同じ号の編集者によるコメント・解説欄「出来事（Fall-Out）」で、初めて「サリドマイド・ニューロパチー（Thalidomide Neuropathy）」という術語が使われた。この段階で、サリドマイドの副作用として、とくに感覚神経線維の神経炎が発生することが、公的に確認されたことになる。

一九六一年十月二十一日号では、ヒースフィールド医師が、サリドマイドによる六症例の神経炎を報告した（Heathfield KWG: Neuropathy after Thalidomide("Distaval"). *BMJ* 2: 1084, 1961.）。服用中止によっても症状は改善されていない。彼は、ディスティラーズ社はサリドマイドの長期服用によって二五〇分の一の頻度で神経炎が発生することを認めているにもかかわらず、英国の有名な神経学専門誌『神経内科、脳外科、精神科雑誌（*Journal of Neurology, Neurosurgery and Psychiatry*）』に「理想的な睡眠薬である」と大々的な宣伝をしているのはおかしいと批判している。さらに、副作用についての最初の論文のタイトルが「サリドマイドが犯人か？」であり、ディスタヴァルという一般的に馴染みのある発売名ではなく、馴染みのない原名が使われていたことが混乱の元凶であると述べている。

さらに一九六一年十一月十一日号で、ジェスベリー医師が「十一月四日号に、サリドマイドの副作用で神経炎が生じると症例報告を掲載しているにもかかわらず、同じ雑誌の一ページ全部を使い、ディスタヴァルの宣伝広告を掲載していることは驚きである」と告発する（Jewesbury ECO: Neuropathy after Thalidomide(“Distaval”). *BMJ* 2: 1286, 1961.）。この広告はディスタヴァルの安全性を強調して、「間違って大量に投与しても、有害な副作用はこれまで一例も報告されていない。緊張を取り除く薬として、ディスタヴァルの安全性は信頼できる」といった内容であった。ジェスベリーは、宣伝の引用文献の中に、九月三十日号に掲載されたファラトンらの副作用があるという論文を含めるべきであると述べている。

これに対して、同一号同一ページでディスティラーズ社のバーリーが反論を加えている（Burley D: Neuropathy after thalidomide(“Distaval”). *BMJ* 2: 1286-1287, 1961.）。四〇症例のサリドマイド神経炎において、症状発現から六週以内に服用を中止することで、一症例を除いてすべて改善したという報告である。さらに、ディスタヴァルは理想的な睡眠薬の基準をほぼ満たしている薬であると述べている。

同一号同一ページには、さらにシンプソン医師の手紙が続く（Simpson JA: Neuropathy after thalidomide(“Distaval”). *BMJ* 2: 1287, 1961.）。シンプソンの手紙は、前述したヒースフィールドの指摘と同様に、副作用についての最初の論文のタイトルが「サリドマイドが犯人か?」という馴染みのない原名記載で、どんな薬剤であるかわかりにくかったために、サリドマイド神経炎の副作用が見過ごされたのだと述べている。タイトルは、長くなっても、どんな内容かわかるようなものが必要であると批判している。

『ランセット』における論争

一九六一年後半から、これまでの『英国医学雑誌』でのサリドマイド神経炎の副作用論争の後を受ける形で、『ランセット』誌上においても、サリドマイドの副作用を巡る論争が繰り広げられた。

英語圏におけるサリドマイドの副作用の報告のうち、催奇性に関する最初の報告は、『ランセット』一九六一年十二月十六日号に掲載された、豪州の医師ウィリアム・マクブライドからの手紙である(McBride WG: Thalidomide and congenital abnormalities. *Lancet* 2: 1358, 1961.)。マクブライドは、通常の奇形児発生率が一・五%であるのに対して、妊娠中にサリドマイド(ディスタヴァル)を服用すると奇形児発生率が二〇%にも増加することを報告した。この奇形の特徴は、多指症、合指症、大腿骨や橈骨などの長幹骨の成長障害を呈していると述べている。マクブライドは、この薬剤の妊婦服用による同様の奇形児の事例はないかと呼びかけた。

『ランセット』一九六二年一月六日号に、西独からの二つの論文が立て続けに掲載された。同一号同一ページには、この二つの論文に対して、ディスティラーズ社の社長ハイマンからの反論も掲載されている。

掲載順で最初のものは、マクブライド論文の呼びかけに応えたレンツの報告である（Lenz W: Thalidomide and congenital abnormalities. *Lancet* 1: 45, 1962.）。内容は次の通りである。妊娠初期にコンテルガンを服用した妊婦から五二症例の奇形児を診察している。一九六一年十一月十八日のいわゆる「レンツ警告」を行って以来、ベルギー、英国、スウェーデンなど世界各国から、薬剤が原因と考えられる一一五症例が報告されている（イソミンという日本での発売薬の名前も出てくる）。「コンテルガン児」の特徴は、上肢の各種レベルでの欠損や、下肢では大腿骨や脛骨の欠損である。また耳介欠損、鼻や上唇の血管腫、食道、十二指腸、あるいは肛門閉鎖、心臓奇形、胆嚢《たんのう》や虫垂の無形成などの特徴がある。三〇〇人以上の妊婦の出産を調査してみると、妊娠四～八週でのコンテルガン服用によって奇形が生じ、また一九五九年以来三〇〇〇症例以上のコンテルガン児が発生している。

掲載順で二つ目のものは、パァイファァーとコセノウの報告である（Pfeiffer RA, Kosenow W: Thalidomide and congenital abnormalities. *Lancet* 1: 45-46, 1962.）。西独では、一九六一年十一月二十七日にサリドマイドが回収されたことを記述している。

掲載順で最後のものは、ディスタヴァル発売元のディスティラーズ社社長のハイマンによる、前記の二論文に対する反論である（Hayman DJ: Thalidomide and congenital abnormalities. *Lancet* 1: 46, 1962.）。サリドマイドの妊娠初期の服用が胎児に影響をおよぼすという報告はいまだ少なく、薬剤回収を行うにあたり基礎資料となる公的な統計がないとしている。

『ランセット』一九六二年一月十三日号では、『英国医学雑誌』でもサリドマイドを擁護していた、ディスティラーズ社の医学部門のバーリーが、ディスタヴァルと先天奇形との関連について、マクブライドやレンツの報告に対して反論した（Burley DM: Thalidomide and congenital abnormalities. *Lancet* 1: 100-101, 1962.）。内容は次の通りである。

——レンツが一九六一年十一月十八日の研究会で報告しているような、サリドマイドと奇形児の関連性はいまだ証明されていない。奇形児の原因に関してはいくつかの可能性がある。レンツの言うような西独で二〇〇〇～三〇〇〇人の奇形児が発生しているという数字は、単に彼の推測の域を出ないもので、馬鹿げた数字である。また、レンツの言う「コンテルガン児」についても、彼が思い込んでいるにすぎない。ディスティラーズ社の薬理研究所で、サリドマイドの催奇性について日夜研究を行っているが、いまだ結論は出ていない。今日まで、英国内で妊娠初期のサリドマイド服用による八症例が確認され、三症例が疑われている。家庭医からの一〇〇通の報告では、一五一奇形症例のうち、過去三年間で四三症例の四肢奇形が報告されている。この中の一症例が妊娠後期にサリドマイドを服用していた。また同じ頃に、妊娠初期にサリドマイドを服用した二〇〇人の妊婦からは、奇形児はまったく生まれていない――。

バーリーは最後に、感情や危機感に流されることなく問題が解決されることを願っていると書き添えている。

一九六二年二月三日号では、バーリーが、英国での情報を入手して、ふたたび疑惑に対する反論を次のようにまとめている（Burley DM: Thalidomide and congenital abnormalities. *Lancet* 1: 271, 1962.）。

――①妊娠初期のサリドマイド服用による奇形児は一五症例である。②サリドマイドが広範に用いられた地域の二つの小児クリニックの診療録では、一九六一年の奇形は三一症例で、このうち三分の二がサリドマイド服用と関連していた。③三三七人の家庭医からの報告では、四五三人の奇形児のうち、手足に何らかの奇形があるものは一二六症例であった。一三人の妊婦がサリドマイドを服用し、七人の妊婦の服用ははっきりしていない。七五〇人の妊婦は妊娠初期にサリドマイドを服用したが、正常児を出産していた。以上の結果より、①と②ではサリドマイドと奇形の関連を示唆しているが、報告数は決して多い数ではなく、せいぜい催奇率は二％程度である――。

同一号同一ページで、レンツがバーリーに対する反論を掲載している（Lenz W. Thalidomide and congenital abnormalities. *Lancet* 1: 271-272, 1962.）。レンツはここで、コンテルガンが人間にとって催奇性があることを明確に結論付けている。内容は次の通りである。

――妊娠二カ月の間にサリドマイドを服用した妊婦から、一日あたり三〜一〇人と奇形児の出産数が増えている。奇形の原因が何であるか知りたくて、ドイツ語の記録や手紙を読むことができる人であれば、自分が集めた全症例の記録を見せてあげたい。バーリーが述べているように、感情や危機意識に流されることなく、冷静に症例を検討することは賛成である。しかし、実際の惨事に直面すると、感情の高ぶりと、危機感を持たざるを得ない――。

なお、一九六一年十一月の「レンツ警告」およびサリドマイドの市場からの回収へとつながった、ドイツ語の全症例の記録と資料は、一九六二年のレンツとナップの論文に掲載されている（Lenz W, Knapp K: Die Thalidomid-Embryopathie. *DMW* 87: 1232-1242, 1962.）。この論文は、今日の人類遺伝学や発生学の基本的な原則の出発点になった。

回避できた症例

回収の遅れ

前述したように、一九六一年十一月十五日、レンツはグリュネンタール社のミュクターに電話をして、奇形児の犯人はサリドマイドであろうという疑義を説明した。同年十一月二十七日、西独はサリドマイドの販売を中止し、回収を開始した。これに引き続き、スウェーデンを除く北欧諸国では十一月三十日、英国では十二月二日、スウェーデンだけは遅れて十二月十八日に販売中止と回収に踏み切った。つまり、レンツがグリュネンタール社に電話してから三十三日、西独で薬を回収し始めてから二十一日で、欧州のすべての国々はこの薬の回収を決定したのである。

しかし、サリドマイドが西独市場から回収された後も、サリドマイド児は誕生している。しかも日本では、一九六二年九月以降に生まれたサリドマイド児が一〇〇名ほどおり、西独八一例、ブラジル一五例、スウェーデン五例と比べても、最も多い数である。

これらの症例は、ある意味で回避できた症例である。サリドマイド胎芽症は、新薬の承認規制という行政的側面の問題を投げかけ、薬の副作用情報の国際的な交換が必要であるという教訓を与えた。

もちろん、サリドマイドの販売中止および回収によって、サリドマイド胎芽症の新たな発生は見られなくなった。これにより、サリドマイド原因説は確認され、疫学的調査の重要性と学問的手法が確立された（次ページの図１－７）（Sjöström H, Nilsson R: *Thalidomide and the Power of*

図1-7　サリドマイドの売上高とサリドマイド児の発生数

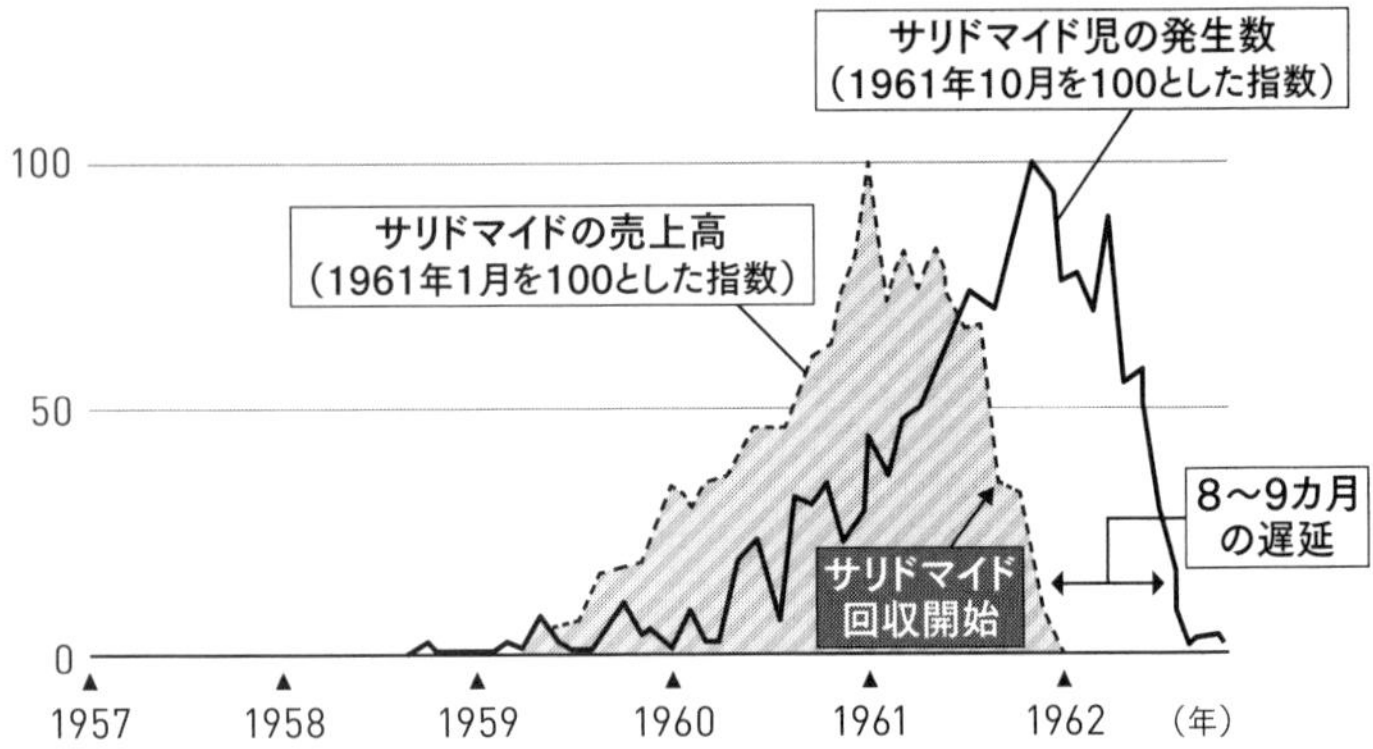

サリドマイドの市場回収から8〜9カ月遅れてサリドマイド児が減少した。

（Sjöström H, Nilsson R, 1972. を元に作成）

the Drug Company. Penguin Books Ltd, England, 1972. 松居弘道訳『裁かれる医薬産業——サリドマイド』岩波書店、一九七三年）。

日本におけるサリドマイド胎芽症

日本でも、一九六一年十一月二十七日のUPI配信を通じて、サリドマイド胎芽症に関するニュースは医学誌や新聞などで報道された。その後も、マスコミがこの話題を盛んに取り上げ、一九六二年の始めには、『ドイツ医学週報』や『ランセット』などの雑誌に掲載された報告などを紹介しており、世論を喚起していたようである。

しかし、そのほとんどは、サリドマイドという成分名による報道で、イソミンやプロバンMという、日本で馴染み深かった商品名が出なかった。そのため、多くの医師はその関連性に気づかなかった。

わが国のマスコミ報道は、サリドマイド回収に至るまでの圧力とはなっておらず、しかも継続的なキャンペーンを行っていなかった。ようやく一九六二年五月十七日、『朝日新聞』がサリドマイドとイソミンやプロバンＭとを関連づけた報道を初めて行った。これと示し合わせたように、大日本製薬を含めてサリドマイドを発売していた一四社のうち五社は、その製造販売の停止を自主的に決定した。

しかし、当時の大日本製薬の宮武徳次郎社長は、「出荷停止はするが、販売は続けるように」と販売店に手紙を出していた（このような経緯もあり、宮武は後にサリドマイド福祉財団「いしずえ」の理事として大いに尽力することになる）。

レンツが日本でもサリドマイドが発売されていることを最初に知ったのは、『ランセット』一九六二年七月二十一日号に掲載された、当時北海道大学の小児科講師だった梶井正による、七症例のサリドマイド胎芽症についての短い報告を読んだときであった。この論文は日本における最初のサリドマイド胎芽症の報告である。わずか三〇㎎／夜一回を九日間服用しただけで、サリドマイド児が誕生したのであった。梶井はこの論文掲載の後、同年八月二十六日に札幌で開かれた北海道小児科地方会で、同じ内容を報告した。この講演を伝える記事が翌日の『読売新聞』に載り、その後、マスコミ各社は関連記事を載せるようになった。

『読売新聞』の記事から三週間経った九月十三日、大日本製薬はサリドマイドの回収に踏み切った。西独の回収から実に二百九十五日、欧州諸国がすべて回収してから二百七十四日（九カ月）経っていた。しかも、実際の回収作業が終了したのは一九六三年半ばから末頃と考えられることから、西独での回収より二年近く遅れて完了したことになる。

日本のサリドマイド児の多くは、レンツやマクブライドら多くの医師がサリドマイドの催奇性を指摘した後に、この薬を服用した妊婦から生まれている。

「レンツ警告」に始まる西独、北欧諸国、英連邦での薬剤回収にもかかわらず、わが国においては、薬を回収させる特別な措置は講じられていなかった。厚生省から西独へ派遣された調査官による、「レンツの報告は科学的に根拠が乏しい」との一言によって片づけられてしまっていたのである。

このような日本の厚生省官僚と政府がとった態度を合理的に説明するには、「裁判による結論がない限り、サリドマイドが実際に胎児奇形の原因であるとは実証されない」と主張せざるを得ない。そのほかどのように言い訳してみても、それは罪の告白に等しくなるからである。

疫学の学問的確立

疫学とは、集団中に頻発する疾病の発生を、生活環境との関係から考察する学問である。サリドマイド薬禍では、サリドマイド暴露と胎芽症との因果関係を推定し、考察することであった。

一九六〇年代のサリドマイド原因説に対して、医薬学者は一様に「サリドマイドが原因であるということは、学問的にはあまり根拠のあるものでなく、動物実験によって証明してみなければ結論を出すことはできない」という態度をとり、新聞紙上でもそのような専門家のコメントが賑わっていた。

また、サリドマイド胎芽症の裁判における被告弁護側からの反対尋問でも、「動物実験による証明」がない、という学問的論理が堂々とまかり通っていた。

サリドマイド薬禍によって、「生物集団における病気の発生に関する学問」としての疫学の重要性があらためて確立したことになる。

日本の疫学の祖は、大日本帝国海軍軍医の高木《たかき》兼寛《かねひろ》（一八四九〜一九二〇年）といわれている。高木は一八七五年から一八八〇年にかけてキングス・カレッジ・ロンドン（King's College London）に留学し、内科、外科、産科医の資格と英国医学校の外科学教授資格を取得した。高木は東京慈恵会医科大学の創設者であり、最終階級は海軍軍医総監である。

高木の時代、海軍には脚気《かっけ》（ビタミンＢ１不足による心不全と末梢神経障害が主症状）が多発していた。高木は脚気に対し、根拠に基づく英国の臨床医学あるいは医療に依拠して、海軍の食事として白米をやめて麦飯を導入した。これにより脚気は激減した。このとき、日本で馴染みの薄かったカレーライスを、「脚気予防策」として大日本帝国海軍の給食に取り入れた話は有名である。

白米を思う存分食べられるという謳《うた》い文句で、農家の次三男を集めていた大日本帝国陸軍も、同じように脚気の流行に悩まされていた。この頃の医学界の主流は、理論を優先するドイツ医学であり、生理学や病理学を中心とした基礎医学が重んじられていた。東京帝国大学医学部を頂点とする学閥社会であり、大日本帝国陸軍医務局は海軍と対抗していた。

小説家森鷗外としても知られる森林太郎《りんたろう》（一八六二～一九二二年）は、高木と同世代の陸軍軍医第一期生である。森は一八八四年から一八八八年までドイツに留学し、一九八七年から一九八八年にはベルリンで北里柴三郎とともに細菌学者コッホのもとで細菌学を学んだ。

森は、一九〇四年二月から一九〇六年一月まで日露戦争に出征していたときには、帝国陸軍医務部長であった。「脚気は麦飯で治る」という高木の説に対しては、科学的根拠がないとしてまったく耳を貸さず、むしろ「脚気＝伝染病／細菌説」をとり、高木を徹底的に批判することさえしていた。その結果、陸軍では白米兵食を継続し、日露戦争での全傷病者三五万二七〇〇余人中、脚気患者は内輪に見て二一万一六〇〇余人、他病に算入されていると見られるものを含めて推定すれば、少なくとも二五万人に達した。戦病死者三万七二〇〇余人中、脚気による死亡者は二万七八〇〇余人であり、約七五％にあたる。しかし、森は一九〇七年に陸軍軍医総監に昇進し、陸軍医務局長（人事権を持つ軍医のトップ）に就任した。

なお、北里柴三郎は同期の東大教授緒方正規《まさのり》の計らいで一八八五年から一八九二年までコッホのもとに留学していた。しかし帰国後、緒方の脚気「細菌説」に賛成しなかったことから、「忘恩の輩」の烙印を押された。北里は母校の東大医学部と対立する形になり、医学研究所に戻れなくなり、研究者生命も危うくなった。「細菌説」をとっていた森も、北里を高木と同様に徹底的に批判していた。北里の窮地を救ったのが福沢諭吉であり、今日における北里の正当な評価に至っている（山本俊一「高木兼寛（１８４９－１９２０年）」『公衆衛生』四五巻三号：二五六－二五七頁、一九八一年。山本俊一「森林太郎（１８６２－１９２２年）」『公衆衛生』四五巻四号：三一二－三一四頁、一九八一年）。

第2章

サリドマイド児の父：ビドゥキンド・レンツ

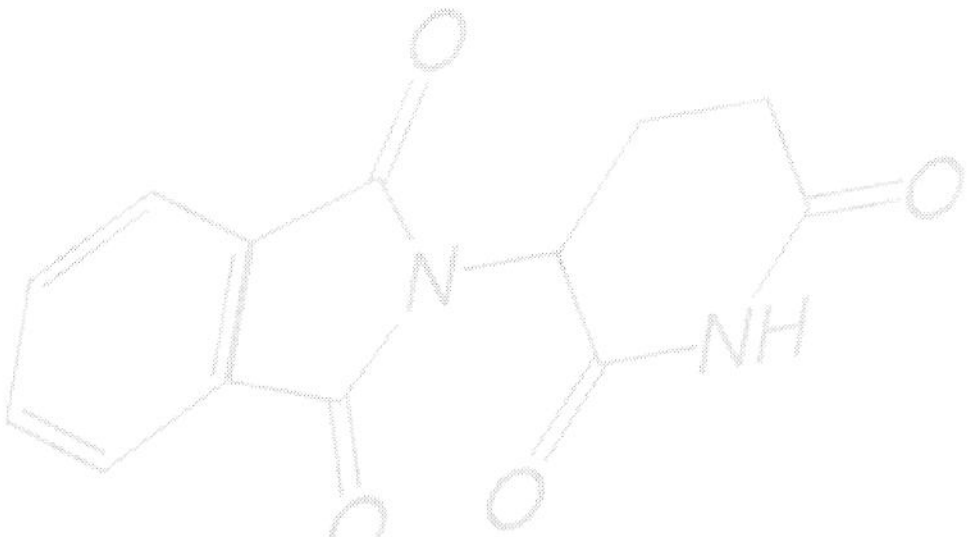

父フリッツ・レンツと優生学

父親の経歴

二〇一九年は、サリドマイド物語の中心人物で、「サリドマイド児の父」と慕われたビドュキンド・レンツ（Widukind Lenz）博士の生誕百周年であった。ここではまず、その父から語ることにする。

ビドュキンドの父親フリッツ・レンツ（Fritz Lenz）は、欧米で「優生学（eugenics）」、ドイツで「人種衛生学（Rassenhygiene: racial hygiene）」と呼ばれた学問のリーダーであった。ナチスの時代、フリッツの学問は、支配民族の優位性を遺伝的根拠により立証したものとして利用された。父のこの経歴は、後に息子ビドュキンドへの誹謗や中傷に使われることになる。

息子の名前について、フリッツの頭の中には、フランク王国のシャルル（カール）大帝（Charlemagne; Charles the Great：七四二〜八一四年）の宿敵だったザクセン（Sachsen）公ビドュキンド（Widukind）があったと思われる。シャルル大帝は七七二年、ドイツ北部にいたゲルマン人の一派ザクセン族を服従させようと遠征を一〇回以上行い、どうにか七八五年に指導者ビドュキンドを降伏させた。ビドュキンドの戦いは、小さなフランク王国から、より大きなヨーロッパの帝国へと発展することに対する抵抗であり、二十世紀初頭におけるドイツの文化や民族主義的な台頭のシンボルとみなされていた。フリッツは第一次世界大戦後のドイツを救ってくれることを願って、ある意味で英雄の名前を息子に付けたのかもしれない。フリッツのみならず、当時のドイツに渦巻いていた、将来に対する悲観論と救世主が現れるというメシア思想は、息子には伝わらなかった。しかし、父子に共通する点は、健全な批評能力を持っており、表現の正確性を重んじていたことである。正確に考えを記述することが、お互いの理解の基礎になっていると認識していた。

フリッツは第二次世界対戦前、科学者というよりむしろ、優生学の予言者であり、有名な教育者でもあったようだ。しかし、生得的な遺伝の力の信奉者であり、教育の効果を無視していたことから、息子たちの養育に関してほとんど時間を割くことがなかった。フリッツは第二次世界大戦後には「人類遺伝学（human genetics）」者として転身しており、息子はこの分野を引き継いでいる。フリッツは一九七六年、八十九歳で死亡した。

優生学

優生学は、イギリスの遺伝学者で提唱者のゴルトンによる一九〇四年の同名論文では、「ある人種の生得的質の改善に影響をおよぼす、すべての要因を扱う学問であり、またその生得的質を最善の状態に導こうとする学問」と定義される。

優生学に基づく優生政策として、原理的には、産児制限、断種、隔離などの方法によって、平均より能力の劣ったものの出生を減少させようとする消極的（出産減少的）優生政策と、税制上の保護や、結婚・多産の奨励によって、超平均的才能保有者の出産の増加をはかる積極的（出産増加的）優生政策がある。

最近では、遺伝学についての正しい知識の普及によって、不妊治療を希望する人たちやその家族、友人によって承認されることが多くなり、種々の遺伝病や精神遅滞（知的障害）の人にその方法が無理なく応用されるようになっている。

優生学の学問自体は、遺伝病を予防するという観点からは、重要な内容である。しかし、他国への侵略あるいは他民族の征服の際の口実に優生学が利用されたことは、歴史が物語るところである。

ワイマール時代のドイツでは、断種法がなかったことから、遺伝病患者に医師が善意で断種をすることが刑法の傷害罪に触れる恐れがあった。こうしたことから、ナチス政権成立直後の一九三三年六月に断種法が法制化された。しかしヒトラーは、この法律をさらに進めて、一九三五年に国民血統保護法を制定し、この法律でドイツ人とユダヤ人の結婚を禁止した。

若き日のビドュキンド

少年時代の療養と大学での研究

ビドュキンド・レンツは、一九一九年二月四日、バイエルン州ミュンヘンの西二〇kmにあるアイヒナウ（Eichenau）で生まれた。第一次世界大戦でドイツが敗北して三カ月後である。

レンツは子どもの頃に結核を患い、一九三〇年代、スイスのダヴォス（Davos）の結核サナトリウムで長期療養を行っていた。当時、肺結核にはスイスのアルプス気候がよいと世間に受け入れられていた。ところが、これがまったく逆効果で間違いであることは、トーマス・マン（Thomas Mann）の『魔の山』に詳しく書かれている通りである。しかしレンツにとっては、この間違いは幸いして、国外からドイツを観察する機会を与えられたのである。しかも、われわれにとっても幸運なことに、肺結核は治癒したのであった。

その後、一九三七年から一九四三年の間にチュービンゲンのエバハルトカール大学、ベルリンのフリードリッヒヴィルヘルム大学、プラハのドイツ大学、グライフスヴァルトのエルンストモリッツアーント大学（グライフスヴァルト大学〈Universität Greifswald〉：一四五六年設立）で医学を学んだ。一九四二年、グライフスヴァルト大学小児科主任教授ビショフ（Bischoff）の下で学位論文の準備を始め、一九四三年に「今日の人間の成長変化について（Über die Wandlungen des menschlichen Wachstums in der Gegenwart）」が大学に受理され、博士号を取得した。この博士論文は同年、『体格と遺伝学説に関する雑誌（*Zeitschrift für Konstitusions und Vererbungsleher*）』に掲載された。なお、博士論文が授与されたグライフスヴァルトの町はハンブルクの北東一〇〇㎞ほどにあるバルト海に面した入り江の港町で、旧東ドイツに位置している。

博士論文のテーマは、なぜ子どもは親や祖父母より背が高いのかという疑問であった。背の高さは、遺伝によって決まるのか、あるいは環境的因子によって決まるのか。このテーマはつまり、成長におよぼす栄養変化の影響についてであった。今日では当たり前になっているが、戦争などで栄養状態が悪化すれば身長は伸びず、栄養が良ければ成長が著しいという現象は、レンツによって体系的に研究されたのである。

またこの中で、栄養は成長や成熟ばかりでなく、内分泌系にも大きな影響を与え、糖尿病、高血圧、動脈硬化症、胆石、子宮筋腫、前立腺肥大症、脳卒中などの増加をきたすことになると述べている。また、身体的な発育が環境因子である栄養によって影響を受けると同様に、精神的な発育も栄養の影響下にあることについても述べている。精神的な発育は、遺伝や養育的な面ばかりでなく、ホルモンによる生理的年齢などの影響を受けることから、やはり栄養の影響を免れないというのである。後の一九五九年には、包括的にこの問題を論じ、「良質のタンパク質が成長に良い影響を与える」という結論を出している。

また、精神的な影響については、ミュンスター大学心理学科での十年以上におよぶ講義の中で論じ、一九七九年に『心理学および精神医学における人類遺伝学（*Humangenetik in Psychologie und Psychiatrie*）』という本を出版している。

戦争捕虜

当時のドイツでは、日本の戦後と同じように、学問を研究して本を書くだけでなく、生活のためには何かをしなければならなかった。一九一九年に出生した、レンツと同年代の男性の約三七%は、戦争で死亡するか行方不明になっていた。また、それと同じくらいの人々が重度の戦傷を受けていた。生き残った研究者たちも、戦争のために、あるいは捕虜などになって、数年間、研究の中断を余儀なくされたのである。

レンツは戦時下にあっても研究を続け、原稿を書き足していった。飛行機からの爆撃を受けて燃えさかる自動車の中から原稿を救出したこともあった。それ以来、彼は原稿を肌身離さなかった。

一九四三年、夏の医師試験の後、レンツはグライフスヴァルト空軍病院に配属された。第二次世界大戦の戦局の拡大に伴って、一九四四年に落下傘大砲部隊の医務将校としてフランスにある空軍病院に移ったが、同年十月、米国主体の連合国の戦争捕虜として、英国で捕虜収容所生活に入った。もちろん、レンツは捕虜として捕まったときにも原稿を離すことはなかった。

レンツは捕虜収容所の医師として、『英国医学雑誌』や『ランセット』など、英国の医学雑誌を読むことができ、医学書も入手できた。ここで、レンツは「一〇万ページ」と自ら述べているように、膨大な量の書物を読破し、栄養と体格に関するあらゆる記事を書き出し、それらを自分の原稿の中に加えていった。この収容所にいた一年の間に、栄養と体格に関する原稿はますます分厚くなった。

初めての著書と反省

三年半後の一九四八年五月、捕虜生活から解放されたときには、レンツの小さな木製のスーツケースはおびただしい手書きのノートで膨らんでいた。ドイツに帰国後、早速それらの原稿を読み返す。

父フリッツがゲッチンゲン大学で遺伝学の教授を務めていたことから、レンツはゲッチンゲンに赴き、生理化学者クノウー（Kühnau）のいる生理化学研究所に勤めた。

一九四九年には出版社Urban & Schwarzenbergから二四六ページの『栄養と体格（*Ernährung und Konstitution*）』を出版した。この中では、栄養が成長や疾患におよぼす影響を論じているが、レンツの本意は遺伝素因の重要性を否定するものではなく、遺伝と環境の相互作用が、成長と発達にどのような影響をおよぼしているか解明を試みることであった。

この著書に対する反応は、ためらいがちな賞賛から、「驚嘆に値する新知見」というさまざまな批評があったが、総じて冷たいものであったと述べている。

このような評価の中で、一九五一年に、彼はキール大学の内科レインヴァイン（Reinwein）教授の医局に入った。レインヴァインは自分の教科書の代謝疾患の文献の中に、早速レンツの著書を入れ、引退後も、改訂版の代謝疾患の章をレンツに任せている。レインヴァインは、第二次世界大戦後、ドイツでタブーであった人類遺伝学を、一九五八年にヴィースバーデンで行われた内科学会において、最初に主要テーマとした人物でもあった。このときのジャーナリズムは、「ナチの紋章のショウジョウバエが部屋の中を飛んでいるようだ」と悪意に満ちたコメントをしている。

当時の若い医学者は遺伝学について学ぶことはなく、戦前の医学教育を受けた医師は、ナチ時代のイデオロギーに染まった人種衛生学の域を出ない知識しか持っていなかった。この頃には、医学の発達に対応した人類遺伝学の新しい知識が要求されていた。

生理化学者のクノウーは、ドイツ栄養学会で成長と栄養に関する講演をレンツに依頼し、国際栄養学会でも同じテーマでシンポジウムの座長に指名している。

レンツに影響を与えたもう一人の人物は、レンツの母の弟のヴァイツ（Weitz）である。彼は著名な内科医であった。高血圧に対する栄養の影響に特別な関心があり、厳格な菜食主義者の調査なども行っていた。ヴァイツによる一九四〇年の論文「双生児研究の意義について――その目的と過程（Über die Bedeutung der Zwillingsforschung-Ziel und Weg）」は、遺伝と環境の関係を判断するために、双生児の研究は「遺伝素因とともに環境因子がどのように人間に影響をおよぼしているか、特にどんな環境が人類にとって好ましいかを解明する上で意義がある」と結論している。これらの事柄から、父親のフリッツばかりでなく、叔父のヴァイツがレンツの人類遺伝学への道を志す上で大きな影響をおよぼしたと見られる。

一九四九年のレンツの最初の著書は、膨大な資料に基づいて、静かな勉強部屋の机に向かって作り上げられた内容であった。執筆中の原稿に批評者が反論を加え、討論を重ねて意見を交換し、実際の経験を積み上げてでき上がったものではなかった。先入観にとらわれた仮説に合致したものだけを取り上げ、所見を都合の良いように解釈し、仮説と合わないものは無視したり、あるいは説明をごまかしたりしていた。レンツ自身、ブロイラー（Eugen Bleuler）が「医学における自閉的で、十分に訓練を受けていない思考」と呼んでいるような状況で書き上げたものであると振り返っている。なお、ブロイラーは「統合失調症（Schizophrenie）」という用語を創設したスイスの精神病学者である。

このような反省に立って、その後、レンツのすべての遺伝学研究および新たな発見は、小児科医の臨床的な観察から出発している。「医学は経験主義であり、患者を通じて学ぶことができる」という考えに基づいて研究を行ったのである。

この頃の学術論文には、レンツの小眼症候群（Lenz microphthalmia〈syndrome〉）、色素失調症（incontinentia pigmenti）などがある。

小児科の研修と人類遺伝学

小児科医のブロック（Brock）は、一九三二年から一九三九年にかけて『小児科医の生物的データ（*Biological Data for the Pediatrician*）』（Springer-Verlag）三巻を編集した際、成長に関する総説にレンツの学位論文を大幅に引用した。この本の一九五四年の改訂版において、レンツは「成長と骨格」の章を任され、書き上げる。このようなことから、レンツは小児科との関わりができた。さらに、一九七一年に出版された『小児科学の教科書（*Handbuch der Kinderheilkunde*）』の「成長と身体発達」の章を書くことにもなった。こうした教科書を書くことは、若い頃の過ちを訂正する好機になった。

一九五二年、レンツはハンブルク大学エッペンドルフ医療センター小児科の上級医師になり、「先天奇形における両親の年齢の影響と出生数の影響」という論文によって、大学教授資格（Habilitation）を授与された。この論文では、先天奇形においては、ダウン（Down）症候群などを除いて、母親の年齢による影響ばかりでなく、父親からの影響も同様に関連していることを述べている。一九六一年、新しく設立されたハンブルク大学人類遺伝学の教授に任命された彼は、一九六五年には、ミュンスターの人類遺伝学研究所の所長になった。父親と同じく、レンツは人類遺伝学の道のエースになったのである。

サリドマイドの調査と並行して

人類遺伝学の活動

レンツは、一九六〇～一九六一年はサリドマイド薬禍に深く関わっていた（詳しくは第1章参照）が、これが一段落した一九六一年、ハンブルク大学に新設された人類遺伝学教授に選ばれた。レンツによると、彼が選ばれたのはいくつかの誤解が原因だそうである。

Springer-Verlag 社の『小児科中央新聞（*Zentralblatt für Kinderheilkunde*）』の編集部が、大学小児科の助手たちに、どこの国のどんな論文を査読《さどく》（投稿された論文を読んで雑誌に掲載できる基準を満たしているか評価すること）したいかアンケートを行った。このとき、レンツは自分の興味のある「成長と体格」というタイトルの、英語、フランス語、スペイン語、イタリア語、オランダ語、ロシア語の雑誌を査読したいということを伝えた。編集部が「体格」を遺伝疾患と解釈したことや、多国語で査読できる候補者がいなかったことから、レンツのところに論文が山積みされることになった。このような査読の作業が、遺伝学者としての名声を高める結果となったようである。

その後すぐ、ハンブルク大学エッペンドルフ医療センターで、小児科ばかりでなく、外科、内科、整形外科、産婦人科など、全科の稀少症例に関するコンサルタントを行う人類遺伝学の教授に選ばれた。このような状況の中で、サリドマイド胎芽症の解明と裁判の支援のために、精力的に活動を開始することになる（詳しくは第5章参照）。

教科書の出版

経験が少なく、狭小な知識で書いた初期の著書の反省に立ったレンツの、人類遺伝学についての執筆は、一九六〇年のスターン（Curt Stern）医師の『人類遺伝学の原理』第二版（米国サンフランシスコの出版社）から始まった。翌一九六一年には『人類遺伝学（*Medizinische Genetik*）』を出版する。この教科書は、一九七〇年、一九七六年、一九七九年と版を重ね、現在第六版になっており、英語、スペイン語、日本語、ロシア語に翻訳されている。この教科書の中で、ヒトの個人差の科学としての人類遺伝学を、レンツは次のように述べている。

「人類遺伝学は、ヒトの遺伝の結果、生じる個人差に関する科学である。どのような差異が遺伝的に決まり、どれが環境の影響を受けるかは先天的に決まっていないので、外部の原因によって起こることが特に明らかでない個人や集団の中での差異は、すべて人類遺伝学の対象となる。そのため、人類遺伝学者は、遺伝学の方法だけでなく環境の影響を把握したり、また除外したりする方法を利用しなければならない。また栄養、感染および精神的刺激などの環境要因の作用は、遺伝素因に影響を与えるので、環境について研究することは、人類遺伝学を理解する上で本質的に大切なことである」

一九六〇～一九六一年、レンツは、海豹肢症奇形が環境からの影響によって発生したのか、それとも遺伝的な因子によって発生したのか、環境からの影響ならばどのような環境因子が奇形に関与していたのかを調べた。サリドマイド薬禍を通じて人類遺伝学の実践を行ったわけである。この学問の中心になったのが、詳細を極めた家族歴、家族調査、さらに疫学調査であった。

この家族調査において、遺伝学的な仮説と実際の家族歴の調査との間に差異があっても、仮説が誤っていたか、未知の別の要因があったとは必ずしも限らないということを、レンツは身をもって学んだのであった。たとえば、子どもの父親が戸籍上の父親と異なっていることもあるし、出生後に子どもの取り違えが起こることもある。また、養子の事実が隠されていることも多い。明らかにそのような疑いがある場合には、血液検査によって明らかにすることができる。そうした患者に対して、医師の態度として要請されるのは、特に注意深く、思いやりのある態度であり、守秘義務は絶対に守られねばならないということであった。

科学論

レンツ七十歳の最終講義の内容とレンツに対する賛辞、およびレンツの論文が、原文ドイツ語から英語に翻訳され、『米国遺伝医学雑誌（*American Journal of Medical Genetics*）』に掲載された。前者は一九八九年四月に受理されたハイデルベルグ大学人類遺伝学と文化人類学部門の名誉教授フリードリッヒ・ヴォーゲル教授によるものである。後者はミュンスター大学、人類遺伝学研究所名誉教授となったレンツ自身の「自伝――氏と育ち（Nature and Nurture）」である（一九八九年三月受理）。著名な遺伝学者オピッツ（Opitz JM）が英語に翻訳したもので、原題の「遺伝と環境（heredity and environment）」を、訳者が、十三世紀のフランス文学に起源を持ち、シェイクスピアも使った由緒ある対句を使って変更したものである。

レンツが強調している点は二つある。一つは、医学は経験科学であり、患者を通して学ぶことが大切であるということ。もう一つは、「科学者は自分自身について述べる必要はなく、ただ自分が観察したこと、方法、分析、結論のみを語ればよい」ということである。

レンツは常に臨床医であった。同時に、遺伝学の研究者として、一人の科学者として、常に健全な批判能力を持ち、さらに表現の正確性を重んじていた。レンツは次のように述べている。「科学における持続的な改革とは、要するに、新しい知識を獲得し、事実によって過ちを訂正していくことである。ここでは感情的に腹を立てたり、旧来の立場に執着したりするのではなく、真の対話を通して、つまり相手の話を聞き、自分たちの主張を徹底的に吟味し、しかも相手の主張を敵対するものと見なすことなく、むしろ同様な目標を持った味方の主張として吟味することによって持続的な改革ができるのである」。

医学を含めた生物科学は、経験科学であり、ここでは観察が基礎にある。この観察には、常に表現の正確性が伴っている。彼の信条である、「科学者は自分自身について述べる必要はなく、ただ自分が観察したこと、方法、分析、結論のみを語ればよい」は、この表現の正確性について究極を述べたものである。

医学的な事実は、科学的な方法の適用によって得られる。科学的な方法の基本的な原理の一つは、権威を退けることである。すなわち、誰かがこのように書いたから、あるいは言ったからというだけでは、それを真実として認めないことである。真の科学者は、独自の証明方法によって、他人が述べたことを確認しようとするものである。

科学においては、誰が正しいかではなく、何が正しいかが重要なことがらである。われわれの生活のほかの部分でも、真実を積み重ねることによって、平和への道を歩むことができるであろう。

豪州のマクブライドが「サリドマイドと奇形の因果関係の発見者」と讃えられたときにも、レンツは決して過剰な反応を示さなかった。さらに、「自分は適当に認められているし、十分すぎるほど名誉を授かっている」と繰り返している。また、第3章で述べるベンデクチン裁判では、催奇性をめぐってマクブライドと袂《たもと》を分かち、「誰が正しいかではなく、何が正しいか」を裁判所で争うことになった。

サリドマイドの回収に結びつく一九六一年十一月十八日の「レンツ警告」では、前述したように、「人間としても、市民としても、私は自分の観察した事実について沈黙を守ることは、無責任なことと考えます」と延べ、「人間的、心理的、法的、金銭的に計り知れない結果を伴うかもしれないことを考えて」、この薬を直ちに回収すべきであると製薬会社に伝えたことを報告した。

また、一九六八年八月十二日のアルスドルフでの証言まで続いた、グリュネンタール社が雇った数多くの私立探偵の尾行や嫌がらせにも、屈することはまったくなかった。

レンツこそは、サリドマイド物語の中心人物であり、サリドマイド胎芽症を医学的に客観性をもって解明した人物である。彼が奇形学や人類遺伝学の発展に果たした役割は大きい。サリドマイド児からも「父」として慕われている。

レンツと日本

知日家レンツ

一九六五年十一月、サリドマイド胎芽症をめぐる論争の中心人物として既に有名になっていたレンツは、国際小児科学会の招待講演のために来日し、「妊娠中における奇形と薬」についての講演を行った。この際に、「梶井（正）先生、土屋（弘吉）先生とともに、サリドマイドのお子さんを持つ、佐藤さん、飯田さん、中森さん、松村さんご夫妻と出会い、東京、横浜、京都の子どもたちと会うことができました」と述べている。なお、土屋先生とは、横浜市立大学整形外科教授である。土屋はサリドマイド裁判において、原告側証人として、サリドマイドの障害について証言をした。

また、レンツはこの初来日のときについて、次のように語っている。

「私は日本に着いて、まず高輪《たかなわ》の泉岳寺《せんがくじ》を訪ね、四十七士の墓に詣でました。日本的な考え方を知りたかったからです」

「一九六五年、幸せなことに、日本に来る機会を与えられ、現実にこの地を見て、山谷を、水田を、箱根や富士周辺の湖を訪ねることができたのです。私を歓迎してくださったパーティーでは、琴の演奏を聴きましたし、美味しい日本料理も味わいました。私の夢だった日本人の方々と実際にお話しし、美しい御婦人方に逢い、お茶席を楽しみ、神社やお寺や庭園を訪ねることができたのです。でも、その中で最も嬉しかったのは、サリドマイド児の皆さんや、その両親にお逢いできたことです。当時、子どもさんたちは、三歳か四歳くらいだったでしょう」

一九六三年に始まり一九七四年の和解に至る、サリドマイド被害者が大日本製薬と国を相手どって起こした日本のサリドマイド裁判では、原告側の証人としてのべ一一回出廷し、さらに厚生省のサリドマイド胎芽症認定作業などを行った。

一九七一年にこの裁判の証人として立つように依頼を受けたのが二回目の来日であった。この約六週間の滞在で、「おもに西田公一弁護士をはじめとした弁護団と過ごしました。彼らの連帯感、親切なもてなし、そして使命感に感銘を受けました」と述べている。

この裁判での証言、さらに反対尋問に対しては、まったく専門外の裁判官に、医学の専門用語の代わりに平易な言葉で、しかも誤解のないように説明しなければならなかった。これは、それこそ反対尋問の格好の標的になってしまい、大変な負担であった。このことは全国サリドマイド訴訟統一原告団・サリドマイド訴訟弁護団編集による『サリドマイド裁判』（全四巻）に詳述されている。

レンツは研究者として、論文、学会の準備など多忙な仕事の中に、一九七〇年代、古き良き伝統を次々に失っていく高度成長期の日本という異国の地で、サリドマイド被害者のために、なぜ多くの時間を割いて来日し、認定作業に当たったのか。実は、台湾においても、彼は認定作業に参加している。患者の認定のために、日本ばかりでなく、台湾でも東奔西走している。後年、このときの認定作業の運営は、「まとまりがあり、スムーズな運営と親切な協力に、楽しい時を過ごしました」と述べている。

一九九二年、日本におけるサリドマイド被害者のための財団法人「いしずえ」の招待によって、レンツは夫人を伴い、八回目の来日を果たした（八一ページの図２－１）。この際、レンツはカードを何十枚か持参した。このカードは富士山と鳥の二種類で、いずれも日本画の写真を台紙に貼ったものであり、それらの画は、レンツが十～二十歳代のときに、日本画を模写したものであった（図2―2）。来日に際して、心を込めて、自らの手で作ったものである。そこには、メッセージとサインが書き込まれており、この貴重なカードをサリドマイド児の一人ひとりに贈っている（佐藤巌「レンツ博士との再会」『いしずえ』一九三号、一九九二年）。

またこのときの挨拶では以下のように述べている。

一九六五年以来、八回ほど来日する機会を与えられ、日本が大好きになりました。私は少年の頃に、第一次世界大戦中、軍部随員として日本を訪れた人の書いた『日本と日本人』を読みました。また、日本の起源を解こうと試みた日本の詩歌の訳本も読みました。日本の俳句を翻訳するのは、なかなかむずかしいと思いましたが、私が日本人の心を理解する助けになったと思います。

（「レンツ博士の挨拶」『いしずえ』増刊号、一九九二年九月二十五日）

一九三九年、ベルリンで開催された大博覧会では、日本の芸術、美術にも触れましたし、百年以上も昔に書かれた日本のおとぎ話も読みました。一九世紀に西洋医学を日本に紹介した、ドイツの医師の書いた本も読みました。このように、私は日本の歴史、芸術の心、宗教について、もっともっと知りたいと夢みる少年でした……。

（「サリドマイド・私の個人的な体験」『いしずえ』増刊号、一九九二年五月二十三日）

図2-1　1992年5月訪日時のレンツ夫妻

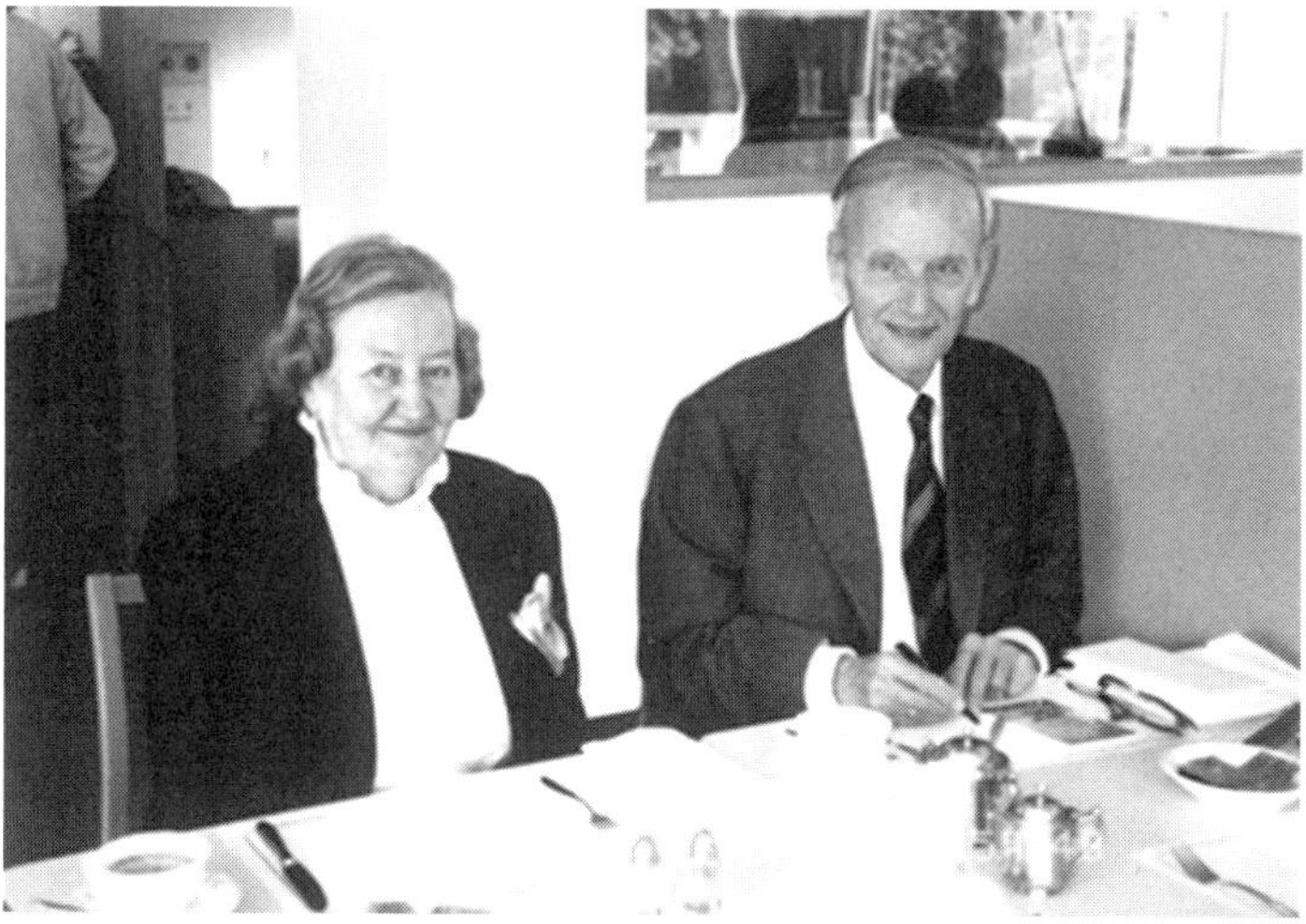

図2-2　レンツ自筆の手紙と絵はがき

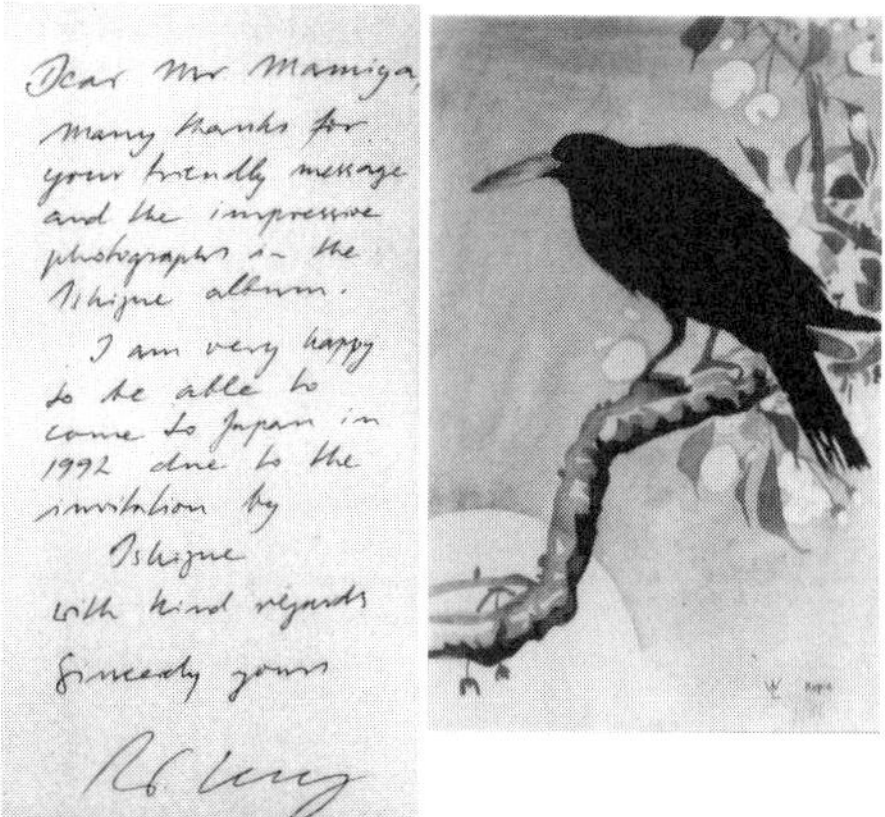

Dear Mr. Mamiya,
many thanks for your friendly message and the impressive photographs in the Ishigure album.
I am very happy to be able to come to Japan in 1992 due to the invitation by Ishigure
with kind regards
Sincerely yours

「WL」のサイン、模写であることを示す「Kopie」、その下に鉛筆でうっすらと制作年を示す「1936」という文字が書いてある。

一九九二年五月二十三日の来日の際には、「いしずえ」常務理事の松村元雄氏がレンツのことを次のように書いている。

博士ご夫妻滞日中のある日、私が都内観光に案内することとなった。都内観光とはいっても、私自身観光地としての東京を全くと言っていい程知らない。従って果して何処《どこ》が良いのか、どういう所に興味を持たれるのか、私には皆目《かいもく》見当がつかなかった。はとバスという手もあるが、余りにもお上《のぼ》りさん向きである。博士を案内するためには、先《ま》ず私が知らねばならない。かくして博士の来日に備えて毎週末、私の都内観光が始まった。

皇居東御苑《ぎょえん》、小石川後楽園、新宿御苑といった庭園、都の新庁舎、それに深川江戸資料館など外国人向きで良いであろうと思われるところをあちこち観て回った。都内には結構観るところがあることが分かったことは私の収獲であったが、ここぞという所に絞れないまま結局、博士に率直に伺ってご希望の場所にお連れすることとした。

さて、当日被害者本人である娘の圭子と一緒に博士夫妻を訪ね、案内する場所について、パンフレットなどを見せて説明しつつ博士がどこに興味を示されるか打診した。それに対する博士の応答は、明快であり、かつ意外であった。一つはホテルオークラの敷地内にある美術館、もう一つは上野の国立博物館であった。

当日、上野の博物館は格別な催物は無かったが、博士はそれでも構わないとのことであった。ホテルオークラの美術館は、玄関前にある古い建物でホテルの創設者が収集した書画骨董が展示してあり、入口の横には銅像があった。大倉集古館《しゅうこかん》という名のこのような古い建物があの近代的な高級ホテルの傍《かたわ》らにひっそりと佇んでいることを皆様ご存知であろうか？

私の驚いたのは、上野の博物館においてであった。国立博物館を訪ねること自体私には初めてであったが、入ってみると建物が三つある。正面がメインであるが、それぞれ内部の展示品に特色をもたせ区別してある。博士にこれらの建物についての英語の説明図を示すと、躊躇《ちゅうちょ》なく『この第三ビルだ』と指示された。それは予想もしなかった考古学の博物館であった。内部は、石器時代や古墳時代の原始社会の風俗がどのようなものであったかを物語る武器や女性の装飾品や住居に至るまで、さすが国立博物館ならではと思わせる豊富な収集がなされていた。

博士は、それらのあらゆる展示品について私達に説明された。館内には十分な英文の説明などなかったが、博士にはそういうものは必要ではなかったのである。博士は「日本の文明は、中国や韓国から来たとされているが、その淵源《えんげん》をたどるとアジアもヨーロッパも一つである」と話された。

ちなみに、博士夫妻と訪れた二つの博物館とも我々を除いて来訪者は一人も居なかったことを付言したい。しかし、ここに博士の見たかった東京があったのである。

（松村元雄「レンツ博士の都内観光」『いしずえ』一九三号、一九九二年）

レンツ博士の葬儀案内

筆者がこのサリドマイド物語を医歯薬出版の『月刊総合ケア』に連載を始めたばかりのとき、一九九五年二月二十五日にレンツ博士が肝がんのために逝去したという連絡が、医師でもあるレンツ夫人から「いしずえ」に入った。

サリドマイド物語の真の主人公であるレンツ博士は、一九九五年二月四日に七十六歳の誕生日を迎えたばかりであった。同年三月四日のミュンスターでの葬儀の案内では、彼への花束は辞退し、代わりにそれを新たに発生しているブラジルのサリドマイド児に送ってほしいとの遺志を伝えている（図2－3）。

また、レンツ博士は、日本のサリドマイド児からの手紙には、必ず返事を書いてくれた。中川久嗣氏のクリスマス・カードに対するレンツ博士の最後の手紙を引用させていただく。

新年おめでとう。親切なカードをありがとう。神戸と大阪地方を襲った恐ろしい地震のことは自宅のテレビで見ました。私達はとても衝撃を受けています。

去年、七五歳の誕生日を迎えました。腎臓結石などの病気で体調をこわし、一か月ほど入院しました。二週間ほど点滴注射を受けましたが、今は体調もかなり回復し、ときどきカウンセリングのために病院に出ています。

図2-3　レンツの葬儀案内

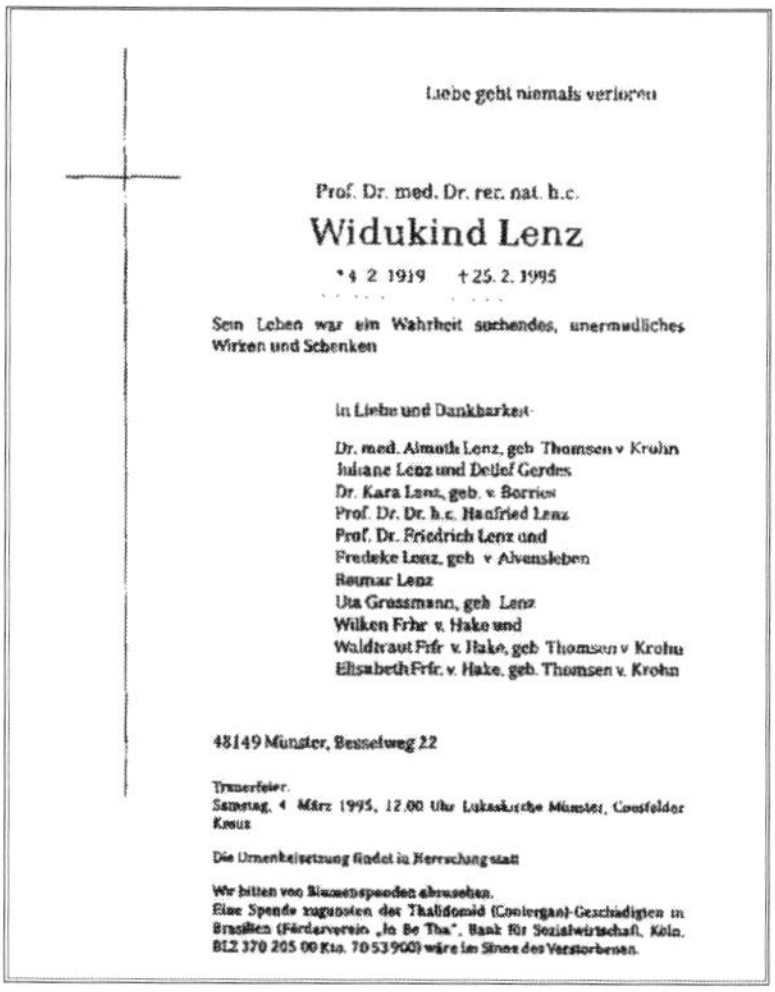

Liebe geht niemals verloren

Prof. Dr. med. Dr. rer. nat. h.c.

Widukind Lenz

*4. 2. 1919　　†25. 2. 1995

Sein Leben war ein Wahrheit suchendes, unermüdliches Wirken und Schenken

In Liebe und Dankbarkeit:

Dr. med. Almuth Lenz, geb. Thomsen v. Krohn
Juliane Lenz und Detlef Gerdes
Dr. Kara Lenz, geb. v. Borries
Prof. Dr. Dr. h.c. Hanfried Lenz
Prof. Dr. Friedrich Lenz und
Frederke Lenz, geb. v. Alvensleben
Reimar Lenz
Uta Grossmann, geb. Lenz
Wilken Frhr. v. Hake und
Waldtraut Frfr. v. Hake, geb. Thomsen v. Krohn
Elisabeth Frfr. v. Hake, geb. Thomsen v. Krohn

48149 Münster, Besselweg 22

Trauerfeier:
Samstag, 4. März 1995, 12.00 Uhr Lukaskirche Münster, Coesfelder Kreuz

Die Urnenbeisetzung findet in Herrsching statt

Wir bitten von Blumenspenden abzusehen.
Eine Spende zugunsten der Thalidomid (Contergan)-Geschädigten in Brasilien (Förderverein „In Be Tha“, Bank für Sozialwirtschaft, Köln, BLZ 370 205 00 Kto. 70 53 900) wäre im Sinne des Verstorbenen.

一九九四年二月に私と妻は、スウェーデンのサリドマイド被害者の方々の招待を受けてストックホルムへ出かけました。いくつかの論文と、「サリドマイドの三〇年」という本の一章を書きました。ブダペストのシーゼル博士との共著で手指欠損についての疫学的研究の本も出版しました。

私は歴史と哲学の問題にも、関心を持っており、いまこれらの本をたくさん読んでいます。まだまだ読みたいと思う本が山ほどあります。

一九九五年がよい年でありますように。

W. Lenz

（中川久嗣「レンツ先生のご冥福を祈って」『いしずえ』二一八号、一九九五年）

第3章

サリドマイド英雄物語

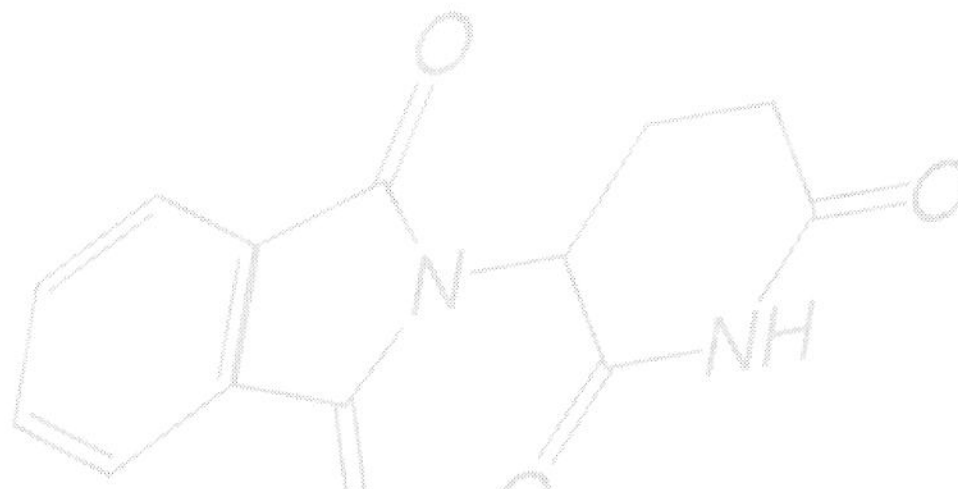

米国のフランシス・ケルシー

ケルシーが果たした役割

フランシス・ケルシー（Frances O. Kelsey：一九一四～二〇一五年）は、一九六〇年八月一日、米国食品医薬品局（ＦＤＡ：Food and Drug Administration）新薬部門（現在の薬剤評価センター）の医務官として勤務を開始した。八月中は仕事の内容に慣れるためのオリエンテーションで、九月から新薬申請の検討業務を始めたばかりの新米であり、できるだけ簡単な仕事内容の申請薬検討から行っていた。

当時の米国の審査方法では、試薬として市場に出して六十日以内に特に安全性に問題がなければ、自動的に新薬として認可を受けることができた。安全審査は、化学者、薬学者、医師の三人のデータからなっていた。

サリドマイドは既に、カナダでは、モントリオールのフランク・W・ホーナー社がタリモール®、米国シンシナティのウィリアム・メレル社（リチャードソン・メレル社の子会社。以下、メレル社）のカナダ支店がキヴァドン®という商品名で発売していた。九月、メレル社は米国においてキヴァドンの発売を申請し、ケルシーがこれを検討することになった。

しかし、『英国医学雑誌』一九六〇年十二月号において、フローレンスがサリドマイドによる末梢神経炎の副作用を報告していたことから、ケルシーは発売申請を行ったメレル社に詳しい報告を求めた。このように安全性に関して追加データを請求することによって、薬の申請のやり直しを行い、最終決定を延ばすことが可能であった。カナダで既に発売されていたサリドマイドは、米国では、一人の新米の女性審査医務官によって発売が阻止されていたのである。

メレル社は多発神経炎について報告したが、ＦＤＡは何ら処置を取らなかった。ケルシーは、薬剤の副作用は発売後しばらく月日が経過しないと報告されないもので、もっと見逃されていた症例が多数あり得ると考えていたのである。一九六一年四月末には、既に西独グリュネンタール社には四〇〇件を超える神経障害の副作用の報告が届いていた。メレル社は、なんらかの圧力を、ケルシーに対してよりむしろＦＤＡ上層部に働きかける必要があると考えた。

しかし、ケルシーはいかなる脅しにも屈せず、五月五日に「……申請にあるようなレッテル表示では、キヴァドン錠の安全性を確立するにはまったく不備であります。貴社の申請は、適切な動物実験に関する十分な報告を伴っていませんし、報告された末梢神経炎の症例が示す本薬剤の毒性を評価する資料となるような、十分に網羅した、適切な研究結果を伴っていません。これまでの証拠から見て、鎮静睡眠剤としての有用性が、末梢神経炎の症例が示す毒性を補って余りあるという意味で、キヴァドンが安全であるとは考えられません。中毒症状が治癒可能であるか否かを判定するために、詳細な症例報告と後日の再調査が必要です。中枢・末梢神経系に関する神経学的な研究について動物実験が行われなければなりません……」とメレル社に書簡を送った。

メレル社は、一九六〇年九月に提出した新薬許可申請を、その後二回にわたって再提出したが、ケルシーはこれらの申請書をいずれも不備、不適当とみなした。

一九六一年五月十日、メレル社はケルシーの頭越しにＦＤＡ医事部長ウィリアム・ケセニック（William H. Kessenich）と会談し、サリドマイド問題の処理について苦情を申し立てた。しかし、ケセニックは具体的な処置を指示することなく、直ちにケルシーに差し戻した。

五月十一日にケルシーとメレル社の話し合いが持たれた。このときにケルシーは、妊娠中に服用した場合の安全性に関して、メレル社は資料を提出できるかどうか、成人の服用によって、神経系の障害が出現した場合、胎児の感受性のある組織では何が起こるか、といった疑問を投げかけた。

メレル社は、オハイオ州シンシナティの内科医で、だが産科医の専門教育を受けていないレイ・ナルセン（Ray O. Nulsen）による、『米国産婦人科学雑誌（*American Journal of Obstetrics & Gynecology*）』一九六一年六月号の論文を引用し、妊娠後期にサリドマイドを投与された母親から分娩された新生児には、サリドマイドによる有害な影響はなかったと報告した。しかし、後の一九六四年六月、米国のサリドマイド裁判で被害者であるダイアモンド（Diamond）対ウィリアムおよびリチャードソン両メレル社に対する訴訟裁判の法廷において、ナルセンは、この論文は自分が書いたものではなく、メレル社の医学研究部長のレイモンド・ポッジ（Raymond C. Pogge）博士が書いたものであることを明らかにしている。

一九六一年の夏の間に、新たな多数の論文が発表され、神経に対する毒性が議論の対象となった。メレル社は九月七日に、臨床研究者グループとＦＤＡ代表者による会議を持ち、サリドマイドの副作用について検討した。メレル社は多発神経炎の発生率は低く、しかも治癒可能であると報告した。妊婦が服用した場合の胎児に対する影響については、研究者はまったく知らないと回答した。

ケルシーはこの会議で問題となった多発神経炎の症例の詳細な報告を求めた。さらに九月二十六日、ＦＤＡはメレル社に対して、キヴァドンのラベルに多発神経炎に関する警告に加えて、妊娠中の投薬を控える注意書きを添える必要があると告げた。

一九六一年十一月三十日にメレル社から、催奇性の副作用のために西独でサリドマイドの発売中止および回収が行われた、との報告があった。このような経過から、米国ではサリドマイドは結局発売されなかった。のちにケルシーは、未然にサリドマイド薬禍を防止した功績により、ときのジョン・Ｆ・ケネディ（John F. Kennedy）大統領から、顕著な功績のあった市民に与えられる大統領賞を授与され、米国の救世主として讃えられた（次ページの図３－１）。

図3-1　ケネディ大統領から大統領賞を授与されるフランシス・ケルシー

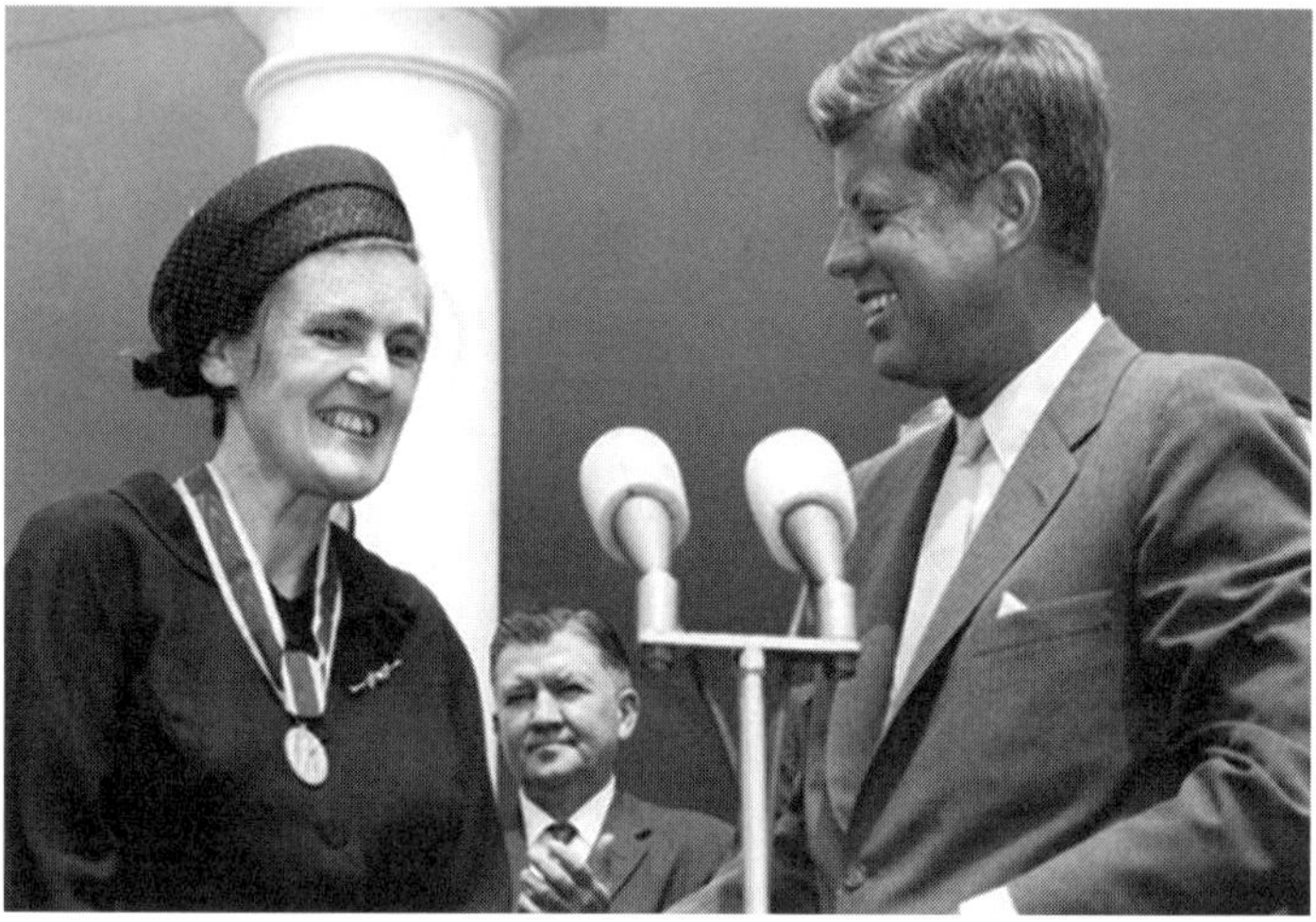

しかし、メレル社の一九六一年十一月三十日の申請取り下げにもかかわらず、実際には、試供薬として一二六七人の医師が既にサリドマイドを受け取っていた。一九六二年三月の未使用薬の回収では、わずかな量しか回収できなかった。結局、米国では一〇症例の発生があり、このうち、軍隊などで海外、とりわけ西独の駐留先でサリドマイド剤を入手および服用したことによる発生は七症例であった。

また、医薬品の製造承認手続きに関する法案は、サリドマイド薬禍に対する国民の関心の盛り上がりの中で、キーフォヴァー（Estes Kefauver）上院議員の提出した法案が、ようやく下院議員のハリス（Oren Harris）の修正案を経て、一九六二年八月二十三日にキーフォヴァー・ハリス法の薬事法改正を可決、十月十日にケネディ大統領の署名によって成立した。

この法案は、新薬の有効性と安全性の立証の義務づけ、すべての商品情報欄と広告に、使用している薬剤成分の一般名を明記すること、要処方薬の広告に副作用、禁忌、有効性に関する事項を明記すること、ＦＤＡ職員に研究所や工場への立ち入り検査の権限を与えることなどが主な内容であった。

偶然でなかった「偉大な市民」

ケルシーがその功績に対してケネディ大統領から金メダルが贈られることになったのは、単なる偶然ではない。彼女が胎児に対するサリドマイドの影響について懸念を抱いたのには、それなりの理由があった。

一九三八年、シカゴ大学で薬学博士、一九五〇年、医学博士過程を修了し、フランシス・オルダムと名乗っていた未婚の学生だった頃、彼女はフレモント・ケルシーと組んで、マラリアの治療薬であるキニーネの分析に関する研究を行っていた。二人は、一九四三年の『薬理学実験治療学雑誌』に、成熟したウサギの肝臓が迅速にキニーネを分解するのに対して、ウサギの胎児はそういう能力が極めて弱いか、場合によってはまったくないということを実証した論文を発表している（「マラリア研究——妊娠がウサギの肝臓のキニーネ酸化酵素におよぼす影響」*Journal of Pharmacology and Experimental Therapeutics* 79: 81, 1943.）。

妊婦の血液中を循環している薬剤は、胎盤を通過して胎児に達する。発生段階の胎児は成人のように効率よく薬剤を分解することができないので、薬剤が胎児の体内に滞留することもある。発生途上の組織は外的な要因に対して感受性が高まっていることから、毒物に対する危険は母体より胎児のほうが高い。彼女はこのようなことを研究し、薬剤が胎児におよぼす影響に関心を抱いていたのであった。

また、論文発表の年に彼女はフレモントと結婚、フランシス・O・ケルシーと名前を変えている。

ケルシーは一九六二年に「偉大な市民」の大統領賞をもらったほか、数多くの短大や大学から名誉博士号を贈られている。二〇〇五年、九十歳のときに、四十五年間勤めたＦＤＡから引退した。二〇一〇年、ＦＤＡは薬剤規制に関する功労に対してケルシーに医薬品安全優秀賞(Drug Safety Excellence Award)を与えるとともに、毎年一名の従業員に「ケルシー賞」を与えることを決めた。二〇一五年八月、ケルシーは百一歳で故国カナダのオンタリオ州で亡くなった。

豪州のウィリアム・マクブライド

豪州の英雄マクブライド

豪州シドニーにあるクラウン街婦人病院（Crown Street Women's Hospital）の青年医師ウィリアム・マクブライド（William G. McBride：一九二七〜二〇一八年）は、一九六一年五月四日、生まれて初めて海豹肢症の新生児を診た。当時三十四歳のマクブライドは、胎児救命、流産の原因、流産に対するホルモンの影響を研究するために大学院奨学金をもらっていた。

奇形児の母親の記録を見ても、奇形の原因を探る鍵を見出せなかった。三週間以内に、同様な奇形児に遭遇した。マクブライドはこのような極めて珍しい奇形児が同じ月に二人も出生したことを、単なる偶然以上の出来事として受け取った。幸い母親は二人ともその病院で定期的に検診を受けていたので、妊娠中に与えられていた薬物はすべて記録が残っていた。

詳細に調べていくと、妊娠初期に二人ともディスタヴァル（サリドマイドの英連邦での商品名）の投与を受けていたことが明らかになった。彼自身、妊娠初期のつわり（morning sickness）の治療にサリドマイドの使用を検討していたこともあり、この薬の服用と海豹肢症との間に因果関係があるのではないかという強い疑惑を抱くようになった。しかしサリドマイドは、いかなる種類の毒性もない「完全無害」の薬と宣伝されていたために、彼が抱いた疑惑は同僚たちからの同意を得られなかった。

さらにもう一人の奇形児が生まれた。その母親の記録を調べると、またしてもディスタヴァルの使用が明らかになり、マクブライドは「完全無害」の睡眠薬と海豹肢症との関連の可能性への疑惑について、上司を納得させることができた。

一九六一年五月、同病院はサリドマイドの使用を中止し、それを服用した妊婦についての調査を実施した。このような経過があったことから、豪州でのサリドマイド汚染の期間は短く、結果的には豪州ではサリドマイド児の数は多くなかった。


続く十月、十一月に海豹肢症の新生児を三症例経験し、その母親も妊娠中にサリドマイドを服用した形跡が濃厚だった。

マクブライドはサリドマイドを発売していた英国ディスティラーズ社の豪州支店にこのことを伝えていたが、会社からは何の反応もなかった。

彼は一九六一年十二月に英国の医学雑誌『ランセット』に、サリドマイドと奇形との関連についての疑問を書き送った。これが、世界的な医学雑誌に載った、海豹肢症奇形に対するサリドマイド原因説の最初の報告であった。もちろんこのときには、西独では一九六一年十一月の「レンツ警告」とサリドマイドの発売中止と回収が開始されていたのだが、世界の公用語としての英語で、症例とサリドマイド仮説を発表したことによって、彼はサリドマイド胎芽症の最初の指摘者の一人として、「豪州のソーク博士（Jonas Salk of Australia）」と呼ばれるようになる。なお、ソーク博士は、米国の細菌学者で、小児麻痺のワクチンの発明によって、多くの子どもたちを救い、この疾患を撲滅したことで有名である。

図3-2　乳児を抱き上げるウィリアム・マクブライド

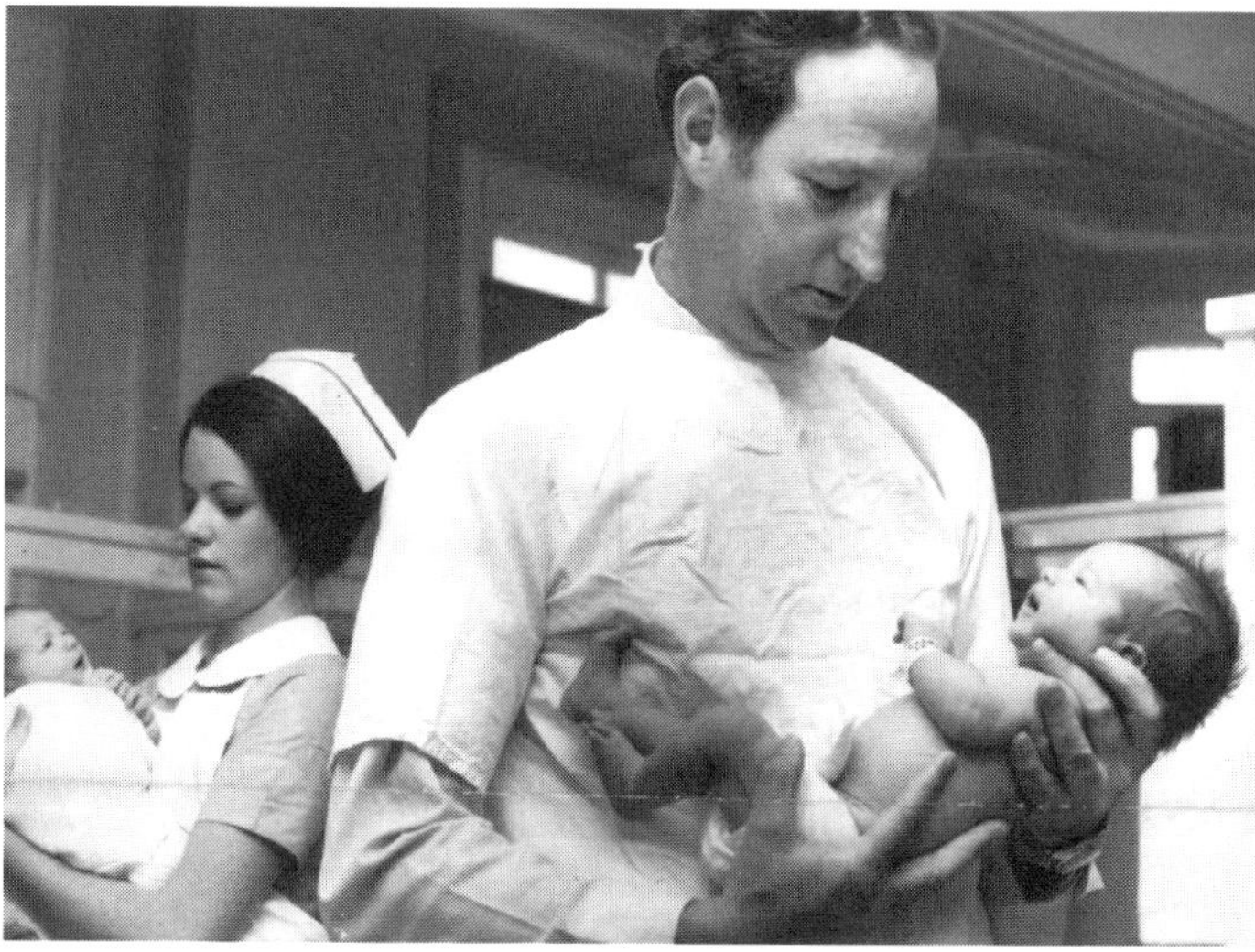

A medical whistleblower, *The Australian*.

マクブライドの『ランセット』論文の呼びかけに対して、レンツは早速自分の症例を報告することにより、四肢奇形のサリドマイド仮説を世界的に展開した。

産婦人科医であったマクブライドは、この業績によってフランスの「生命の研究センター（L'Institut de laVie）」からの賞金や多くの援助、研究費を得ることができ、一九七一年、クラウン街婦人病院の中に、私的な研究部門である財団41（Foundation 41）を作り、特にこだわりの薬について、催奇性の研究に没頭することになった。なお、財団41という名称には、ヒトの妊娠期間四十週プラス出生後一週間の意味が込められている。しかし、この財団は後述のベンデクチン・スキャンダルで閉鎖した。

ベンデクチン・スキャンダル

ベンデクチン®（Bendectin）は、一九五六年以来、米国のメレル・ダウ社が発売している抗つわり薬であった。ベンデクチンは米国での商品名であり、マクブライドのいる豪州を含む英連邦での商品名はデベンドックス®（Debendox）であった。この薬は、抗痙縮剤《こうけいしゅくざい》のジサイクロミン、抗ヒスタミン剤のドキシラミン、ビタミンB6の合剤である。FDAが認可した唯一の抗つわり薬であったことから、米国では妊婦の二〇〜二五%がこれを使用していた。なお、成分のジサイクロミンは、二重盲検（治療する人〈医師〉にも治療される人〈患者〉にも薬品や治療法の情報を知らせずに効果を調べる方法）により無効であることがわかったため、一九七七年から取り除かれた。筆者が米国横須賀海軍病院でインターンをしていた一九七四〜一九七五年頃、ベンデクチンはよく処方される薬の一つであったと記憶している。

一九八二年の『医師医薬品情報（*PDR: Physician's Desk Reference*）』第三六版にも、ベンデクチンは妊娠中に投与しても副作用はないと記載されている。さらに、薬理学の教科書として用いられている『グッドマン・ギルマン薬理学書（*Goodman & Gilman's the Pharmacological Basis of Therapeutics*）』の第五版（一九七〇年）、第六版（一九八〇年）、第七版（一九八五年）では、ドキシラミンは抗ヒスタミン薬の項目の中に収載されており、薬効としては、睡眠薬として極めて効果があると記述されている。しかし、これから述べるベンデクチン・スキャンダル以降、ベンデクチンは製造中止となり、同教科書の第八版（一九九〇年）には、ドキシラミンは収載されていない。現在、ドキシラミンは抗ヒスタミン薬として、睡眠薬、鎮静薬、鎮痛薬、抗つわり薬として使われている。副作用は抗コリン作用による口渇、運動失調、排尿障害などがある。なお、日本では未発表である。

一九七九年十月九日、週刊誌『ナショナル・エンクワイアラー（*National Enquirer*）』は、「何千という不幸な奇形児」をメレル・ダウ社が「隠している」とし、「極悪なスキャンダル（monstrous scandal）」と報じた。ベンデクチンを服用して奇形児を出産したという訴えがあったのである。マスコミは裁判の経過をタブロイドで伝え、法律事務所は、ベンデクチンは胎児奇形の原因になるという大々的な大衆キャンペーンを張った。

一時は一八〇〇症例にのぼる裁判訴訟の洪水の中で、ＦＤＡも医学会もベンデクチンが奇形の原因であると認定しなかったにもかかわらず、メレル・ダウ社は、ベンデクチンの売上収入よりも裁判費用のほうが上回ったことから、結局、一九八三年六月にベンデクチンの発売を中止せざるを得なかった。豪州の英雄マクブライドは、この発売中止に加担したのであった。

米国産婦人科学会は、「メレル・ダウ社の決定は、母体の健康と胎児奇形のいずれをとるかというギャップをもたらすことになった。妊婦の嘔気《おうき》・嘔吐は対症療法ではだめなことがあり、つわりによる母体の栄養状態と神経系におよぼす影響は甚大である。催奇性が増加するかもしれないので、メレル・ダウ社の決定は、現在の裁判状況より理解できる。しかし、この決定は、科学的な基準に照らして行われたものでなく、法律的な基準で判断されたものである」と抗議した。

また、この訴訟によって、製薬会社は妊娠に伴うつわりの薬の開発に二の足を踏むようになった。つわりの薬ばかりでなく、副作用の発生による訴訟を恐れるあまり、新薬の開発におよび腰になってしまった。メレル・ダウ社は、この訴訟を受けて、不妊の治療を含めた人間の生殖に関する基礎研究を中止し、ほかの分野の研究に方向転換せざるを得ない結果となった。

この事件以降、奇形児が生まれた場合、薬剤、放射線、妊娠中のちょっとした打撲などの影響について訴訟する傾向が米国民に生まれた。さらに訴訟裁判では、いわゆる専門家たちが、それぞれの立場から、裁判に勝つために相反する証言をするようになった。この傾向はますます拍車がかかり、医療訴訟の裁判ゲーム化という現象になった。

当時フィラデルフィアのジェファーソン大学小児科の教授で、長年医学雑誌『奇形学』の編集に携わっているブレント（Brent RL）は、一九八三年の論説の中で、ベンデクチンの経験は「実に米国の悲劇である」と述べ、個人的に『ナショナル・エンクワイアラー』の記事が出て数週間で、七例の悲劇的で不必要な中絶が行われた」と述べている。このとき以来、奇形学の第一人者であるブレントは、西独のレンツと同様に、裁判証言の専門家といわれる人々との戦いを始めた。

ブレントは、科学的な真実は一つであるにもかかわらず、裁判においては専門家が被告と原告側に立って、相反する立場で証言することの不思議さと無責任さについて批判し、医学部教育でこの点を教育する必要があることを強調している。一九八八年の『奇形学』の論説の中でも、ブレントはベンデクチンについて「最も有名な訴訟剤であり、最も研究された非催奇剤の一つである」と記している。

小児麻痺撲滅のために設立され、先天奇形研究所として有名な「ダイムのマーチ（March of Dimes）」（詳しくは後述）の科学情報部長のレヴィット博士（Richard Leavitt）は、ベンデクチンの発売中止により、中絶を勧められた妊婦が不安になって「ダイムのマーチ」にたくさんの電話をかけてきたと述べている。薬剤回収から七年が過ぎた一九九〇年に、レヴィット博士は「妊娠中に用いられる薬の中で、最も研究され、害のない薬の一つであることは、奇形学者の中で異論のない事実である」としている。

アトランタにある「奇形児出産モニター・プログラム」センターは、ベンデクチンが全米の薬局棚から回収された後も、それに伴う胎児奇形の発生頻度はまったく変わらなかったと報告している。

内部告発者は誰か

米国がベンデクチン・スキャンダルでもめている頃、豪州のマクブライドは一九八二年に、抗コリン薬であるスコポラミンの催奇性に関する論文を、助手のヴァディ（Phil Vardy：男性）

とフレンチ（Jill French：女性）の二人と共著で『豪州生物科学雑誌（*Australian Journal of Biological Sciences*：以下、*AJBS*）』に発表した（McBride WG, Vardy PH, French J：*AJBS* 35: 173-178, 1982.）。

マクブライドは、米国で売り出されている抗つわり薬ベンデクチン（豪州ではデベンドックス）に催奇性があると確信しており、スコポラミンにも催奇性があるという助手からの結果を受け取り、論文の準備を進めたのであった。この論文の内容は、ニワトリと家兎の胎生期に抗コリン薬を投与することで、四肢奇形、小眼症など、サリドマイド胎芽症と似た先天性の奇形を発生させるというものであった。

ベンデクチン・スキャンダルで揺れている米国において、抗つわり薬の中に含まれる抗コリン薬の催奇性に関する一九八二年のマクブライドの論文は、実にタイムリーな内容であった。サリドマイド胎芽症における最初の報告者として、さらに胎児奇形の大家として世界的に著名になっていたマクブライドは、米国の法廷でベンデクチン催奇説を証言することになった。

実はこの論文投稿の前の一九八〇年十一月二十四日、マクブライドは、『中毒学と臨床薬理学（*Toxicology and Applied Pharmacology*）』という雑誌に論文を投稿していた。しかし、この論文は、同年十二月三十日に却下された。このときの内容は、妊娠家兎六羽にスコポラミンを経口投与して、このうち一羽の家兎が一羽の奇形兎を出産したというものであった。

論文が受理されなかったことから、マクブライドはいくつかの点で内容を変更した。①八羽の家兎にし、そのうち二羽の子兎を奇形とした。②経口投与から筋肉注射にし、さらに八羽の家兎のコントロール（薬剤を与えないこと）を使ったとした。③奇形兎を解剖したと述べた。④三羽の家兎への投与薬剤の量を、一五八二→五八二μg／kg、八九五→四九五μg／kg、六二四→四二四μg／kgに変更した。このように手直しした論文を、一九八一年二月四日に『薬理学と中毒学雑誌（*Acta Pharmacologica et Toxicologica*）』へ投稿した。だが、今回も論文は受理されなかった。そこで、同年六月二十八日に、二人の助手との共著という形で、前出の『豪州生物科学雑誌』に投稿し、受理されたのであった。

一九八二年六月、二人の助手は、この論文の別刷りを受け取って初めてこの論文の内容を知った。薬剤の投与量や、生まれた奇形兎を解剖したことなど、自分たちの行った実験内容と異なっていたのである。二人はマクブライドに説明を求めた。

助手の一人が（当初はヴァディかフレンチか特定できなかった）内部告発の手紙（Whistle-blow letter）を出した。このため、一九八二年十月一日に、マクブライドが所属する「財団41」の研究委員会は、助手の主張とマクブライドの論文の内容との相違について話し合った。同年十一月十日、マクブライドは、付け加えた実験は米国ヴァージニア大学で行われたこと、実際に解剖を行ったことを助手に説明した。さらに、一九八三年一月二十七日に、前の実験の際に薬剤が漏れていたことから、投与量が多くなったことや、さらに一〇羽の家兎の実験で、六羽の奇形兎が生まれたことなどを訂正した短い論文を投稿した。一九八三年二月二日にこれは受理された。訂正論文は、McBride WG: Note on the paper. *AJBS* 36: 171-172, 1983. である。その後、マクブライドは一九八五年と一九八七年に抗コリン薬の催奇性の論文を二つ発表している。

なお、whistle-blow というのは、サッカーの審判が選手の危険なプレー、違反に対して、ホイッスル（笛）を吹いて、プレーを中止させることである。あるいは、不正行為をやめさせるとか、仲間などを密告する、事を暴露するなど「内部告発」の意味がある。後日、内部告発者はフレンチであったことが判明した。

地に堕ちた英雄

医学教育のなかに、法廷での医学証言に関する教育が必要である、と説くブレントによると、ドイツにおけるサリドマイド裁判に始まったレンツと無責任な専門家との対決は、米国におけるベンデクチン裁判でユタ州ローガン（Logan）の裁判に出廷したときに最高潮に達した。真実のみを追求してきたレンツの相手は、マクブライドを含む、ベンデクチン奇形原因説をとる三人の専門家で、いずれも有名人であり、しかもこのうちの二人は奇形学会のメンバーであった。

ブレントとレンツの共通する立場は、法廷と科学の相違に対する認識であったと思われる。法廷では、科学的真実が論じられるのではなく、誰が正しいのか、善か悪かを決める。しかし科学においては、誰が正義かではなく、何が正しいかを追求するのである。科学者が法廷に来て、補償金の名のもとに、科学的真実や科学の倫理性を妥協することが、二人にはまったく理解できなかった。

事はこれで終わらず、英雄マクブライドはついに地に堕ちるのである。一九八七年十二月十二日の豪州放送協会のラジオ番組「科学ショー」で、科学レポーターのノーマン・スワン(Norman Swan)博士が、この問題を「科学論文の偽造」として取り上げた。

さらに一九八八年一月、ベンデクチン裁判が進行している米国の裁判所で、メレル・ダウ側の証人として、助手が、マクブライドの論文は結果を偽造したと証言した。これに対してマクブライドは、同年五月に、米国の裁判所で被告のメレル・ダウ社に対する検察側の証人として、抗つわり薬の催奇性に関する米国ヴァージニア大学での実験の詳細を説明した。

このような経過を踏まえて、「財団41」に査問委員会が設けられ、一九八八年七月二十五、二十六、二十七日に開催された。既にヴァージニア大学の教授は死亡しており、決定的な証拠はなく、状況証拠で判断を下すことになった。同時に、マクブライドは二つの罪状で訴追を受けた。一つは、データの改変・捏造《ねつぞう》で、もう一つは、米国裁判所で間違った証言をしたことである。

結局、この委員会の結果を受けて、一九八八年に豪州の医師会は、医師の適性に欠けるとして、マクブライドの医師免許を剥奪した（五年間の医業停止）。

一九八八年の十二月号の科学雑誌『ネイチャー（*Nature*）』に、マクブライドは反論を載せた（McBride WH: McBride criticizes inquiry. *Nature* 336: 614, 1988.）。一九八二年の「財団41」の査問に引き続き、一九八八年の「科学ショー」によるマクブライド追い落としがメレル・ダウ社の顧問弁護士によって行われたことを明らかにしている。

英雄は復活するか

「サリドマイド奇形は遺伝するかもしれない」と突然言われたら、出生から小・中学校、そして社会に出てからも幾多の困難を乗り越えて結婚したサリドマイド児にとって、あるいはこれから結婚しようというサリドマイド児にとっては、極めて大きな衝撃であり、言いようもない不安の谷底に落とされる思いであろう。

一九九四年、「サリドマイドは変異原か？」というタイトルの論文が『英国医学雑誌』に掲載された。父親がサリドマイド胎芽症で、その子どもが奇形児で生まれたという英国の二症例の報告である。この論文の著者は医療登録に復帰したマクブライドであった（McBride WG: Thalidomide may be a mutagen. *BMJ* 308: 1636, 1994.）。マクブライドの復活はいかにも唐突な感じであった。この論文では明らかに「変異原（mutagen）」という術語を「遺伝するかもしれない」と解釈しており、「サリドマイド胎芽症は遺伝するかもしれない」という意味になる。

これに対して、同じ『英国医学雑誌』に三編の反論が掲載された。最初は、マンチェスター大学の著名な遺伝学者であるアンドリュー・リード（Andrew Read）博士の反論である（Read A: *BMJ* 308: 1636, 1994.）。第一症例は、第一子女児であり、右手の母指《ぼし》（親指）が欠損し、両手には二本の手指があるのみであった。これは常染色体優性遺伝をする裂手症が考えられた。

なお、この反論で準拠した文献は、マコージィク医師の『人間におけるメンデルの遺伝――人間の遺伝子と遺伝子疾患のカタログ（McKusick VA: *Mendelian Inheritance in Man: A Catalog of Human Genes and Genetic Disorders*. 11th ed. Johns Hopkins University Press, 1994.）』であった。いわゆる人間の遺伝疾患の百科事典である。一九六六年に第一版が出版されて以来、三十年以上にわたり版を重ね、一九九四年に第一一版が出版された。Ａ４の大きさで二九〇〇ページにわたる二巻を手に持ってみると、膨大な量に圧倒される。初版で一四八七の疾患を取り扱っており、版を重ねる度にその数が増え、第一一版では六六七八疾患を扱っている。一人の著者の努力、この三十年の間の遺伝学の進歩、さらに人間の遺伝疾患の数の多さに喫驚《きっきょう》してしまう。

マクブライドの論文に対する『英国医学雑誌』における二番目の反論は、リーズ（Leeds）大学小児科名誉教授のスミセルズ（Smithells RW）からである（*BMJ* 309: 477, 1994.）。第一症例は明らかにサリドマイドではなく、第二症例の写真は意見を述べるには不適切であり、科学的根拠はなく、英国の約三五〇人のサリドマイド胎芽症被害者の不安をかき立てるだけであると述べている。なお、スミセルズらは一九六三年の論文で、英国の都市では、サリドマイドの市場回収によって、九カ月の遅延でサリドマイド胎芽症の発生が減少したことを報告している（Smithells RW, Leck I: *Lancent*. 1963.）。

三番目の反論は、木田盈四郎《きだみつしろう》（Kida M）からのものである（*BMJ* 309: 741, 1994.）。これは、マクブライドが日本の症例（Hamada Y, Matsumoto Y: Urogenital examinations in thalidomide embryopathy. *Thalidomide Embryopathy in Japan*. Kida M ed, Kodansha, Tokyo, 1987: 127-141）を引用していたために、代表者として木田が反論したのであった。木田は、第一症例は裂手症、第二症例はホルト―オーラム（Holt-Oram）症候群が考えられると述べている。

マクブライドが取り上げたこの症例について、十年後、ＳＡＬＬ４《サルフォー》症候群の第一人者のコールヘイス（J. Kohlhase）は、ＳＡＬＬ４関連疾患と診断している（Kolhase J et al: *Journal of Medical Genetics* 40: 473-478, 2003.）。サリドマイド胎芽症と徴候が類似した疾患との鑑別については、第6章で詳しく述べる。

現在、この三十年間に蓄積された膨大な遺伝学の知識は、もはやマクブライドの扇情的な話題が、学問的に決して受け入れられないことを確固として示している。

マクブライドは、豪州でのサリドマイド児の発生を防いだ行為が認められ、一九六二年の「マン・オブ・ザ・イヤー（Man of the Year）」、一九六九年に大英帝国司令官勲章、一九七七年に騎士団勲章を授与された。晩年は科学的偽造スキャンダルにまみれ、二周り若い妻と四人の子どもに囲まれて二〇一八年六月に九十一歳で亡くなった。

催奇性物質と変異原、遺伝性と家族性

催奇性物質（teratogen）とは、発生中の胎芽期に作用して、奇形を生じさせる物質の総称であり、これによって胎芽症が生じる。最も有名な胎芽症の一つが先天性風疹症候群である。これらの疾患では、親の形質が子どもに遺伝することはない。

一方、変異原（mutagen）は、遺伝子レベルで突然変異を誘発する要因の総称である。変異原は遺伝毒性物質と同意語で、ＤＮＡ損傷性を除く、遺伝子突然変異あるいは染色体異常を誘発する物質を意味しており、変異原によって遺伝子疾患が生じる。しかし、遺伝子が異常であっても、その多くは子どもに遺伝しない。つまり、遺伝子疾患のほとんどは家族性疾患ではない。

遺伝性とは、親から遺伝子の形質を受け継ぐことを意味するが、病気として発現するとは限らない。それに対して、家族性とは、親から遺伝子の形質を受け継ぎ、必ず病気として発現することを意味する。

遺伝性疾患には、単一遺伝子病、多因子遺伝疾患、染色体異常などがあり、親が染色体や遺伝子の変異を持っていてそれが子に伝わる家族性の場合と、親自身にはまったく変異がないに

もかかわらず、突然変異によって、身体の細胞、精子、卵子の遺伝子・染色体に変異が生じて胎児が病気になる場合がある。最も頻度が高いのがダウン症候群である。ダウン症では突然変異で奇形が出現するが、遺伝性はなく、家族性でもない。

二種類のポリオ・ワクチン

先ほど触れた「ダイムのマーチ」に関連して、ポリオ（急性灰白髄炎、脊髄性小児麻痺）およびそのワクチンについて解説する。

米国では、ポリオの流行のピークは一九五二年である。患者数は五万二〇〇〇人、死者は三〇〇〇人以上にのぼった。ポリオ制圧に多大な貢献をしたのは、第三二代米国大統領フランクリン・デラノ・ルーズベルト（Franklin Delano Roosevelt：一八八二〜一九四五年。在位は一九三三〜一九四五年）であった。

ルーズベルト大統領は三十八歳の一九二一年八月に発熱、対称的な上行性麻痺、顔面神経麻痺、しびれと知覚過敏、下半身の麻痺が残った。当初、ポリオと診断され、苦しみと戦いながら職務をこなしていた。しかし後年、症候からむしろギランバレー（Guillain-Barré）症候群と診断されている。

一九三八年一月三日、ルーズベルト大統領はポリオと戦うために、非営利団体「小児麻痺のための国立財団（the National Foundation for Infantile Paralysis）」を設立した。この際に全国的募金キャンペーン「一〇セント募金活動（March of Dimes）」を行い、一〇セント硬貨（dime）の入った手紙がホワイトハウスへ潮流のように集まってきた。それにちなみ、「ダイムのマーチ」と改名した。財団は、ソーク博士のポリオ・ワクチンに資金を提供し、ワクチン開発に成功して、ポリオを制圧した後、先天性欠損症と乳児死亡率の予防に焦点を拡大した。二〇〇五年、世界中の子どもたちの主な死因として早産が出現したため、早産の研究と予防が団体の主な焦点となり、現在の主な活動は「母親と赤ちゃんの健康を改善する」となっている。

一九五二年にソーク博士がポリオの不活化ワクチンの開発を開始した。厳格な臨床試験を行い、満を持して一九五五年に米国民に使用された。

その後の一九六〇年、セービン博士（Albert B Sabin：一九〇六年ポーランドに生まれ、一九二一年米国に移住）が、ポリオ・ウイルスを弱毒化した経口生ワクチンを開発した。米国では既にソーク・ワクチンが広範に浸透していたために、セービン・ワクチンは、カナダ、メキシコ、ソ連、東欧などで臨床試験が行われた。有効性と安全性が証明され、一九六二年にカナダで、一九六三年に米国で使用許可が下りた。

ソークとセービンの偉大さは、ワクチンが人類に貢献することのみを願い、特許権やロイヤルティを主張することがなかったことにも表れている。

セービン・ワクチンの優れている点は、次のものが挙げられる。①腸管で強力な免疫が期待できる。②注射でなく飲み込むことで投与できる。③生産コストが極めて安い。④ソーク・ワクチンと比べて、より強い免疫反応を引き出せる。⑤（ソーク・ワクチンが不活化ワクチンなのに対して）生ワクチンであるために、直接経口的に接種していなくとも、接種した人との接触によって免疫力を獲得できる。このような理由により、セービン・ワクチンは世界中に拡がっていった。

一九八〇～一九九八年、米国では一五二例のポリオが発生した。四一％がセービン・ワクチン（生ワクチン）接種者で、三一％がセービン・ワクチン接種者との接触者であった。これは、経口生ワクチンでは、ウイルスが増殖をくり返すうちに遺伝子に突然変異が起こり、攻撃性の強いウイルスに変化するという、病原性復帰あるいは「先祖返り（reversion）」が起こるためである。そのため米国では、二〇〇〇年からソーク・ワクチン（不活化ワクチン）のみの投与となっている。生後二カ月、四カ月、六～十八カ月、四～六歳の四回の注射が義務付けられている。不活化ワクチンになったので、三種混合接種（ジフテリア、破傷風、百日咳）に加えて四種混合接種にすることも可能になった。

日本におけるポリオ流行のピークは一九六〇年で、五六〇〇人の患者が発生した。一九六一年、古井喜実《ふるいよしみ》厚生大臣（当時）が、承認されたばかりのカナダ、国交のないソ連から、超法規的にセービン・ワクチンを輸入してポリオ制圧に成功した。このとき以来、日本では六週間以上の間隔をあけて経口生ワクチン二回の接種をすることになっていた。なおＷＨＯは、一歳未満の乳児の間に総計四回の生ワクチンの接種を勧めている。

一九九四年、ＷＨＯは西半球での小児麻痺といわれたポリオ根絶を宣言した。しかし、ほかのいわゆる貧しい国々では、毎年一二万人のポリオの発生が報告されている。野生のポリオ・ウイルスが流行していない国々では、一九九〇年代後半から、経口生ワクチンから不活化ワクチンに切り替わっている。

日本でも生ワクチンによってわずかな症例ながら毎年ポリオが発生していたことから、二〇一二年九月より不活化ワクチンに切り替わった。

第4章

サリドマイドの流転

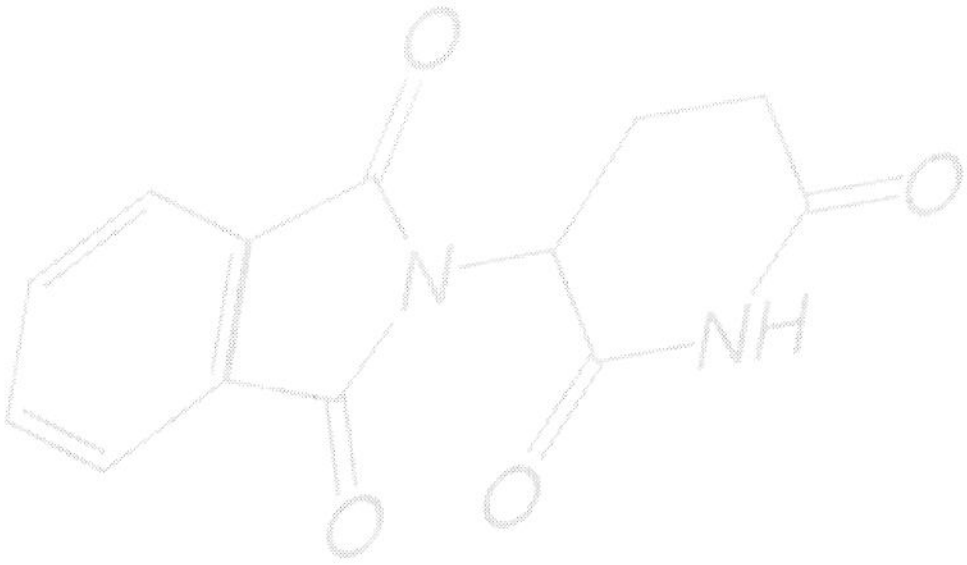

サリドマイドの復活

「福音の薬」

最も安全で、速効性があり、持ち越し作用がない夢の薬として、大衆薬にまでなったサリドマイドは、一九六〇～一九六一年の末梢性多発神経炎の発生と、それに引き続いた一九六一年のサリドマイド胎芽症の発生によって、一転して「悪魔の薬」という烙印《らくいん》が押された。

しかし現在、かつて「悪魔の薬」として多くの人々を絶望のどん底に陥れた薬は、多くの難病に悩み苦しんでいる人々にとって「福音の薬」として復活してきているのである。「サリドマイドを使えば、どこかで誰かが奇形児を産む。使わなければ、息絶える人が世界に大勢いる」という状況になってきている。

「確かに大きな賭けである。だが、この賭けに出てみようと考える医者は次第に増えている」と、『ニューズウィーク（*Newsweek*）』一九九四年九月二十八日号の医療欄は、「サリドマイドが復活する日」を結んでいる。

この章では、サリドマイドが免疫抑制剤として着目されるようになった経緯、および研究により明らかになった催奇性の機序について述べる。

ハンセン病への予期せぬ効果

ロシア生まれのヘブライ人で皮膚科医のジェイコブ・シェスキン（Jacob Sheskin：一九一四〜一九九九年：次ページの図4−1）は、イスラエルのハダサー（Hadassah）大学病院に併設されている国立ハンセン病棟に勤務していた。一九六四年のある夜中、患者が結節性紅斑病変《けっせつせいこうはん》（erythema nodosum leprosum）の掻痒感《そうようかん》と強い痛みを訴えた。このとき、たまたま薬剤棚の中に止痒《しよう》や鎮痛作用の薬剤がなかった。しかし、薬剤棚には発売中止になって回収しなければならないサリドマイドの薬瓶が未回収のまま残っていた。ほかに何もないので、シェスキンはサリドマイドの錠剤を患者に与えることにした。そして偶然、奇跡が起こってしまった。翌日、ハンセン病の病変は嘘のように消滅したのである（Sheskin J: *Clinical Pharmacology & Therapeutics* 6(3): 303-306, 1965.）。なお、当時のイスラエル・ファイファでは、サリドマイドの入手先はタロ（Taro）製薬であった。

これに続き、シェスキンは五症例にサリドマイドを投与した。この中には五十歳の閉経後の女性と二十五歳の女性が含まれていた。後者の女性は、夫もハンセン病で無精子症の患者であった。ほぼ全症例において、二十四〜四十八時間後、やはりハンセン病による病変が消滅するという奇跡が起こった。

その後十年間で世界の六二施設、四五五二症例に投与したところ、九九％のハンセン病の活動性病変は、まったく嘘のように、自覚的にも、他覚的にも劇的に消失してしまった

(Sheskin J: *International Journal of Dermatology* 14(8): 575-576, 1975.)。この功績によって、シェスキンは一九七五年に国際芸術科学アカデミー（World Academy of Art and Science）から金メダルを授与され、一九九七年に「イエルサルム名誉市民賞（Yakir Yerushalayim）」を与えられた。

「悪魔の薬」といわれていたサリドマイドは、一九六五年のシェスキンの報告によって、まるで聖書においてイエスが患者に触れて病気を癒やしたような、奇跡的な治療効果を持つ「福音の薬」として復活したのである。忌み嫌われていたハンセン病の特効薬として、サリドマイドはまさに福音であった。

一九九八年、米国のFDAはサリドマイドをハンセン病の治療薬として認定した。

シェスキンの報告に引き続き、難治性の全身性エリテマトーデス（SLE）のディスコイド型皮疹《ひしん》、全身性アフタ症、結節性痒疹《ようしん》、ベーチェット病、さらにエ

図4-1　サリドマイドのハンセン病への効果を発見したジェイコブ・シェスキン

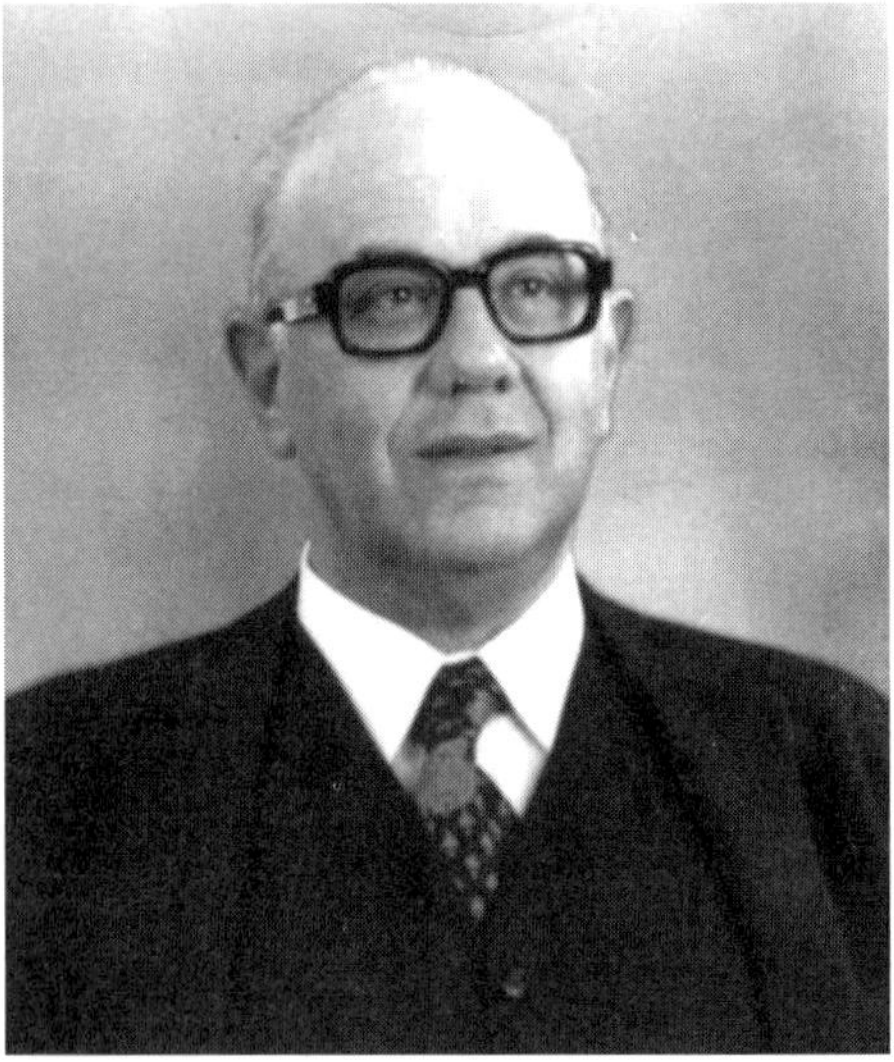

イズ（ＡＩＤＳ）による潰瘍など、いわゆる難治性粘膜皮膚病変の治療にも効果があることがわかり、皮膚科領域におけるサリドマイドの有効性が確立されるに至った。

GVHDへの効果

日本でも、白血病の治療に、盛んに骨髄移植が行われるようになってきた。この骨髄移植後に死の転帰をとる（亡くなってしまう可能性がある）最大の合併症が、移植片対宿主病（ＧＶＨＤ：graft-versus-host disease）である。一九八五年、ＧＶＨＤに対してもサリドマイドが有効であることが偶然発見された。

ジョンズ・ホプキンス大学医学部大学院で、サリドマイド奇形に関する論文を書いていたガリー・ゴードン（Gary Gordon）が、ローテーション（医師がいくつかの科を回っていくという制度）で骨髄移植部門にやってきた。このとき、彼はサリドマイドの免疫抑制作用がハンセン病治療に有効であることを口にした。これを聞いた骨髄移植部門の研究者は、ＧＶＨＤに対してサリドマイド投与の実験を始めた。

サリドマイド投与群のラットでは、骨髄移植後にまったくＧＶＨＤが発生しなかった。この発見によって、サリドマイドは、ステロイドから副作用を取り去った免疫抑制剤として、薬効を確立するに至った。さらにこの十年近くの間に、ジョンズ・ホプキンス大学医学部の腫瘍部門は、サリドマイドを「治験薬」としていくつかの段階を着実にクリアしてきた。

ここで、治験薬について簡単に説明する。

治験薬とは、動物実験（前臨床試験）を終えて、ヒト試験（臨床試験）に移った段階の薬である。治験薬の試験には次の三つの相があり、すべての相の試験を終了すると、薬としての製造承認の申請が提出される。

第一相試験（phase Ⅰ）：少数の健常者に投与して、吸収、代謝、排泄などがヒトと動物で異なっているかどうか調べる。

第二相試験（phase Ⅱ）：少数の患者に投与して、健常者と患者との間の反応の差を調べる。

第三相試験（phase Ⅲ）：やや広い範囲の患者について対照試験（二重盲験）を行って、有効性、安全性などを統計学的に調べる。一般に、治験薬というときは第三相試験の段階の薬を呼ぶことが多い。

年間二〇〇〇例におよぶ骨髄移植が行われている米国では、骨髄移植に伴ってGVHDが六〇％にも上る患者に発生し、その半数が死亡に至っている。サリドマイドの免疫抑制剤としての臨床研究の推進者であるジョージア・ヴォーゲルサング（Georgia Vogelsong）は、一九八六年の論文で、シクロスポリンあるいはステロイドとアザチオプリンを組み合わせた免疫抑制剤より、サリドマイドのほうが効果があり、しかも副作用が少ないことを最初に報告した。

さらに、ヴォーゲルサングらは、サリドマイドは骨髄移植ばかりでなく、心臓移植など臓器移植に対する免疫抑制剤としても有効であることを確認している。

一九八七年以来、慢性ＧＶＨＤの一〇〇人以上の患者にサリドマイド投与を行っている。新薬治験の最後の第三相試験の結果は、一九九二年、著名な医学雑誌である『ニューイングランド・ジャーナル・オブ・メディシン（*The New England Journal of Medicine*：以下、*NEJM*）』に発表された。ＧＶＨＤに対する治験薬としてのサリドマイドは製造承認の申請の段階になっている（Vogelsang GB et al: *NEJM* 326: 1055-1058, 1992.）。

なお現在、日本ではＧＶＨＤの治療に、免疫抑制剤であるシクロスポリンあるいはタクロムスにメソトレキセートを併用し、中等度の症例でステロイドを加える組み合わせが使われている。

エイズへの効果

一九九〇年代、世界の各地から、エイズ末期の症状、あるいはヒト免疫不全ウイルス（ＨＩＶ）抗体陽性患者の口腔、食道、肛門、会陰《えいん》部の難治性潰瘍に対して、サリドマイド一〇〇mg就眠時一回、十日間の服用をしたところ、従来のいかなる薬剤でも治癒しなかった病変が劇的に治ってしまったという報告が相次いだ。ＨＩＶの増殖も抑制するという報告や、ＨＩＶによる悪液質（cachexia：がんや慢性炎症の末期に起こる、全身性発熱、食欲不振、体重減少などの状態）に対しては二〇〇mg夜一回の服用で、体重増加などの効果があるという報告も次々に登場した。

サリドマイドがさまざまな治療に有効であることがわかってきてから時間が経った後、米国の国立アレルギー・感染症研究所の支援によって、エイズの臨床治験が行われた。治験薬第二相のプラシーボとの対照治験の結果が一九九五年十月に報告された。この結果も、コントロール四・五％の改善率に対して、サリドマイド投与群では実に六一％の改善率を示している。

メリーランド州ベルツヴィルにあるアンドラリス（Andrulis）製薬会社は、エイズの潰瘍治験薬としてサリドマイドを製造している。ニュージャージー州ワーレンにあるセルジーン（Celegene）社は、エイズの悪液質に対する治験薬としてサリドマイドを提供している。なお、セルジーン社はサリドマイドのブランド名をシノヴィール®（Synovir）という製品名に変えている。

一九九五年、ＦＤＡの抗ウイルス薬製品部門は、サリドマイドを悪性腫瘍やエイズによる悪液質へと使用を拡大することを許可した。ただし、エイズそのものの治療薬としては認可していない。一方、ブラジルではすでにサリドマイドはエイズの治療薬として認可され、実際に使用されている。

がんへの効果

一九九九年には、血液がんの一種である多発性骨髄腫にも有効であることが報告された（Singhal et al: *NEJM* 341: 1565-1571, 1999.）。

サリドマイドの抗がん剤としての可能性は拡大してきている。二〇〇三年には、サリドマイドの第二世代であるレナリドミド（CC-5013：セルジーン社。一七ページの図1－1）が、FDAによりがんの治療薬として認可された。

サリドマイドの有効性の拡大

サリドマイドは公衆の面前から消えたかに見えたが、各国で難病の「特効薬」として使われてきたのである。

『ニューズウィーク』誌一九九四年九月十九日号の医学欄では、「悪の薬は役に立つか――サリドマイドは復活した」というタイトルで、サリドマイドの免疫抑制剤としての作用を説明し、今後、治療効果が期待できる疾患を紹介している（Underwood A: A 'bad' drug may turn out to do good. *Newsweek* Sep. 19: 49, 1994.　日本語訳「サリドマイドが復権する日」『ニューズウィーク日本語版』一九九四年九月二十八日号：五八－五九頁）。

ベッキー・ベルは暗い日々を送っていた。頬も口蓋も、そして喉頭も、潰瘍に侵されていた。ベーチェット病という難病だ。「上唇をめくると、鼻の穴の奥が見えそうだった」とベルは言う。病院のベッドで点滴を打つ日々が永遠に続くように思えた。だが、希望を捨て去ったわけではなかった。サリドマイドという名の薬が潰瘍に効き目があると聞いていたベルは、主治医に頼んでブラジルの薬品メーカーから取り寄せてもらった。サリドマイドを服用して三十六時間後、ベルはベッドに身を起こすと「退院します」と宣言した。潰瘍はすっかり消えていた。「サリドマイドは奇跡そのものだ。手に入れるのはとってもたいへんだったけど」と、ベルは言う。

サリドマイドの効果として次のものを挙げている。①ハンセン病の合併病変を治癒させる。②骨髄移植の際に発生するＧＶＨＤに有効である。③結核、エイズの際の極端な体重減少など悪液質を防止する。④試験管レベルで、エイズの原因となるＨＩＶ－１ウイルスの増殖を抑制する。⑤最も頻度の高い失明原因である、糖尿病性網膜症や黄斑《おうはん》変性症を予防する。⑥がんの増殖に予防効果が期待できる。

記事の最後は、ジョンズ・ホプキンス大学でＧＶＨＤの研究を続けているヴォーゲルサング女史の言葉で締めくくっている。「ジレンマ状態である。サリドマイドを使えば、どこかでサリドマイド児が生まれる危険がある。使わなければ、世界中の多くの患者が死んでしまう」。なお、「ジレンマ状態である」は原文では“It's a Catch-22 situation.”である。これは、米国の作家ジョセフ・ヘラー（Joseph Heller）が一九六一年に著した小説『キャッチ22』が由来で、どうもがいても動きがとれない矛盾した状況を表している。

オーファンドラッグ

オーファンドラッグ（orphan drug）とは、希少疾病用医薬品とも呼ばれ、患者の少ない難病の治療薬のことである。孤児を意味する「オーファン（orphan）」から名付けられた。このような薬は、採算の面からも医薬品メーカーはなかなか手を出しにくい。そこで、政府が医薬品の開発を支援し、あわせて新薬としての効果を確認する役割を持っている。このような事情を受けて、米国では一九八三年にオーファンドラッグ法が成立した。

一九九〇年、米国のＦＤＡは、サリドマイドをオーファンドラッグに指定した。これによって税制上の優遇に加え、七年間の市場独占権を認めた。しかし、ほかの一般的な病気にも有効であるため、製薬企業やバイオテクノロジー企業が大きな利益を得るケースが相次ぎ、過剰保護との指摘もある。

米国において、オーファンドラッグ指定の頃のサリドマイドの入手先は、ルイジアナ州カーヴィルにある国立ハンセン病センターの場合、メリーランド州ベルツヴィルにあるアンドラリス製薬会社であり、試薬レベルで供給を受けていた。

ＧＶＨＤの研究を行っているジョンズ・ホプキンス大学医学研究所は、ブラジルの製薬会社からサリドマイド剤を購入している。しかし、ブラジルからの輸入サリドマイドは高価で、不純物が混ざっており、品質が安定していないことが欠点になっている。

ブラジルでは、一九九三年に年間八万錠のサリドマイドが生産されており、外貨獲得に大きな役割を果たしている。だがこの代償として、国内に新たなサリドマイド胎芽症が発生するという悲劇を繰り返している。薬の効能書には「妊娠中の服用は危険である」と警告が書いてある。しかし、識字率が低いことから意味が理解されていなかったり、その意味を曲解して、むしろ中絶を期待してこれを服用したりすることもある。

日本の厚生省は、一九九三年十一月に薬事法を改正して「希少疾病用医薬品」指定制度をスタートさせた。この制度は、米国のオーファンドラッグ制度を導入したものである。製薬会社の新薬開発の負担を軽減するため、国は医薬品副作用被害救済・研究振興基金を通して資金を助成することとし、一九九三年度、一九九四年度で計六億円の予算が計上された。

オーファンドラッグの指定基準には次のものが挙げられている。①対象患者数が五万人未満（米国では、二〇万人未満）。②難病などの重篤な疾病が対象。③医療上の必要性が高い。④代替する適切な医薬品や治療方法がない。⑤既存の医薬品と比較して、著しく高い有効性、または安全性が期待される。⑥開発の可能性が高い。なお米国では、⑦開発コストが販売から回収される見込みがない、が付け加えられている。

ハンセン病

日本におけるハンセン病と「らい予防法」

一九九六年は日本のハンセン病患者のリハビリテーションに大きな転機があった。正しく理解する必要があることから、ハンセン病がどんな疾患なのかを含めて、少し長くなるが、ここで記述する。

一九九六年三月、その冒頭の第一条が「法律を廃止する」という異例の条文で始まる新法案が成立した。「らい予防法廃止法」である。九十年の長きにわたって、親子夫婦を生き別れさせ、断種手術を強制し、戦後も医学常識に逆行し続けた、世界に類を見ない苛烈な「らい予防法」を廃止するための法律である。

同年四月一日からの施行によって、病名は「らい」から「ハンセン病」になった。また、日本らい学会は同年四月二十六日に岡山市で開かれた第六九回総会で、名称を日本ハンセン病学会に変更することを決定した。約七十年間続いたらい学会はなくなった。病名としての「らい」の名は一掃された。

かつて「癩《らい》」「らい病」と呼ばれていたハンセン病は、進行すると、恐ろしげな形相《ぎょうそう》、いわゆる獅子面といわれる顔貌になり、手足が変形し、頑固な化膿創を作り、悪臭を放つようになる。

古来、洋の東西を問わず最も忌み嫌われ、天から罰せられた天刑病だとか、前世宿縁《しゅくえん》の不治の業病《ごうびょう》だとされて、罹患した者は蔑《さげす》まれてきた。外見だけで、ハンセン病者は社会的に不利な立場に置かれてしまっていたのである。

ハンセン病は、聖書の中に最も多く見られる疾病の一つである。

さて、ひとりのらい病人が、イエスのもとにお願いに来て、ひざまずいて言った。「お心ひとつで、私は清くしていただけます」。イエスは深くあわれみ、手を伸ばして、彼にさわって言われた。「私の心だ。清くなれ」。すると、すぐに、そのらい病が消えて、その人は清くなった。

（『マルコによる福音書』一章四〇節）

これと同様の記述が随所に出てくる。聖書においては、ハンセン病はイエスによって清められる象徴的な疾患の一つである。

日本におけるハンセン病に関する法律は、一九〇七年の「癩予防ニ関スル件」にまで遡る。それを大改正してできたのが、一九三一年の「癩予防法」であり、一九五三年制定の「らい予防法」につながる。その歴史は、一九九六年の「らい予防法廃止法」により廃止されるまで、九十年にもおよぶ長いものであった。

らい予防法は、伝染病であるハンセン病の流行から国民を守るために、患者の強制検診、強制入所、強制隔離を推進していた。罪人と同じように隔離拘束という人権侵害を行ってきた法律であった。

実は、一九五三年の「らい予防法」成立前の時点で、ハンセン病の流行が起こる可能性は、ほとんどなかった。一九四三年、米国で特効薬のスルホン剤（グルコスルホンナトリウム。商品名プロミン）が開発されたからである。

化学療法が目ざましい発達をとげる情勢の中で、戦後の一九五一年に、全国国立らい療養所患者協議会（全患協）が結成され、ハンセン病患者の人間性の回復を求める運動が始まった。このときになって、厚生省は法改正に向けてようやく重い腰を上げた。

しかし、「救らいの父」として文化勲章を受章した光《みつ》田《だ》健輔《けんすけ》「長島愛生園《ながしまあいせいえん》」園長など、ハンセン病患者を隔離していた三園長は、参議院厚生委員会で、「患者の意志に反しても療養所に収容できるような法律、強権が必要であり、家族内伝染を防ぐためにステルザチオン（断種）

がよい。また逃亡罪というような罰則を作ってほしい」と、当時でさえ時代に逆行する証言をした。

このような経過を受けて、一九五三年八月、一カ月の流血を伴った反対運動にもかかわらず、「らい予防法」が成立した（大谷藤郎「かくてハンセン病隔離は終わった」『中央公論』一六〇—一六九頁、一九九六年四月号。北澤京子「「らい予防法」を放置した医学界の責任」『日経メディカル』一六頁、一九九六年六月十日号参照）。

ハンセン病の診断

ハンセン病は抗酸性桿菌《かんきん》のマイコバクテリウム属らい菌（Mycobacterium leprae）による感染と、それに引き続いて起きる抗原特異的免疫異常の結果、発病する慢性細菌感染症である。この病原菌は、この病気が伝染病だと考えたノルウェーの医師ハンセン（Gerhard Henrik Armauer Hansen：一八四一～一九一二年）によって、一八七三年に発見された。

人への感染は飛沫感染である。乳幼児期に、らい菌を多数排菌している患者と濃厚かつ頻回の接触をすることによって、多数のらい菌が経気道的に入ることが重要な要因である。また、感染から発病までには生体の免疫能、菌量、環境要因など種々の要因が関与するため、長期間（数年～数十年）の潜伏期を経て発症する。例外的に、成人感染もある。

日本では現在でも毎年、日本人数名、在日外国人数名の感染が確認されている。感染した在日外国人は、ブラジルやフィリピンから来た人々である（国立感染症研究所、ハンセン病医療関係者向け　https://www.niid.go.jp/niid/ja/leprosy-m/1841-lrc/1707-expert.html）。米国のフロリダやカリフォルニア州では、中南米から移民とともにハンセン病が持ち込まれた。

二〇一八年の世界の状況は、新規患者数はインド一二万三三四人、ブラジル二万八六六〇人、インドネシア一万七〇一七人であり、世界の合計は二〇万八六一九人であった。熱帯や亜熱帯地方のアジア、アフリカ、中南米、および太平洋諸国、米国南部に発生している。

らい菌の特徴は、細菌としては唯一例外的に末梢神経に強い親和性を持ち、末梢神経内に侵入して神経炎（ニューロパチー／神経障害）を起こすことである。種々の皮疹を伴って発病することが多いため、皮膚科で取り扱われるが、最も大切なものは神経障害である。感覚先行型（感覚神経線維が先に侵される型）の末梢性神経障害と皮疹を合併した患者を診たら、ハンセン病をまず疑うべきである。

診断には、①感覚低下を伴う皮疹、②神経麻痺・肥厚・運動障害、③らい菌検出、④病理組織所見、の四つの項目を総合して行う。

ハンセン病の病理組織の特徴は、多彩な病型を持つことである。臨床や検査所見によって、らい腫型、類結核型、さらに中間型（境界型）などに分類される。

らい腫型は、細胞免疫が低下している場合に発生し、皮膚結節が出現し、進行性、悪性である。皮膚病変には抗酸性桿菌が多数検出される。類結核型は、細胞免疫は正常である。経過は良性で、進行は遅い。病変に細菌はほとんど検出されない。

また治療過程で、「らい反応」と呼ばれる二つの状態が出現する。一つは、境界型の発赤《ほっせき》が増悪《ぞうあく》（一層悪化すること）するもので、Ⅰ型らい反応と呼ばれている。これに対して、らい腫型に合併して、抗原抗体反応によって結節性紅斑、虹彩毛様体炎《こうさいもうようたい》、急性神経炎などや、全身症状が出現するのがⅡ型らい反応である。この免疫反応に対してサリドマイドが有効である。

ハンセン病の治療には、スルホン剤のジアミノフェニルスルホン（DDS：米国での商品名はダプソン®〈dapsone〉、日本での商品名はプロトゲン®）、殺らい菌効果の強い抗結核性抗生剤であるリファンピシン、ダプソン耐性菌に対してはクロファジミン（商品名はランプレン®〈lamprene〉）、これら三者の組み合わせが用いられる。

クロファジミンはフェナジン色素であるために、皮膚が赤く変色する副作用がある。クロファジミンの代わりに、結核治療薬のエチオナミドが使われたり、リファピシンの代わりに、ミノマイシン®やクラビット®が使われたりすることもある。特にらい腫型は、再発傾向があるために、長期の投与が必要になることが多い。

ルイジアナ州カーヴィルにある国立ハンセン病センターでは、一九六六年以来、年間約三五〇症例に対してサリドマイドによる治療が行われている。ここでの問題はやはり、妊娠の可能性のある女性の治療である。サリドマイド胎芽症の予防のため、同センターでは、①センターに入院し、②避妊薬を服用し、③毎週妊娠テストを行い、④月経の記録をする、などの手段を講じている。

ハンセン病の伝染性については、長年にわたり強烈な伝染病と誤解されてきた。しかし、この病気の伝染性は社会経済状態の向上に伴って著しく減弱するので、わが国の現状では、伝染については まったく考慮しなくてよい。また、殺菌性抗菌剤を含む多剤併用療法中の患者は菌の感染源にならないことも、実験的に証明されている。治療中の患者を隔離する必要はないのである（一三一ページに掲載した国立感染症研究所のホームページと、同：ハンセン病　さらに知識を得たい方へ　https://www.niid.go.jp/niid/ja/leprosy-m/1841-lrc/1888-more.html を参照）。

サリドマイドの催奇性の機序

ステロイドに代わる免疫調整薬

サリドマイドはなぜハンセン病やＧＶＨＤに有効なのか。なぜヒト免疫不全ウイルス（ＨＩＶ－１：Human Immunodeficiency Virus-1）感染による後天性免疫不全症候群（ＡＩＤＳ：Acquired Immunodeficiency Syndrome）に有効なのか。免疫学の発達とともに、免疫応答、造血、炎症反応などの生体防御機構を制御している、サイトカインと呼ばれる糖蛋白《とうたんぱく》（細胞から産出される生物活性因子）の作用の研究が進み、それによってサリドマイドの作用が解明されてきた。

サイトカインの一つに腫瘍壊死因子アルファ（ＴＮＦ－α：tumor necrosis factor-α：別名カヘクチン〈cachectin〉）がある。ＴＮＦ－αはマクロファージなどで産生され、生体内で腫瘍塊内の血管を傷害し、点状出血を誘起するとともに腫瘍組織を虚血から中心壊死に導く作用がある。免疫系は少量のＴＮＦ－αがないと機能しない。免疫系において、ＴＮＦ－αは抗腫瘍効果、抗細菌効果、さらに創傷治癒として働いている。しかし、ＴＮＦ－αが増殖すると、がんや慢性炎症の末期に全身性発熱、食欲不振、体重減少などの悪液質と呼ばれる状態が起こる。また、ＴＮＦ－αは敗血症の際のエンドトキシン・ショック（以下、敗血性ショック）にも関連している。

サリドマイドには、ＴＮＦ－αの免疫系内での合成を選択的に抑制する作用がある。この作用によって、悪液質、敗血症性ショックの治療に用いることができる。さらに、臨床的にＨＩＶ－１の増殖や、ＴＮＦ－αによって誘発されたＨＩＶ－１の全身性中毒症状および日和見《ひよりみ》感染を防止している。

そのほかにも、ＴＮＦ－α誘発毒性があり、免疫系を正常に保たなければならないような炎症に対する治療に、サリドマイドは最適な薬剤である。つまり、自己免疫疾患であり、慢性炎症性増殖疾患と呼ばれている、関節リウマチ、動脈硬化症、乾癬《かんせん》症、全身性エリテマトーデスなどに有効なのである。

これは、同時にサリドマイドの多発神経炎や胎芽症の発生機序にも結びついている。

ＴＮＦ－αの生体内でのもう一つの作用に、血管新生（血管を新しく作ること）がある。したがって、サリドマイドによるＴＮＦ－αの選択的な抑制によって、血管新生が阻止される。これまで発生機序がよくわからなかったサリドマイド胎芽症における海豹肢症などの病態は、四肢に育つ組織に血管が作られないために手足が形成されないということが判明したのである。

むしろこの効果を利用して、成人で新たに血管が異常に形成される病態である糖尿病性網膜症や、老人性黄斑変性症の治療にサリドマイドを応用できる可能性が出てきた。これらの疾患は、毛細血管が際限なく増えることによって失明に至るものである。サリドマイドによってＴＮＦ－αを抑制し、血管新生を止めるのである。

自己免疫疾患や慢性炎症性増殖性疾患の治療において、ステロイドを使用すると、重大な副作用が起きることがある。あるいはステロイドがほとんど無効な場合がある。だからこそ、サリドマイドはステロイドに代わる免疫調整薬となりうるのである。

ユビキチン-プロテアソーム系

二〇〇四年のノーベル化学賞は「ユビキチン－プロテアソーム系」の発見であった。この受賞以降、生命現象を有機化学的アプローチで解明しようというケミカルバイオロジー（chemical biology）が盛んになり、その立場からもサリドマイド胎芽症の機序が解明されつつある。同時に、「悪魔の薬」と「福音の薬」の二面性についてもある程度わかってきた。

すべての細胞の至る所にある（ユビキタス〈ubiquitous〉）という、七六個のアミノ酸からなるタンパク質ユビキチン（ubikitin）の役割は、不要になったタンパク質に目印を付けることである。ユビキチンが付いたタンパク質は、ユビキチンが分解シグナルとなり、不要であるということで細胞内分解装置であるプロテアソームに運ばれ、分解されて処理される。

ユビキチンは、E1、E2、E3の三種類の触媒酵素群を介して標的タンパク質に付加する。中でもE3は、特異的に基質（細胞成分の中のタンパク質）を認識して分解に導く役割を担っており、これによって生命現象が整序されている。ヒトなどの哺乳類では、E3は七〇〇種類の膨大な数が存在している。

不要な、あるいは異常なタンパク質の蓄積によって、種々の神経変性疾患が起きることが知られている。ユビキチンは、従来はタンパク質分解の指標でしかなかったが、ユビキチンが付いたタンパク質の変異が、がん、免疫疾患、発達障害などで同定されている。ユビキチンの解析によって、これらの関連疾患の発症機序が解明されてきている。さらに、がん細胞内の分解酵素プロテアソームを阻害することで、異常タンパク質を蓄積させ、がん細胞を死滅させるタイプの抗がん剤も開発されている。

セレブロンの登場

二〇〇四年、軽度知的障害家系の中で記憶と学習に関連している3p26.2（染色体の番号と、その中の位置を示す）にある遺伝子が特定された。これによって形成されるタンパク質がセレブロン（ＣＲＢＮ：cereblon）である（Higgins JJ et al: *Neurology* 63(10): 1927-1931, 2004.）。セレブロンは多機能性の４４２アミノ酸のタンパク質であり、ヒトの脳やその他の組織の細胞内に存在している。この術語は、脳を表す cereb- とＡＴＰ依存性タンパク質分解酵素の Lon からなる造語である。

セレブロンは、イオン輸送の調整、ＡＭＰ活性化プロテインキナーゼシグナル伝達調整、細胞や臓器の代謝に関与している。さらに、セレブロンはサリドマイドなど免疫調整薬の標的物質であり、しかもセレブロンはＥ３ユビキチンリガーゼ複合体（CRL4[CRBN]）を形成して、さまざまな新たな基質を標的とすることによって種々の効果が発現する。

サリドマイドがＥ３ユビキチンリガーゼ複合体に付着した場合、がん抑制遺伝子としても知られている p63 物質の分解が誘導されて催奇性を呈する。さらに p63 には大小二つのタイプがあり、それぞれ聴器形成と四肢形成の催奇性に関連していることがわかってきて、サリドマイド胎芽症の出現の機序が解明された（Handa H: *19 Proceedings* pp42-54. 伊藤拓水ほか『20ガイド』一六一―一二〇頁）。

免疫調整薬としてサリドマイドの第二世代（一七ページの図1―1）であるレナリドミドとポマリドミドは、血液がんの一つである多発性骨髄腫に有効であり、保険適応薬として認可されている。サリドマイド、レナリドミド、ポマリドミド、第三世代のCC-885は、CRL4[CRBN]と結合することで、新たな基質を標的として分解される。これが抗がん作用として出現しているのである。

サリドマイドの将来

サリドマイド普及の現状

サリドマイドは「福音の薬」として予想以上の早さで、とりわけ米国のエイズ患者の間で浸透していった。米国には末期エイズ患者が一〇万人いると推定されている。サリドマイドは再び、しかし一九六〇年代とはまったく逆の立場で、つまり「救いの薬」として、社会に大きな波紋を投げかけている。

現在、サリドマイドが全世界で使われていることを知っている日本の医師は、ほんのわずかである。まして、日本国民の大多数は、米国の一〇〇万人に上るエイズ患者の間で、ある程度公然と、あるいは闇市場で、サリドマイドの奪い合いが起こっていることを知らない。

米国ではサリドマイドはエイズの治療薬としてＦＤＡに認可されていないため、エイズ患者は、エイズの救済財団である「代替治療財団（Healing Alternatives Foundation）」を通じて、あるいは「購入クラブ」という秘密組織を通じて、これを入手しているのである。

サリドマイドはハンセン病への第一選択薬としての地位も確立した。

ＷＨＯの一九八八年のハンセン病に関する報告の中で、サリドマイドの有効性と、その使用ガイドラインが記述されている。このガイドラインでは、女性に対する投与は閉経後のみとしている。

『最新の診断と治療（*Current Medical Diagnosis & Treatment*）』は、米国で最もポピュラーで権威のある教科書の一つである。筆者の手元にある一九九四年版には、ハンセン病には大量のステロイドか、三〇〇mg／日のサリドマイドの投与が治療法であると記載されている。しかし残念ながら、日本では、皮膚科の専門書を含めて教科書にはサリドマイドによる治療法はまったく記載されていない。

各種の難治性皮膚疾患に対するサリドマイドの効果に関して、メキシコの皮膚科医は一九九四年に『ランセット』に掲載された論文で、「日常の診療行為の中で、既にサリドマイドは代替のない治療薬になっている」と述べている。

一方、英国のヨークシャーテレビは一九九三年六月一日、「サリドマイドの復活」という番組で、ブラジルで新たに二六人のサリドマイド胎芽症が発生していることを報告した。取材者のカトラー氏は、『ランセット』に「サリドマイドの再来」というタイトルの論文を載せ、ブラジルにおける新たな発生を全世界の医師に警告している。

さらに『タイム（*Time*）』一九九四年六月十三日号は、「サリドマイドは数千の子どもを障害児にし、悲劇の代名詞でもあった。しかしこの三十年の間に、その有効性は増加の一途をたどり復活してきた。その反面、その危険性もますます増大している」と記し、ブラジルで少なくとも四六人のサリドマイド児が発生したことを報告した。

副作用にどう対処するか

サリドマイドが難治性皮膚疾患やＧＶＨＤなど免疫反応が関与している疾患領域に使用されてきた結果、サリドマイドの副作用がもう一度確認された。妊娠初期にサリドマイドを服用したことによるサリドマイド胎芽症の発生、末梢神経障害、便秘、嘔気、めまい、頭痛、朝の眠気、皮膚紅斑、白血球減少などが再び起こっているのである。

将来、サリドマイドがさらに広範に使用されることを考えると、複数の薬剤との作用によってどのような副作用が出現するかが、今後に残された課題である。

信頼できる避妊法を行えば、胎芽症が起こることはないので、サリドマイドの最も重要な副作用は多発神経炎である。サリドマイドの服用によって、二〇〜五〇％に神経炎が発生し、特に女性や高齢者は危険性が高い。その危険性はサリドマイドの一日投与量や治療期間より、むしろ遺伝的な素因が関与している。

病理学的には、脱髄病変よりむしろ軸索変性が特徴的である（神経線維には軸索と髄鞘《ずいしょう》があり、それぞれ、侵されると軸索変性と脱髄病変になる）。症状は重度になることが多く、薬剤の中止によっても症状が改善しないこともある。

一九九四年の英国のサリドマイド使用ガイドラインでは、サリドマイド投与中に、電気生理学的に神経伝導検査を行い、早期に神経の異常の有無を診断することを明記している。なお、第一世代のサリドマイドに比べると、第二世代のレナリドミドとポマリドミドは、抗がん作用が強力になり、しかも副作用が軽減されている。

女性に対する医療差別

ハンセン病、ベーチェット病、あるいはエイズの患者にサリドマイドを使えば、症状の軽快や治癒が期待できる。これを禁止すれば、医療差別になってしまう。若い女性がこれらの疾患に罹患することは例外的でなく、むしろ多い。

前述した一九八八年のＷＨＯの使用ガイドラインでは、これらの疾患に罹患した妊娠可能な女性は救えない。男性には使ってよいが、女性は妊娠する可能性があるので女性への使用は禁忌である、ということになり、これが女性に対する医療差別となった。

サリドマイド胎芽症の発生をどのように予防するか。一九九四年の英国の使用ガイドラインでは、信頼できる避妊法を実施することを要求している。

一九九四年の『タイム』誌の記事の中で、ハンセン病患者であったイラニィ（二十四歳）は、「痛みは強烈で、歩けないくらい」で、「死にそうだったけれども、サリドマイドが救ってくれた」と話している。イラニィは病院に入院し、性的接触を禁止され、妊娠していないことを確認された上で、サリドマイドを投与された。

なお、ＧＶＨＤ患者では、化学療法や放射線療法によって既に不妊状態になっていることから、催奇性の問題は起こらない。

過《あやま》つは人の常、赦《ゆる》すは神の業

「悪魔の薬から、福音の薬へ」は、薬害は薬が良いか悪いかの問題ではなく、実はそれを使う人間側の問題であることを示唆している。

レンツは一九六三年の「薬物研究の施設間協力と規制」に関する米国公聴会において、「薬の副作用を確実に予防することは恐らく不可能であろう、しかし、その被害を少なくする原則はある」として、次のような一四の原則を述べた。

薬害を少なくする原則

①いかなる薬物治療も、一定の危険性を持った実験である。
②胎児におよぼす薬物の影響は不明なことが多い。
③すべての病歴に、どんな薬物を使ったか記載する。
④患者自身がどんな薬物を服用したか知っていることが望ましい。
⑤医師はサンプルとして与えられたものを含めて、処方したすべての薬物を記録しておく。
⑥病院でもらったすべての薬は決まった袋の中に入れておく。
⑦市場で出ているすべての薬は、最初は処方箋のもとで販売される。一部の薬は、一定の期間の後に処方箋なしで、店頭販売してもかまわない。
⑧副作用の疑いのある場合には、後の調査のために、直《ただ》ちに製造者と独立した委員会に報告する。薬の回収責任は製造責任者に任せる。
⑨判明している副作用は、パッケージの中に入っている効能書にはっきりと明記する。
⑩副作用のある場合には、患者にそのことを説明する。
⑪製薬会社は薬の効果について虚偽の宣伝をしたり、有害な副作用に関する情報の公開を

遅らせたりするようなことがあれば、法的に責任を負わせる。
⑫製薬会社が配布した文書類は、科学的な情報として受け取ってはならない。
⑬どこかに奇形標本を登録する施設を作り、短期間に評価できるようにする。奇形の流行は、少なくとも伝染病の流行と同様に緊急性を有している。
⑭最新の薬が効果的で魔法の力があるという楽天的な考えは、より現実的態度に変えるべきである。いかなる薬も、ただ「何かやった」と患者に感じさせる目的で投与してはならない。

サリドマイドは、多発神経炎を誘発したり、胎児催奇性があったりするが、投与対象者として妊婦や若者を避け、高齢者、黄斑変性症者、あるいはエイズ、難治性の粘膜皮膚疾患の患者に限定すれば、どうであろうか。このジレンマをどう解決するかが今、問われている。サリドマイドの使用を禁止するのか、認めるのか。「悪魔の薬」となるのか、「福音の薬」となるのか。それはサリドマイド自体の問題ではない。これを使う人間の問題である。どのようにして使用するのか。「悪魔の薬」とするのか、「福音の薬」とするのか、なのである。

第5章

各国の対応

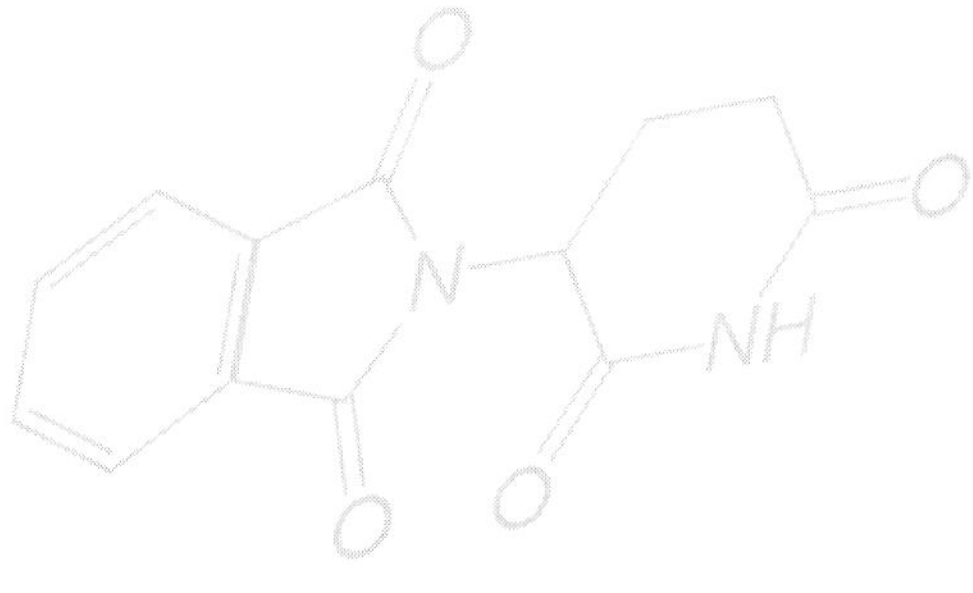

サリドマイド胎芽症の再認定

全世界のサリドマイド胎芽症の実態

サリドマイドは「悪魔の薬」として一九六一〜一九六二年に市場から回収された。しかし、一九六五年を境に「福音の薬」として、免疫調整薬として復活した。現在、米国ＦＤＡのほか、全世界的に、日本でも保険給付薬としてハンセン病の結節性紅斑と多発性骨髄腫に使用が認められている。

一方、サリドマイド薬剤の製造販売を推進しているブラジルでは、新たなサリドマイド児が発生している（図５－１）。サリドマイド薬害から六十年程が経過しているにもかかわらず、「自分の奇形はサリドマイドによるものではないか」というサリドマイド胎芽症認定申請者（new claimer）も多くの国々で現れている。どのようにサリドマイド胎芽症の診断を行うか、その原則が必要になったのである。

これを受ける形で、二〇一四年にＷＨＯによって専門家会議が開催された。サリドマイド胎芽症の医学的診断基準と奇形発症機序の二つが主要議題として取り上げられ、英国ロンドン大学セント・ジョージ校（St George's University London）からの診断アルゴリズムと前述のセレ

図5-1　2005年のブラジルでのサリドマイド児

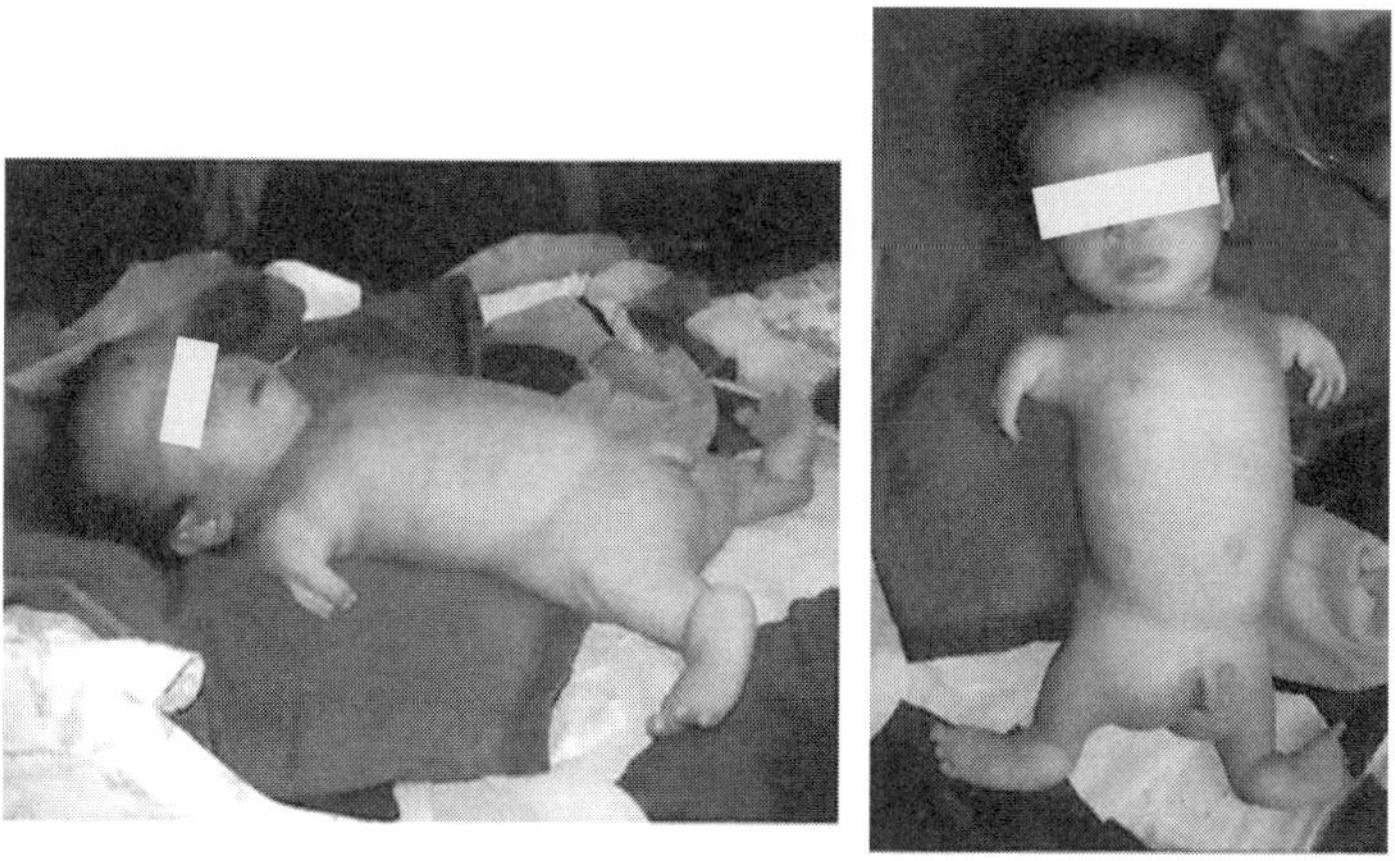

ブロンに焦点が当てられた。

サリドマイド胎芽症の全世界の症例は、認定に関わったレンツによると、西独が最も多く三〇四九症例、ついで日本が三〇九症例であった。以下、英国二〇一、カナダ一一五、スウェーデン一〇七、ブラジル九九、イタリア八六、台湾三六、ベルギー三五、アイルランド三五、デンマーク二〇、オランダ一七、豪州一四、スイス一二、ノルウェー一一、ポルトガル八、スペイン五、メキシコ四、フィンランド二症例である（Lenz W: *Teratology* 38: 203-215, 1988.）。

しかし英国では、当初二〇一症例と記載されていたが、サリドマイド・トラスト（The Thalidomide Trust：以下、トラスト）による再認定によって、二〇二一年現在、四五〇人の生存者が認定されており、年金を受給している。

レンツは論文の中で、サリドマイド胎芽症の死亡率についても言及している。スウェーデンでは一五三症例のうち死亡例は六六人で死亡率は四三％、ハンブルクでは一二一症例のうち死亡例四六人（三八％）、カナダでは一一六症例のうち死亡例四一人（三五％）、オランダでは二五症例のうち死亡例九人（三六％）で、これらの総計は、四一五症例のうち死亡例は一六二人で死亡率は三九％である。全世界でサリドマイド胎芽症者三九〇〇症例が生存しており、死亡率は四〇％程と算定されることから、全世界で五八五〇症例が発生したと考えられる。

各国の認定申請者

ドイツでは二三九七人が正式にサリドマイド胎芽症と認定されている。二〇〇九～二〇一七年のサリドマイド胎芽症認定申請者は一〇五人であり、そのうち一〇人が認定され、四三人が却下、四九人は未決状態である（図5－2）（私信、二〇一八年九月二十一日。Dr. Christina Ding-Greiner, Institute of Gerontology, University of Heidelberg, Germany）。

英国では二〇一三年までに四六七人がサリドマイド胎芽症と認定されていたが、二〇一三～二〇一八年の申請者は二七六人で、四人がサリドマイド胎芽症と診断され、六人が訴訟中、残りはサリドマイド胎芽症ではないと診断されている（一五〇ページの図5－3）（私信、二〇一八年九月二十一日。Dr. Dee Morrison, The Thalidomide Trust, St Neots, UK.）。

またスペインでは二〇一〇年までに二四人が認定されており、一〇万ユーロの一時金の補償

図5-2　ドイツにおけるサリドマイド胎芽症申請者

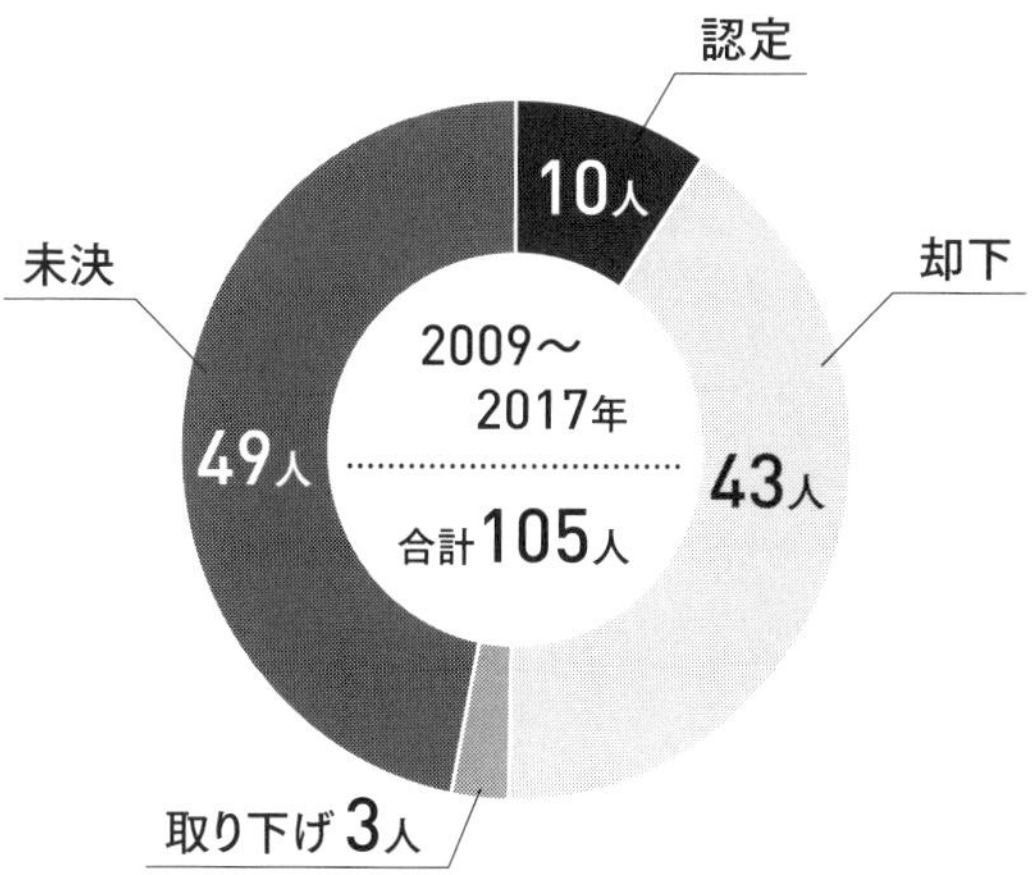

を受けている。一方、一八六人の申請者に対して、二〇一五年九月二十三日に最高裁判所の判決では、奇形とサリドマイド薬剤は関連していないとして、発売元のグリュネンタール社の勝訴で終わっている（BBC News: Badcock J: Spain's forgotten Thalidomide victims see glimmer of hope. 23 Dec. 2016. https://www.bbc.com/news/world-38386021）。

豪州とニュージーランドのサリドマイド胎芽症認定申請者一〇〇人以上がディアジオ社（サリドマイド薬剤を当時発売したディスティラーズ社を買収した会社）に対して起こした裁判では、二〇一三年十二月二日、ディアジオ社が八一〇〇万ドル支払うことで和解が成立した（BBC News: Willmore J: Australia thalidomide victims win $81m payout. https://www.aljazeera.com/news/2013/12/3/australia-thalidomide-

図5-3　英国におけるサリドマイド胎芽症申請者

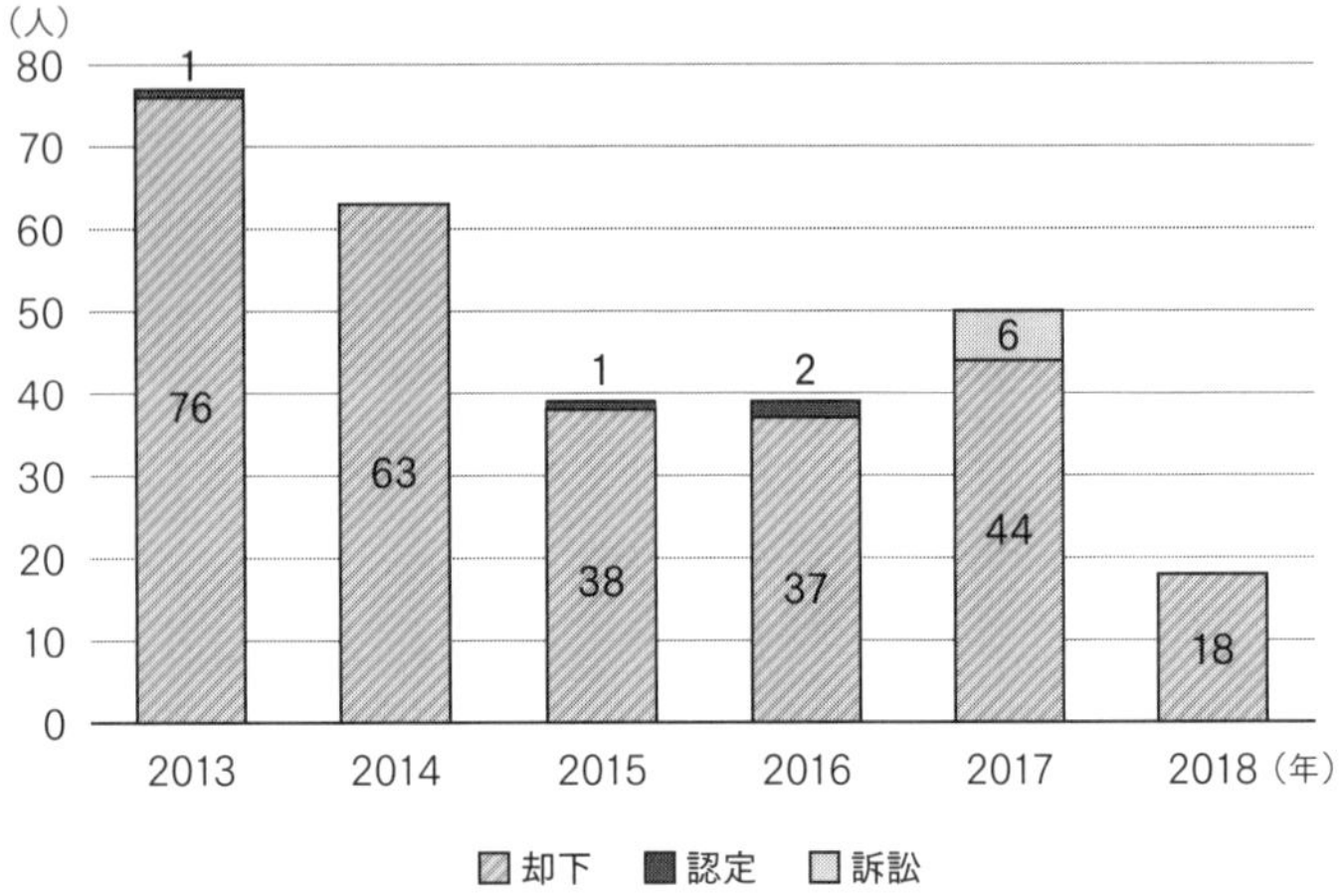

victims-win-81m-payout)。

サリドマイド胎芽症診断アルゴリズム

前述したように、各国でサリドマイド胎芽症認定の訴訟が多発したことから、二〇一四年にＷＨＯはジュネーブで専門家会議を開催した（https://kmlaw.ca/wp-content/uploads/2019/12/WHO2014_ThalidomideEmbryopathy_Report.pdf)。そこでは、ロンドン大学セント・ジョージ校でサリドマイド胎芽症診断アルゴリズム（ＤＡＴＥ：Diagnostic Algorithm for Thalidomide Embryopathy）が作成中であることが述べられた。これは二〇一九年に論文になっている（Mansour S et al: *The Journal of Hand Surgery European Volume* 44(1): 96-108, 2019.）（図５－４）。

遺伝性疾患と突然変異による催奇性疾患は、形態学的特徴が極めて類似していることから、

図5-4　サリドマイド胎芽症の診断アルゴリズム（DATE）

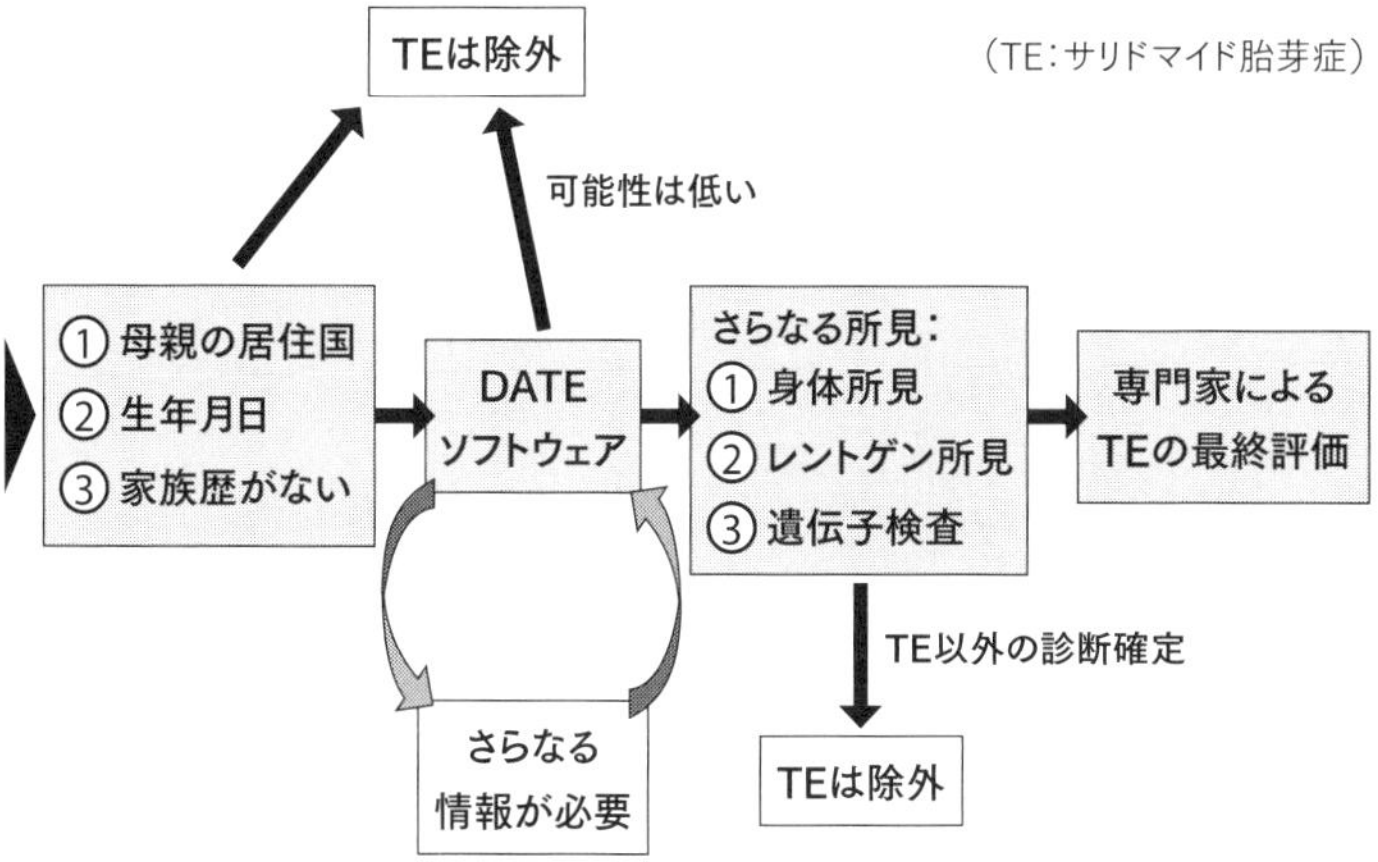

その鑑別は困難である。疫学的事実から、DATEでは最初に三つの必要条件が記載されている。これらの条件をクリアした場合に次の段階に進むことになっている。

二〇一九年のこのアルゴリズムが公にされる以前は、サリドマイド胎芽症の診断は、医学の場における「何が正しいか」という基準ではなく、専門外の裁判官のもとで「誰が正しいか」という判断に委ねられていた。

英国におけるサリドマイド胎芽症認定作業

二〇二一年一月の英国トラストのホームページを見ると、「サリドマイド胎芽症認定を受けるには（Becoming a beneficiary）」の項目が最初に掲載されている。この項目の最初に、年齢は五十五～六十一歳であること、母親が妊娠中に英国に住んでいたこと、この妊娠中にサリドマイドを服用したこと、の三つの条件を記載している。申請フォームを記入すると、査定され、通常四週間以内に返信がある。当初の基準を満たしているかどうか通知され、次の段階に進み最終決定が下される。ただし、見た目にサリドマイド胎芽症奇形と似ていて、たとえ五十五～六十一歳であっても、サリドマイドが原因ではない可能性もあることが記載されている。

この内容は、サリドマイド（英国では、商品名ディスタヴァル）が発売されてから、市場から回収されるまでの時期（一九五八～一九六四年）を最も重視していることに立脚している。つまり、疫学の教えである、サリドマイド薬剤のないところにはサリドマイド胎芽症の発生はないという原則である。さらに、サリドマイド胎芽症と同様のほかの奇形疾患があることを明確にしている（第4章参照）。

日本における認定申請者

二〇一五～二〇一九年の四年間で、サリドマイド被害者の公益財団法人「いしずえ」からの依頼で、筆者は四症例を検討する機会があった。この中で、サリドマイド胎芽症の特徴を有している二症例を提示する（『20ガイド』二二一―二二九頁）。

【症例1】一九六二年生まれ男性。両手三節症。腹部CTとMRIでは胆嚢欠損、右腎高度萎縮、右後腹膜多発性嚢胞と血管奇形の疑い。

【症例2】一九七一年生まれ女性。左前腕手低形成、右母指球筋低形成。上肢のX線所見では、左橈骨と母指低形成、左手根骨の分離が不明瞭である。一方、右前腕と手のX線所見では母指は低形成が認められる。股関節の3D－CTでは左股関節臼蓋低形成による大腿骨頭は亜脱臼位になっている。さらに腹腔CT前額断では、右腎無形成があり、左臼蓋低形成、側彎《そくわん》症がみられる（前額断とは、身体を前から後にスライスして、その断面を見ること）。

症例1と症例2は、外表奇形は軸前低形成（「軸」および「軸前」の概念については二一五ページの図6－7）であり、さらに右腎高度萎縮あるいは無形成があり、サリドマイド胎芽症の所見と違わない。家族歴はない。唯一の相違は誕生年が異なっていることである。サリドマイド薬剤が販売されていた一九六二年と、市場から回収が終了したとされている一九七一年である。DATEに従うと、症例1はサリドマイド胎芽症の可能性が高い。一方、症例2では可能性は低いことになる。

スウェーデン

当時の対応と裁判

スウェーデンのサリドマイド被害者は、レンツの文献では一〇七人で、二〇〇五年の認定患者は一〇八人になっている。

一九六一年十一月二十七日、ストックホルムの新聞は、西独でコンテルガンの販売が中止されたというニュースを伝えた。しかしこのとき、コンテルガンという薬が、アストラ（Astra）社（現名・アストラゼネカ社）が発売してかなり普及していた鎮静剤ニュウロセデーン®とノクソデーン®の別名であろうとは、医師でさえ思いもよらなかった。なお、アストラ社は北欧で最も大きな薬品会社で、キシロカイン®という局所麻酔剤の発売元として有名である。

ペル・オロヴ・ルンドベルィ（Per Olov Lundberg）博士は、一九六五年、『スウェーデン医学雑誌（*Swedish Medical Journal*）』に若干の感慨を込めて次のように書いている。

一九六一年十一月末、ウプサラ大学病院の医局で、私の同僚はコンテルガンというドイツの薬について、ストックホルムの新聞に出ていた簡単な告知を座って読んでいた。その薬は最近の学会で奇形誘発作用があると疑いをかけられていたのである。われわれは当然、それを知らなければならないし、またその薬がスウェーデンにも存在しているかどうか知りたいと思った。薬剤師に電話で問い合わせたところ、文献を詳しく調べてくれた上で、次のような答えが返ってきた。「コンテルガンも類似の薬もわが国には存在しないようです」。不幸にしてこれは事実に反していた。

スウェーデンでは、サリドマイドの市場からの回収日は一九六一年十二月十二日であった。しかしこれが公にされたのは、約二カ月後、小さな日刊紙『ダーゲン（*Dagen*）』が、一九六二年二月二十一日に記事として扱ったものが初めてである。スウェーデン放送協会がこれをニュース解説で取り上げ、二月二十三日までにはストックホルムの全新聞が報じた。

しかし、スウェーデン医事庁長官アーサー・エンゲル博士は、サリドマイドの副作用の疑いについて「未確認」という態度をとっており、医師会やサリドマイド児の親の会からの「自宅に残存しているサリドマイドを廃棄するように」という要望に対して、当局は一般国民にそれを指示する措置など、警告はいっさい行わなかった。

サリドマイド回収後にもサリドマイド児が発生したことから、サリドマイド児親の会は医事庁に対する異議申し立てを、政府機関の活動を監視する法務庁（オンブズマン〈Ombudsman〉という）に提出した。

一九六三年三月十二日、アストラ社はサリドマイド児の親たちに一〇〇万スウェーデン・クローネ（約二〇万ドル＝約七三〇〇万円。当時は固定相場制で一ドル＝三六〇円）を寄贈していた。

最初のサリドマイド裁判は、スウェーデンのセーデルテリア（Södertälje）市での裁判である。

一九六五年九月十七日に召喚申請書が提出され、第一回の予審が十二月十五日に行われた。親の会にはシェストレーム（Henning Sjöström）弁護士、ニルソン（Robert Nilsson）博士が技術顧問としてついた。スウェーデンのサリドマイド物語に関する最大の貢献の一つは、彼ら二人が、サリドマイド物語を詳細に追った記録（*Thalidomide and the Power of the Drug Companies.* Penguin Books Ltd, 1972.）を書いたことである。

この裁判では、レンツをはじめとして、サリドマイドが奇形原因と考え、徹底的に調査していたボンのハインツ・ヴァイカー教授など、多くの著名な学者を被害者の味方につけることができた。レンツは裁判の全期間を通じて、計り知れない支援を与え、証人となっている。

一九六九年十月四日、アストラ社と示談が成立する。サリドマイド児親の会が示した示談の条件は、インフレの影響を受けない年金方式を基礎としており、指数条項（物価指数による変動）を適応して算出すれば、示談金総額は六八〇〇万スウェーデン・クローネ（約一三六〇万ドル＝約四八億九六〇〇万円。当時は固定相場制で一ドル＝三六〇円）に達した。終身年金であり、一家族当たりでは総額約四六〇〇万円、年額約三八万円であった。

人的支援制度の確立

一九九四年九月より、スウェーデンで「サリドマイド胎芽症による上肢障害者の生活」研究を継続している日本女子大学の水村容子さん（現在、東洋大学人間環境デザイン学科教授）が、スウェーデンでの事情を『いしずえ』第二二八号（一九九六年）で報告している。

スウェーデンの当時の認定患者は一〇二名（二〇一九年時点では再認定で一〇八人になっている）であり、日本の発病者数の三分の一である。しかし、スウェーデンの人口八五六万人（一九九〇年）と日本の人口一億二三四〇万人（一九九一年）を考えると、一〇万人あたりの罹病率は、スウェーデンでは一・二人、日本では〇・三人となり、スウェーデンが四倍高いことになる。

また、「サリドマイド」障害と言っても通じないことがあり、むしろ「ネブロシィデンスカドール（Neurosedynskador）」と呼んでいるようである。症状は四肢障害が多く、聴覚障害は二〜三人しかいない。

サリドマイド児たちは一九七〇年代前半に、ストックホルムのカロリンスカ（Karolinska）病院内に設けられた施設ユーヘニアヘムット（Eugeniahemmet）で生活自立のための訓練を受けた。障害児と両親、理学療法士、作業療法士、ナース、ソーシャルワーカー、心理学者、小児科医、リハビリテーション医が参加した包括的なチームアプローチによるプログラムであった。訓練内容は、西独で行われている内容が導入され、理学療法では「床から起き上がり、床に倒れる訓練」「バランスを保つ訓練」などを行った。作業療法では「食事」「トイレでの排泄」「衣類の着脱」「入浴などの動作」の訓練がされていた。さらに義手や義足を装着した日常生活動作の訓練も入っていた。しかし現在、義足を装着している人は若干いるものの、義手を装着している人はまったくいないようである。

スウェーデンでは、住宅に関して、各個人の障害に応じた、きめ細かな改造や工夫が至るところで行われている。さらに、日常生活動作において、補助具を積極的に活用して、自立生活を送っている。

また、重度の障害者に関しては、ホームヘルパーやパーソナルアシスタントといった人的支援の制度が確立しており、生活費の不安はないことから、早期退職がほとんどである。現在、この体制は、一九九三年に設立されたイーエックス・センター（EX-Center）に引き継がれている。同施設は、スウェーデンのサリドマイド協会、NGO、ストックホルム地区評議会と協定を結んでいるアクチーブ・オルソペデック・クリニック（Aktiv Ortopedteknik）によって運営されている。コーディネーターはサリドマイド被害者の一人であるウィクストレーム（Marie Wikström）博士である。リハビリテーション・チームは、二名の整形外科医、複数の理学療法士、作業療法士、心理師、義肢装具士などから成っている。日本の厚労省研究班は二

図5-5　イーエックス・センターにて

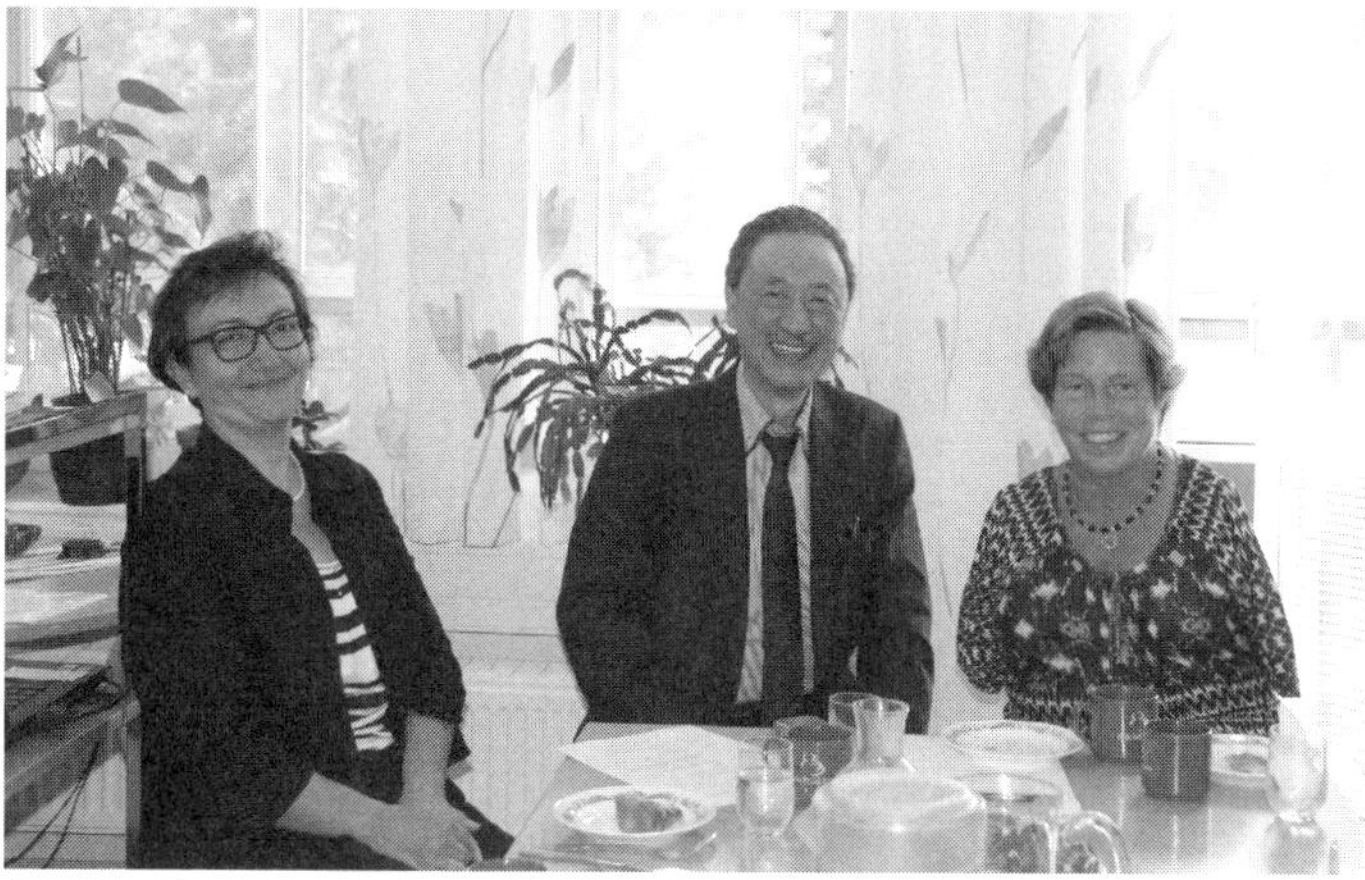

向かって左から、イーエックス・センターの整形外科顧問医のガッサミ（Shasi Ghassemi）、筆者、コーディネーターのウィクストレーム博士。

図5-6　仕事中のウィクストレーム博士

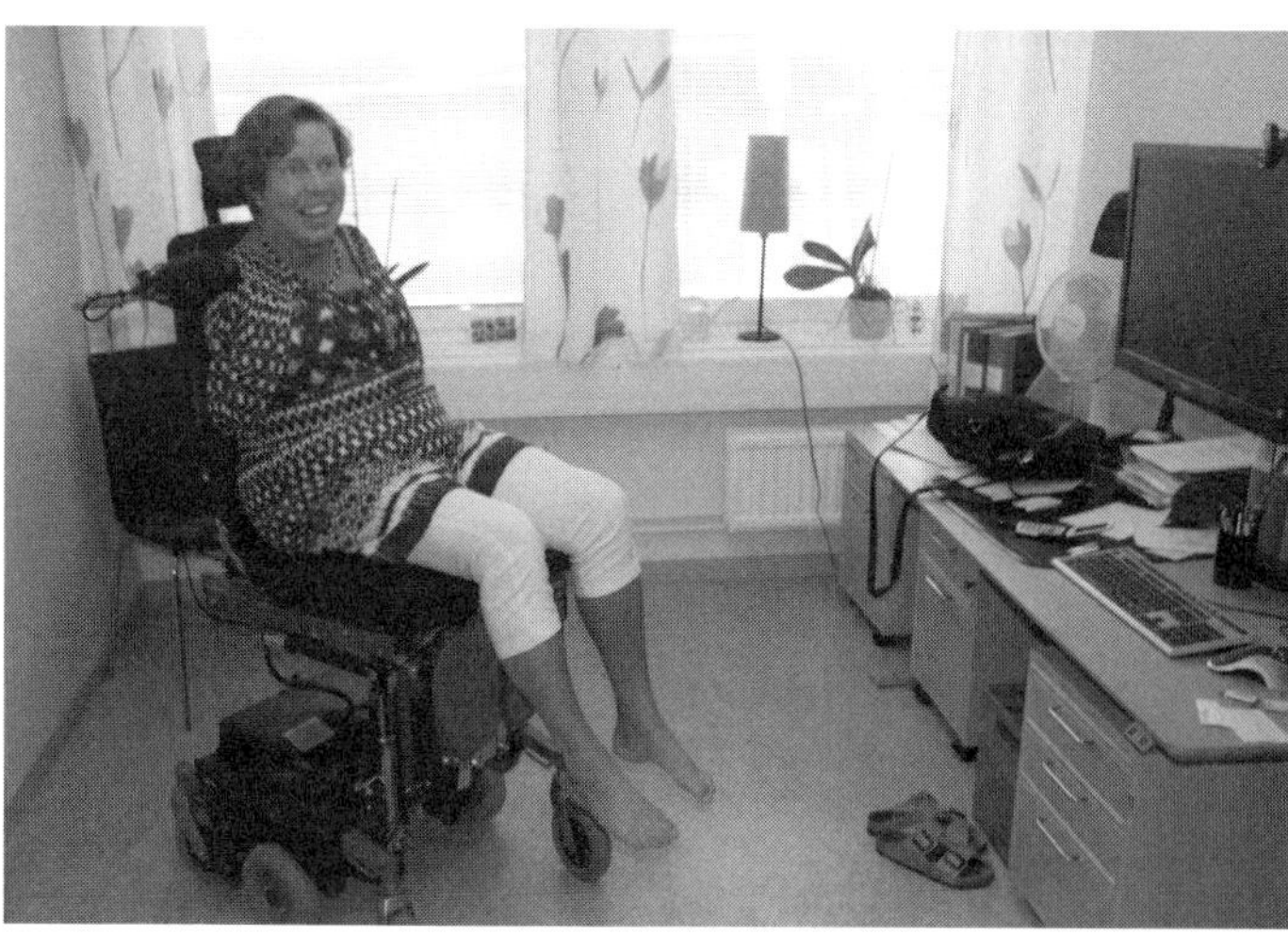

○一六年八月二十五日に施設を訪ねている（前ページの図5－5、図5－6）。

英国

トラストの設立

英国でのサリドマイドの商品名はディスタヴァルで、ディスティラーズ社が発売した。ディスティラーズはウイスキーのジョニー・ウォーカーなどの発売でむしろ有名である。ディスタヴァルは認可から回収まで僅か四年間であった。

一九六二年頃のレンツの調査では、英国のサリドマイド被害者は二〇一人であったが、二〇二一年四月現在の被害認定者数は四五〇人である。

英国でのサリドマイド裁判において、当初は原告人が六二人であったことから、ディスティラーズ社は五万ポンド（約五〇〇〇万円。当時は固定相場制で一ポンド＝一〇〇八円）で和解しようとした。しかし、あまりに少ない金額だったので被害者家族はこれを拒否した。

一九七二年の英国労働党年次大会で、スウェーデンのサリドマイド裁判に関わったシェストレームとニルソンが講演を行い、サリドマイド薬禍の実態を訴えた。これに続いてマスコミがキャンペーンを行い、それに応じてディスティラーズ社の主力商品であるジョニー・ウォーカー、ホワイト・ホース、ブラック・アンド・ホワイトの不買運動が起こった。結局、会社は世論に屈した。ディスティラーズ社は、当初四二九人の被害者団体のサリドマイド・チルドレンズ・トラスト（The Thalidomide Children's Trust）に対して二〇〇〇万ポンド（約二八億円。当時は固定相場制で一ポンド＝一〇〇八円）で和解した。

一九七三年、一任信託として「サリドマイド・トラスト（The Thalidomide Trust）」が設立された。以来、認定被害者数は五四一人まで増加し、八九人が死亡し、さらに再認定によって、現在の被害者数は四五〇人になっている。

なお、ディスティラーズ社は一九八六年に『ギネスブック』で有名なギネス（Guinness）社に買収され、さらに一九九七年にギネス社はグランドメトロポリタン社と合併してディアジオ（Diageo）株式会社になった。

トラストの目的は被害者の支援である。具体的には、次の四つである（Morrison D, Newbronner E: *19 Proceedings*, pp104-112, 2020.）。

①二つの基金を管理し、経済的支援をすること。財源は、ディアジオ株式会社からの年金（六五〇〇万ポンド＝六六億円の資産）と、四つの英国保健・公的介護省（Health & Social Care Departments）からの助成金から成る。なお、被害者の健康関連ニーズを満たす最適な方法であれば、支援は被害者が自分で自由に決めることが特徴である。

図5-7　ハンガーストライキを行うヘザー・バード氏

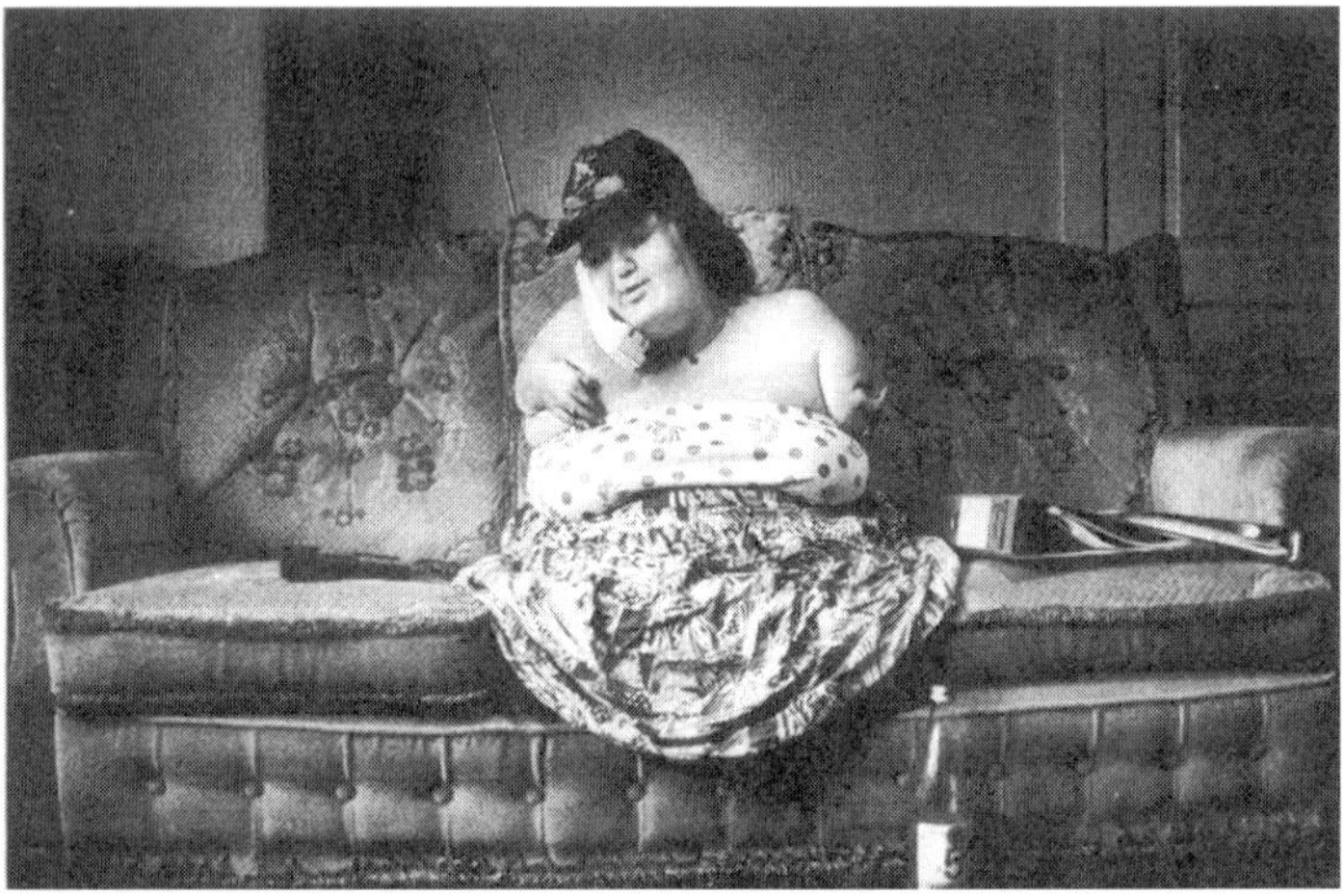

British Medical Journal 308: 739, 1994.

②被害者の可能な限りの健康、自立、生活の質を達成できるように支援すること。

③被害者のニーズに光を当て、研究プロジェクトに資金を提供するとともに、それに対応する専門家に情報とアドバイスを提供すること。

④訓練を受けた被害者ボランティアを通じて、ピアカウンセリング（peer counseling：同じような悩みを抱えた人たちが集まり、対等な立場で話を聞き合うこと）をサポートすること。これは最近、被害者は六十歳を迎えて、不安とうつ病など心理精神的問題、生活習慣病、運動器系の三つの分野が問題になっているためである。

ハンガーストライキ

一九九四年三月十九日号の『英国医学雑誌』

に、「年金見直しにハンガーストライキ」というタイトルで、サリドマイド被害者の経済状態に関する記事が掲載された（図5－7）。写真のヘザー・バード（Heather Bird）氏を含む「サリドマイド行動グループ」の三人が、サリドマイド被害者への年金の額が現在の生活水準に合わなくなったと訴えて、ハンガーストライキを行ったという内容である。年金から自分たちが受け取り、自由にできる金額に三五％の課税がなされており、生活が苦しく、この課税を撤廃するように抗議した。さらに、なぜサリドマイド薬禍が発生したかを論じる公聴会を開くこと、サリドマイドの継続使用にあたり、もっと厳重なガイドラインを要求した。そして、サリドマイド被害者は年金で富裕な生活を送っていると思われているが、実際は、切り詰めた、つつましい生活を強いられていると述べている。なお、英国でのサリドマイド使用の指針は、同年七月に公にされた。

ドイツ

裁判におけるレンツ

ドイツでは、一九六二年、シュルテ＝ヒレン氏によってサリドマイド児親の会がつくられた。同会はその後、裁判に訴える急進派と、法廷外で和解しようとする穏健派の二派に分裂した。

ドイツでは、民事訴訟だけではなく、刑事訴訟も起こされた。一九六一年十二月頃より、アーヘン検事局が独自の捜査を開始し、一九六五年九月二日に捜査を終了。一九六六年八月に最終審問が始まった。一九六七年四月十二日、アーヘン市裁判所ヨゼフ・ハフェルツ（Josef Haverts）検事の指揮下で遂行された起訴状が、弁護側に手渡された。起訴状は九七二ページからなり、捜査した五〇〇〇件の障害事例のうち、代表例として胎児奇形五〇件、神経障害六〇件が選ばれていた。しかし、裁判はいろいろな理由で延期された。サリドマイド児はこのとき既に六～十歳になっていたが、医療や補償の援助はこの間ほとんどなされなかった。

一九六八年二月二十六日、ノルトライン＝ヴェストファーレン州司法省は本裁判開始を決定した。アーヘンの裁判所庁舎は古典的様式の建物であまりにも狭いため、アーヘンから一〇㎞程離れた人口三万二〇〇〇人の小都市アルスドルフにある、エシュヴァイラー鉱業組合所属のアンナ鉱山の娯楽場で裁判が開かれることになった。同年五月二十七日、全世界から集まった新聞、ラジオ、テレビの報道陣が見守る中で、司法大臣が本裁判の開廷を宣言した。

同年八月十二日、レンツが奇形の因果関係に関して喚問された。レンツへの反対尋問は十二日間継続し、一八名の弁護団全員が一致した努力でレンツから矛盾した発言を引き出そうとしたにもかかわらず、レンツは少しもたじろぐことがなかった。弁護団の「無能、信用できない」という悪口雑言に挑発されることなく、忍耐強く、かんしゃくを爆発させることもなく、自分が観察した事実を繰り返し説明したのである。

一九六三年の訴訟開始から一九七四年の和解に終わる日本の裁判においても、レンツは日本の弁護団と同様なやりとりを交わしている。

レンツの示した冷静沈着な態度は、居合わせた者に深い感銘を与えた。「アルスドルフで自制を失わない唯一の人、挑戦的な質問、自分の知識に対して浴びせられる数々の嫌み、自分の方法を『無益』と罵倒されながら禁欲的な落ち着きを捨てようとしない唯一の人、それはレンツ教授である。一つひとつの質問に懇切丁寧に答えている」と、八月三十一日付の新聞『ヴェストファーレン・ニュース（*Westfälische Nachrichten*）』は伝えている（二九ページの図１－４）。

医学を含めた生物学のような学問における結論とは、基本的に確率の問題である。明確に「イエス」か「ノー」の答えが出ない場合、統計的処理によって、特定の仮説が正しいという確率を推定するものである。このような意味で、絶対的証明を与えることはまったく不可能であり、単に確率の高低を問題にするのみである。しかし、このような科学的な方法は、何が「正しい」か「偽り」かの二者択一の問題を論じる法廷には馴染まない。弁護団側はレンツの「サリドマイド仮説」を認めようとしなかった。

一九六八年十一月二十八日、弁護側はレンツの鑑定人としての資格について、「本審理の目的に照らして、レンツ教授の鑑定には特に価値がないばかりか、客観性の要件から見れば、考えうる最も不適当な鑑定人である」として、忌避申し立てを行った。これに対し、原告代理人のシュルテ＝ヒレンは苛立《いらだ》って、「一九六一年に、まったく独力でこの巨大な悲劇に立ち向かった一人の人間がいました。この人物は全世界で何千人もの親たちに新しい希望を与え、おそらく何千、何万もの子どもたちを救ったのです。一九六一年十一月二十四日、内務省での話し合いにおいて、グリュネンタール社が金銭的理由から薬の販売停止を渋っていると聞かされなければならなかったのはこの人です。レンツ教授は真実が財力によって抑制されるのを防ぐため、何年も闘ってきました。弁護側がその忌避申し立てを正当化しようとして行う陳述を、私は公然たる中傷とみなします」と述べている。

一九六九年九月九日、アルスドルフ法廷の裁判長ペーター・ヴェーバー判事は、健康上の理由で辞任した。同年十月十日、新しく就任したディーツ裁判長は、非客観性を理由としてレンツを鑑定人として認めないと発表した。

一九七〇年四月二十一日、グリュネンタール社は、サリドマイド児の親が同社に対する民事訴訟を断念すれば、刑事裁判の結果如何にかかわらず、医療費を全額負担し、賠償を支払うと発表した。奇妙なことに、このときのサリドマイド児の診断医としてヴァイカーとレンツが選出されている。

検察は、米国でサリドマイド薬禍を未然に防いだＦＤＡのケルシー博士を、アルスドルフ裁判の証言台に乗せることができなかった。これは検察にとって一つの重大な敗北であった。

一九七〇年の秋には、数年間の周到な犯罪捜査と二百八十日以上の法廷での裁判の後に、審理は事実上暗礁に乗り上げた形になり、同年十二月十八日、検察当局との同意の上で、刑事裁判の打ち切りを発表した。

裁判における最大の謎

製薬会社に対する刑事裁判において、有罪あるいは無罪の評決なしで裁判を打ち切るというのは、なぜであろうか？　法律には門外漢の筆者でさえも、長い間、疑問が残っていた。この疑問は、ハロルド・エヴァンズ卿（一九二八～二〇二〇年）が二〇一四年十一月十三日にロイター通信社に載せた記事（https://www.reuters.com/article/idUS275393250201411113）、および、同氏が十四日に『ガーディアン（*The Guardian*）』紙に載せた、より詳細な同内容の記事「何千もの人生を奪った者たちがどのように裁きを免れたか（Thalidomide: How men who blighted lives of thousands evaded justice）」によって解明された（https://www.theguardian.com/society/2014/nov/14/-sp-thalidomide-pill-how-evaded-justice）。

エヴァンズ卿は『サンデー・タイムズ（*The Sunday Times*）』編集長を長年務め（一九六七～一九八一年）、サリドマイド薬禍と母親への補償のキャンペーンを行っていたことで知られる。

共著に『子どもたちを苦しめる――サリドマイド物語（*Suffer the Children: The Story of Thalidomide*）』（一九七九年）がある。二〇〇四年にジャーナリズムに対する功労で爵位（Knight Bachelor）を授与され、二〇〇五年から『ガーディアン』紙の寄稿者となり、二〇一一年六月ロイター通信社の編集長を務め、二〇二〇年九月二十三日に九十二歳で死亡した。以下は、エヴァンズ卿によって明らかにされた、裁判打ち切りの真相である。

英国のトラストは、ドイツにおける裁判中止の決定の背後にあった不正行為を見つけ出すため、ロンドンにあるインス（Ince）国際法律事務所を通じて調査員を雇い、ドイツのノルトライン＝ヴェストファーレン州庁舎の内部文書記録を調べた。インスの調査結果の結論は、ドイツ連邦政府が、グリュネンタール社および刑事事件を担当する検察官と密室で合意に達し、刑事裁判の中止と不十分な民事和解案を決定した可能性があるというものであった。

一九六一年十二月から検事局は捜査を始め、グリュネンタール社の組織的妨害がある中、多くの書類を押収した。さらに顧問弁護士のもとにある書類を差し押え、押収した五〇〇〇症例の履歴を五年を費やして検証し、一九六五年九月二日に捜査を終了した。一九六六年に最終審問、一九六七年四月に起訴し、ようやく一九六八年五月二十七日に本裁判が開始された。捜査開始から裁判開始まで七年が経過していた。この間、奇形児は大きくなったが、子どもたちを抱えた家族の不安はどん底状態にあったことが想像できる。

被告はグリュネンタール社の創設者兼所有者である七十一歳のヘルマン・ヴィルツ(Hermann Wirts)、主任科学者ミュクター博士を含む九人である。起訴状は九七二ページにおよび、検察は三五一人の証人、二九人の技術専門家、七万ページの証拠を並べていた。アルスドルフの裁判所では、七〇〇人近くの傍聴人、五人の裁判官、科学者、新聞記者、証人、赤十字の看護師に付き添われた障害児が行き来していた。尋問証言中は騒々しく、怒号が飛び交っていた。

公判廷でグリュネンタール社側は無罪を主張して争う姿勢で、障害奇形と薬剤の因果関係を否定し、「多数の障害児出生は神のなされた業である」と陳述した。検察官の数を優に超える四〇人の弁護人らは、裁判を遅延させようとして何度も退席をほのめかしながら公判廷を威嚇した。重要な証言をするレンツに対し、十二日間で延べ一八人の弁護人が徹底的に揺さぶりをかけた。

しかし、トラストの報告では、裁判はまったく形式的で、実際の行動はまったく別なところで起こっていたのである。実はグリュネンタール社と連邦政府は秘密裏に会議を繰り返していた。被告人のヴィルツは健康上の理由から裁判には一回も出廷しなかったが、この会議には出席していた。ここに犠牲者は一人も出席していなかった。

一九六六年十二月八日にノルトライン＝ヴェストファーレン州の法務大臣にノイバーガー（Josef Neuberger：一九〇二～一九七七）が任命された（一九七二年九月まで）。ノイバーガーはかつてグリュネンタール社の顧問弁護士を務めており、法務大臣任命の前月にはヴィルツの個人的な弁護人を引き継いでいた。

一九六九年七月二十一日の連邦保健省記録には、州保健省内で、刑事裁判の主たる被告であるヴィルツを含むグリュネンタール社の取締役、その弁護士が、被害者と政府とグリュネンタール社の間の和解について「政治レベル」での議論が必要であると秘密裏に話し合っていたことが記載されていた。さらにドイツの犠牲者との間で和解が成立するわずか一カ月前に、連邦と州の法務当局の間で、州が刑事裁判を中止することを期待できるかどうかについて話し合っていた。検察を指揮できるのは法務大臣のノイバーガーであった。

一九六九年九月に裁判長が健康上の理由で辞任し、十月に新しく就任した裁判長は非客観性を理由にレンツを鑑定人として認めないと発表。事件の告発からほぼ十年経過する中で、一九七〇年四月十日にグリュネンタール社は、二五四四家族のサリドマイド児親の会や多発神経炎患者の会に対して、同社に対する損害賠償請求の民事訴訟を断念すれば、刑事裁判の結果如何にかかわらず、医療費を全額負担し、賠償を支払うと発表した。被害者たちは民事裁判の和解を受け入れた。当初グリュネンタール社は各障害児に生涯受け取る補償額を二万ドル程と算定していたが、結局、刑事裁判で有罪とならなかったため、補償額はわずか二〇〇〇ドルとなった。この算定額はその後四十年間改訂されることなく運用された。

一九七〇年十二月十八日に裁判所は検察当局との同意の上で、裁判打ち切りを発表した。刑事裁判で正義を優先して巨悪の責任を追及するはずの検察は、訴訟を無価値化し、グリュネンタール社を無罪化し、被害者を裏切ったことになる。その後、ドイツを含めて世界各国の被害者補償額は極めて低い基準になってしまい、製薬会社からの補償ではなく国の補償という形で税金が投入されることになった。こうして、サリドマイドの悲劇は戦後西独の最大・最悪の犯罪になった。

ノイバーガーについて

サリドマイド（コンテルガン）裁判を中止させた州の法務大臣ノイバーガーは、弁護士兼ＳＰＤ（ドイツ社会民主党）政治家であった。ユダヤ人であったために、一九三三年にドイツ法曹界から追放され、一九三八年の反ユダヤ主義暴動「水晶の夜」で重傷を負い、オランダ経由でパレスチナに移住した。イスラエル国とドイツ連邦共和国の設立後の一九五〇年にドイツに戻り、一九五二年からデュッセルドルフに弁護士として定住し、デュッセルドルフを中心とした地方裁判所で被告側弁護士として働いた。

ドイツにはユダヤ人に対する負い目があったためか、一九五九年に彼はＳＰＤのメンバーとしてノルトライン＝ヴェストファーレン州議会に移った。一九六六年十二月から州政府の法務大臣を務めた。在職中、彼は刑務所制度、ホワイトカラー犯罪、法的訓練、環境保護の分野で司法を改革した。しかし当然ながら「コンテルガン裁判」に関しては批判されている。

一九九一年以来、デュッセルドルフのユダヤ人コミュニティは、ユダヤ人コミュニティに奉仕した非ユダヤ人をジョセフ・ノイバーガーの名でメダルを授与して称えてきた。この中には長年ドイツ首相として活躍しているアンゲラ・メルケル（Angela Merkel）も含まれている。

現在のグリュネンタール社

グリュネンタール社は、ヴィルツ家が第二次世界大戦前にシュトルベルクに作った小さな会社で、石鹸、香水、洗剤などを製造していた。戦後の一九四六年、ヘルマン・ヴィルツが医薬品グリュネンタール社を創業した。三十二歳のミュクター博士のもとで六人の化学技術者が医薬品を製造していた。その多くはナチスドイツ時代の化学兵器や毒ガスの専門家であった。サリドマイドは当時、ドイツ国内のバイエル社のアスピリンに次ぐ第二位の薬となった。

一九六二年、同社の化学者フリック（Kurt Flick）がトラマドールの合成に成功した。トラマドールは、現在最もよく使われている鎮痛薬の一つであるトラムセット（トラマドール塩酸塩／アセトアミノフェン配合）の原薬として、製薬会社に買い取られている。現在のグリュネンタール社は、鎮痛薬の分野では世界トップの原薬（ＡＰＩ：active pharmaceutical ingredients）

図5-8　コンテルガン財団にて

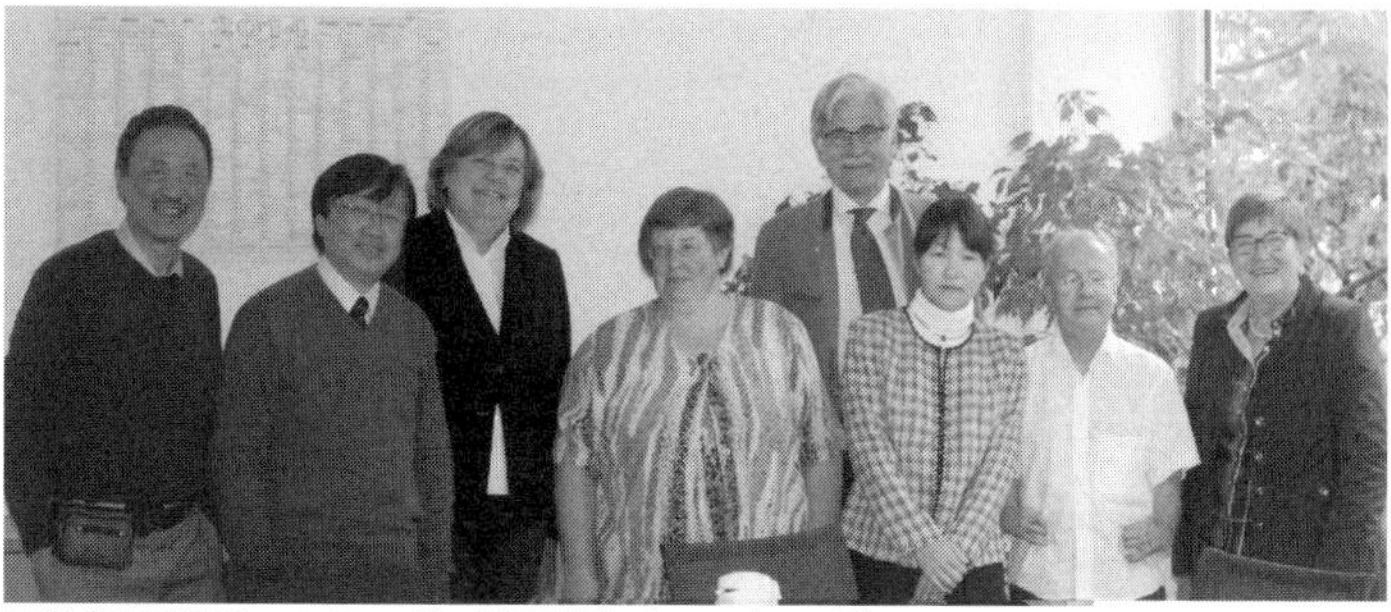

厚労省研究班のコンテルガン財団訪問（2014年10月）

企業である。

同社は二〇一一年にグリュネンタール財団を作り、以来、全世界においてサリドマイド被害者に対し、財政的および生活支援を行っている。

和解とコンテルガン財団法

一九七〇年四月十日、サリドマイド児親の会および多発神経炎患者の会とグリュネンタール社との法廷外での示談交渉において、一億一四〇〇万マルク（約五〇億円。当時の相場は一マルク＝四九・三円）で和解が成立した。この和解金と連邦予算基金からの資金で、一九七二年十月三十一日に「障害児のための支援財団（Stiftung Hilfswerk für behinderte Kinder）」が設立された。二〇〇五年十月十九日にサリドマイド被害者財団法（Conterganstiftungsgesetzes）が施行されたことにより、同財団は「障害者のコンテルガン財団（Die Conterganstiftung für behinderte Menschen：以下、コンテルガン財団）」と名前が変更されて現在に至っている。コンテルガン財団は、ドイツ連邦の労働社会省、財務省、家族・女性・青年省（家族省と略す）の三つの監督下にある。厚労省研究班は二〇一四年に訪問している（前ページの図5－8）。

ハンガーストライキとハイデルベルグ大学の調査

一九九七年五月以降、サリドマイド年金は、基礎資金が使い果たされたため、連邦予算のみで運営されていた。二〇〇八年五月にグリュネンタール社はコンテルガン財団に対して五〇〇〇万ユーロを自主的に支払うことを発表した。

このような状況で二〇〇八年五月に被害者の会である国際コンテルガン・サリドマイド連合（ICTA：International Contergan Thalidomide Alliance）は、補償額について家族省に上訴した。家族省は同年七月、補償額を最大五四五ユーロから月額一〇九〇ユーロ（約一六万四〇〇〇円。当時一ユーロ＝一五〇円）に倍増することで上訴に応じた。これに対して、同年九月十八日、ICTAの男性二人、女性一人のサリドマイド胎芽症被害者が、補償金の増額の要求を掲げてドイツ北西部のベルギッシュグラートバッハにある教会でハンガーストライキを開始した。その中の一人のヘルツリッヒ（Udo Herterich）氏は、家族省の対応に不満で、抗議することを決めたとしている。この補償額は十分ではないと訴え、「少なくとも三二〇〇ユーロ（約四九万円）が必要です。それが英国の被害者が得たものです」と述べている。

ハンガーストライキを受け、二〇〇八～二〇一二年にハイデルベルグ大学老年学研究所でサリドマイド胎芽症被害者の生活実態について縦断的調査が行われた。二〇一三年二月一日にはドイツ連邦議会で公聴会が開催された。この中で明らかにされたのは、被害者たちは、二次性の過用症候群によって慢性的な痛み、広汎な運動器の変性が進行しており、心理的にも社会的にも生活の質が低下していること、彼らの日常的な介護費用などはコンテルガン財団から受け取る補償金だけでは賄《まかな》うことができず、必要な理学療法などの治療費や住宅の改造費用などの負担ができない、という事実である。委員会は、「悪魔の薬」薬禍以降、あまり関心がなかった被害者たちの、五十三歳になった現在の実情にあらためて大きな衝撃を受け、一二〇万ユーロの拠出を決めた。さらに年金についても、最高月額一一五二ユーロから六九一二ユーロに引き上げた。これが二〇一三年のサリドマイド被害者財団改正であり、被害者生活支援額は七倍に引き上げられた。さらに、二〇一七年の第四回目の改正では、特別支援額が予算化されたことから、障害程度によって異なるが、年間五〇〇〇〜一万五〇〇〇ユーロ（約六五万〜四五〇万円）をもらうことができるようになった。これによって、身体の機能低下と痛みを抱えた被害者は、二〇一九年までにほぼ一〇〇%離職している（Christina Ding-Greiner: *19 Proceedings.* pp113-118, 2020.）。

ドイツにおける二カ所の診療拠点

レンツ博士がサリドマイド胎芽症の診断と診療に尽力し活躍したのは、ハンブルクとノルトライン＝ヴェストファーレン州ミュンスターの二都市である。現在、この二都市（近郊）には、ドイツにおけるサリドマイド胎芽症の診療拠点がある。筆者を含めた第二回および第三回厚労省研究班は、これら二カ所の診療拠点を訪ねた。

①ニュームブレヒトのサリドマイド胎芽症外来センター

ベッカー・ライン・ジーク・クリニック（Dr. Becker Rhein-Sieg-Klinik）は、ノルトライン＝ヴェストファーレン州ケルン（Köln）近郊のニュームブレヒト（Nümbrecht）にあり、二〇一七年九月にサリドマイド胎芽症外来センターを開設した。開会式では、前述のハンガーストライキを行い、この州の被害者約八〇〇人の団体を率いるＩＣＴＡの会長ヘルツリッヒ氏がテープカットを行った。同センターの責任者はピーターズ医師（Prof. Dr. Kraus M. Peters）である。

外来診療に訪れたサリドマイド胎芽症者は、月曜日から木曜日までの四日間におよぶ治療を受ける（水曜日にケルン大学病院での心理療法コンサルテーションの受診が入っているが、これを止めて三日間でもよい）。このスケジュールでの治療内容は、コーディネーション・チームからの挨拶、医師の診察、鍼灸《しんきゅう》治療、評価に加え、通常の物理療法（physical therapy）、理学療法（physiotherapy）、作業療法（ergotherapy）などから成る。

物理療法は、大きなプールでの水治療、頭蓋整骨療法、足の指圧（foot reflexology）、鍼灸、

図5-9　ドイツ・日本サリドマイド胎芽症シンポジウム出席者の記念写真

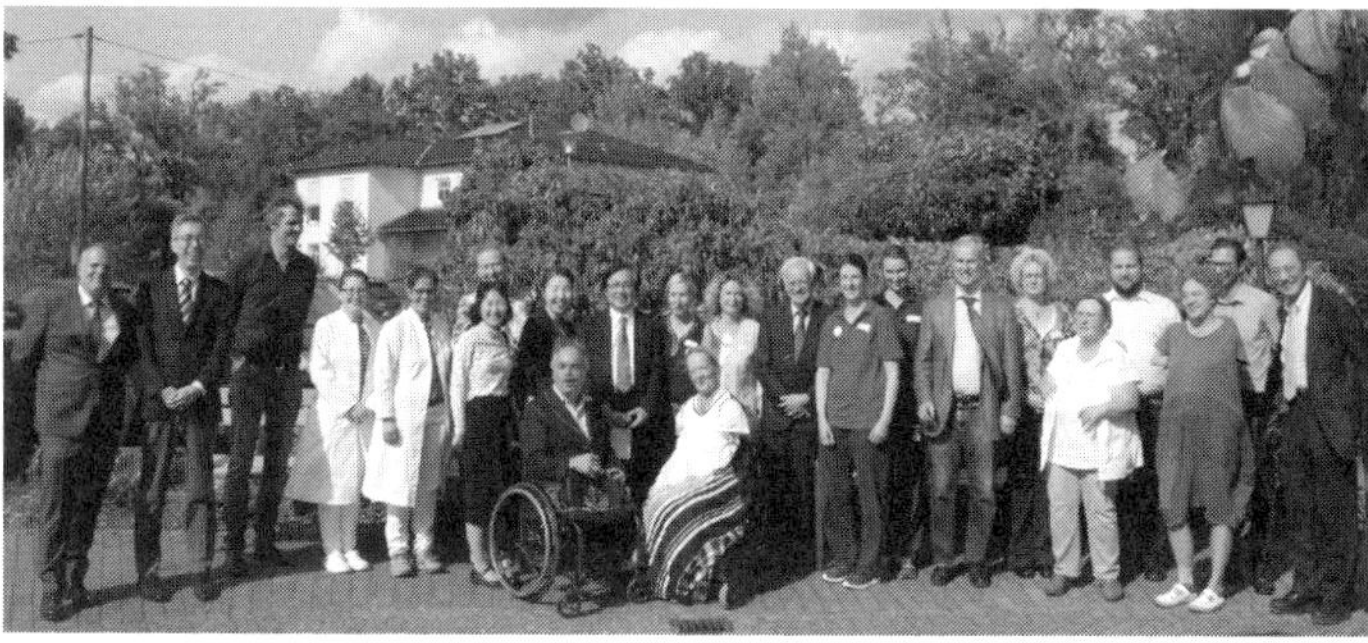

ヘルツリッヒ夫妻を前にして。向かって左端がバイヤー医師。中央やや右のネクタイ姿がジンマー氏。その右側のネクタイ姿がピーターズ医師。

マッサージなどである。

理学療法は、モビリゼーション（さまざまな振れ幅でゆっくりと反復的に可動部を動かす他動運動）、スリングテーブル（吊りロープを使った関節可動域の訓練）、認知運動療法（運動機能回復を一つの学習過程と捉え、脳の認知過程に注目した認知理論を基礎にしたアプローチ）などである。

作業療法は、肩、手など上肢のモビリゼーションを担当し、補装具の相談も含んでいる。

二〇一八年九月一九日、同センターにおいて、ドイツ・日本サリドマイド胎芽症シンポジウムが開催された（図５－９）。州の医師会副会長ジンマー（Zimmer）氏、ピーターズ医師に加え、ヘルツリッヒ氏も講演を行った。ヘルツリッヒ氏の妻で心理師のクラウディア（Claudia Schmidt-Herterich）は、その英語通訳を担当した。ハンブルクからはバイヤー博士（Dr. med. Rudolf Beyer）が駆けつけた。

②ハンブルクのサリドマイド・クリニック

ハンブルクでは、バイヤー博士がハンブルク・エイルベック診療所（Schön Klinik Hamburg Eilbek）の中に、二〇一三年、「サリドマイド・クリニック（Contergansprechstunde Hamburg）」を設立し、以来、多職種による包括的医療を実践している。受診者は開設まもない二〇一四年こそ二〇名以下と少なかったものの、その存在が広く知れ渡ると年々増え、この施設で診療を受けたサリドマイド胎芽症者は、二〇一四〜二〇一七年の累計で一八一名にのぼる（受診は延べ三〇九回）。一度受診した患者データは電子カルテに保存され、いつ入院が必要になってもデータを簡単に見ることができる仕組みができあがっている。

バイヤー博士は麻酔科医であるが、この病院に相談に来た患者は、疼痛の専門家、整形外科医、精神科医、心理療法士等に診てもらえるほか、必要に応じて内科医や外科医にも相談できる。さらに、X線やCT、MRIも撮像して問題点を把握した後、必要な投薬、疼痛治療、理学療法、心理療法、リハビリテーションが行われ、適応があれば（医学上の必要があれば）耳鼻咽喉科や眼科、歯科に紹介されたり、手術や理学療法士と心理師が加わった入院治療が行われたりする。

ブラジル

症例数の過小評価

ブラジルでのサリドマイド胎芽症の報告はやはり一九六〇年であり、一九六五年までの間に約三〇〇症例が発生した。しかしこの数は過小評価で、ブラジル患者協会によると、一〇〇〇症例になる。欧州と同様に、ブラジルでもサリドマイドは医師の処方なしで購入できた大衆薬であり、必要に応じて自分で服用していた。一九六二年以降は、やはり欧米と同様に、サリドマイドは「悪魔の薬」として回収の対象となり、市場から三〇〇万八九六五瓶が回収された。

なお、ブラジルの人口は一億九〇〇〇万人で、出生数は三〇〇万人／年である。

ハンセン病での使用と新たな胎芽症の発生

ハンセン病はインド、ブラジルで最も多く発生しており、ブラジルでは毎年三万五〇〇〇症例が発生している。北部のアマゾン地区は特に貧困で、発生率は一万人あたり八人であり、裕福な南部では一万人あたり一人以下である。

サリドマイドがハンセン病に有効であるという一九六五年のシェスキンの報告以降、サリドマイドの製造や販売処方が再開された。ただし、今回は厳重な国家管理になった。にもかかわらず、これ以降もサリドマイド胎芽症が発生している。

カステラ（Castilla EE）医師らの報告によると、一九六九〜一九九五年、ラテンアメリカの病院出産では三四症例のサリドマイド児が生まれており、このうち三三例がブラジルでの発生である（Castilla EE et al: *Teratology* 54(6): 273-277, 1996.）。いずれもハンセン病流行地での発生である。さらにカステラ論文の十年後、二〇〇七年のファチーニ（Schüler-Faccini L）医師の報告では、二〇〇五年以降にブラジルで生まれたサリドマイド胎芽症は三症例であった（Schüler-Faccini L et al: Birth Defects Reseach Part A. *Clinical and Molucular Teratology* 79(9): 671-672, 2007.）。

ブラジルでは奇形児が生まれた場合、体系的な監視システムがあり全例登録されている。しかし、特に監視システムが行き届いておらず、貧困で識字率の低いブラジル北部のアマゾン地方では、十年前の数に劣らず多発していることが推定されるとしている（Schüler-Faccini L: *19 Proceedings*. pp137-147.）。

カステラとその後継者のファチーニが報告したサリドマイド胎芽症の症例数は、一般に流布している証言による数よりずっと少ない。しかしこの数は、この二人が自分の目で見て確認し、しかも必要に応じて遺伝子検査をした症例である。

ブラジルでサリドマイド胎芽症の数が多くなる要因には、次のようなものが挙げられる。妊娠初期にサリドマイドを服用すると奇形児が生まれるという情報を理解できないこと。中絶薬と誤解して服用すること。サリドマイドがハンセン病の治療薬として身近にあること。夫が奇形児を利用して莫大な国家賠償金を受け取ろうとすること。さらに、あまりにも貧困であるため、医師はサリドマイド胎芽症であると診断することで、その賠償金によって少しでも悲惨な生活を救うことができればと願うこともある。

最大の理由は、ブラジルはカトリックの国であり、中絶が罪になり、医師ともに監獄に入れられるために、産まざるを得ないことである。

なおブラジルでは、ハンセン病のＥＮＬ（らい腫性紅斑結節）、全身性エリテマトーデス、多発性骨髄腫、ＡＩＤＳ、そのほか医師が認めた疾患などに対して、サリドマイドが医療保険薬となっている。

ベルギー

慈悲は評決を勝ち得た

二〇一七年のドキュメンタリー映画『限界はない――サリドマイド物語（*NO LIMITS: The*

Thalidomide Saga)』では、著作権の問題により詳細に描かれていないものの、ベルギーの名門貴族ヴァンデプット（Vandeput）家のサリドマイド児コリーネ（Corinne）が、生後七日目で過量のフェノバルビタールを入れたミルクで殺された事件が挿入されている。この事件は発覚当時大きな話題になり、今でも生殺与奪権について議論されている。フェノバルビタールを処方した医師、若くて美人の誉れが高かった母親は、子どもを殺したにもかかわらず、陪審員裁判で無罪になった。この判決は「慈悲は評決を勝ち得た（Mercy gets the verdict）」とされ、一九六二年の裁判当時の世論が「極端な奇形児の生殺与奪権は母親にある」という考えを支持した結果になった。これに対してヴァチカン市は直ちに声明を出した。「陪審員は法律の観点からではなく、感情に影響された。ヴァンデプット夫人に愛と哀れみがあれば、憎しみや残酷な行動に至らなかったはずである。誰に生殺与奪の権利があるのか。最も神聖で不可侵の生命への権利が踏みにじられた」。

この事件に見える一九六〇年頃の世論を踏まえると、サリドマイド児の死亡率について多少の疑義を持たざるを得なくなる。前述したように、レンツによる報告では、死亡率は約四〇％で、全世界でのサリドマイド胎芽症の発生は五八五〇症例とされているが、この数字は実際より少なく見積もったものと考えられる。

台湾

一時金か年金か

台湾（中華民国）での出来事について、日本女子大学への留学生の李碧玉さんが、当時の中華民国「サリドマイド」児童福利会によって記載されていた被害状況、および現状を詳しく調べてくれた（『いしずえ』二〇二号、一九九三年。『いしずえ』二〇四号、一九九三年）。

それによると台湾では、サリドマイドは大日本製薬、理研薬化工業、Ｓ・Ｓ製薬、グリュネンタール社、富山化学工業など五社からの輸入で販売されていた。西独、英国からの奇形児の被害状況の報告を受けて、一九六二年九月六日、台湾内政部は直ちにサリドマイドの製造、販売、使用、輸入の禁止を行った。

一九七四年十月、台湾省医師公会理事長・立法委員の呉基福は、日本の新聞で、日本のサリドマイド訴訟裁判では、被害者と被告である国および大日本製薬との間に和解が成立したことを知った。当時、呉基福は中華民国内でも、多くの妊婦が妊娠初期にサリドマイド剤を服用したことにより、奇形児が発生したのではないかと考えていた。

彼は台湾省医師公会理事長として、各県・市の医師公会を通して調査を進める一方、立法委員として、同年十一月八日に立法院に尋問を申し立て、国内のサリドマイド被害児への関心を呼びかけた。同時に製薬会社への賠償の請求を提議したのである。

台湾省医師公会は、一九七四年十一月十九日に、「サリドマイド被害者認定・判定委員会」を設けた。一九七五年三月に締め切られ、二八〇人が申請した。

仁愛医院の楊子思医師が初歩鑑定を行い、一九七五年四月一日には西独からレンツ博士を招いて、認定作業が始められた。その結果、三三人の被害児が認定された。その後、さらに五人が新たに認定されたために、台湾におけるサリドマイド児は計三八人となった。

一九七四年十二月、大日本製薬台湾支社の顧問弁護士が代表として、台湾省医師公会に被害賠償の和解の意志を示した。大日本製薬側との協議の結果を受けて、一九七五年二月二十日にサリドマイド被害児の補償問題に関して円満に和解の調印が行われた。

さらに一九七六年一月二十四日、大日本製薬の宮武徳次郎社長と台湾省医師公会理事長呉基福によって、台北《タイペイ》市青島《チンタオ》西路にある基督教女青年会堂にて、被害児とその家族に対する損害賠償などに関して和解が成立し、確認書が取り交わされた。この確認書に基づき、日本と同じように、被害児の福祉の推進母体として、財団法人「サリドマイド福利委員会（福利会）」が誕生した。

一九七六年五月二十八日、日本円で一億八三五〇万円がサリドマイド児と家族への慰問金・補償金として、台北市中山《ジョンシャン》北路第一銀行「財団法人中華民国サリドマイド障害児童福利会」

の口座に振り込まれた。

福利会は六月一日に台湾省医師公会で補償金の管理や処理問題に関する会議を開き、次の三つの結論を出した。

①被害家族への慰問金、台湾ドル七二五万九二一八元《げん》を各被害家族に返還する。

②補償金として台湾ドル一五九〇万七一八五元を各家族に分配するにあたり、不動産を購入するか、福利会で管理するか、一カ月以内に申し立てる。

③福利会の管理は、利息の中から五％を福利会の事務経費として、残りの金額は毎月サリドマイド児に返還する。

しかし、補償金は不動産の購入か、あるいは銀行の定期預金にするという、用途の制限があるために、被害者の家族は、円安の損害を被るなどの理由で福利会に用途制限の解除を申し立て、各自で運用できるように提議した。

結局、福利会と被害家族との数回の協議の結果、一九八〇年八月一日に、(a)補償金は各家族の自己管理とし、(b)福利会に保管していた補償金の一割である一五九万七〇一元を、利子とともにサリドマイド被害児に返還した。

以上のことによって、福利会は解散して現在に至っている。

福利会を解散し、補償金を家族管理にしたことが、台湾サリドマイド児の自立にどのくらい貢献したかは不明である。しかし、経済的困難を訴えた英国のサリドマイド胎芽症被害者三人のハンガーストライキの例をとるまでもなく、補償金は一時金にすぎない。誰かが、何らかの努力をしなければ、長年にわたる物価に見合った、安定した年金にはならない。

一方、日本の被害者事務局「いしずえ」は一九七四年設立から五十年以上、障害児の家庭、学校、会社（就職を含む）などの社会生活を全面的に支援し続けてきた。生活用具の調査研究に果たした役割も大きい。さらに、賠償金の一部に物価スライドを適用した年金を設け、物価に見合った年金額の増加による年金原資を補塡《ほてん》するために、これからも厚生労働省および大日本住友製薬（大日本製薬は二〇〇五年に住友製薬と合併した）と「いしずえ」を含めて三者で話し合いを続ける必要がある。これによって初めてサリドマイド被害家族と被害児は補償されることになる。

フランス

サリドマイドを使用しながらも胎芽症の発生ゼロ

フランスではサリドマイド胎芽症発生の報告がない。これは一九六〇年頃にサリドマイドが発売されていなかったためと考えられる。

しかし一九七〇年以降、フランスではサリドマイドを難治性粘膜・皮膚疾患に対して積極的に使用している。その結果、副作用の一つであるサリドマイド神経炎に関する研究が大幅に進んだ。重要な点は、サリドマイドを積極的に使っているにもかかわらず、サリドマイド胎芽症を発生させていないことである。

これは、薬害は薬が良いとか悪いとかの問題以上に、実はそれを使う人間側の問題であるということを示唆しているのかもしれない。

カナダ

被害者たちの活動と支援法案の採択

カナダでは、一九五九年六月にサンプルとして使われ、一九六一年四月一日に保険適応薬、メレル社からキヴァドン、ＦＷホーナー社からタリモールの二種類が承認された。同年十一月「レンツ警告」のおかげで一九六一年十二月に市場から撤退したが、カナダでは一九六二年三月二日まで正式に入手可能であった。

比較的短期間の発売であったことから、一九六三年にサリドマイド胎芽症登録が行われたときには一一五人が確認された。一九九一年に保健省は臨時支援計画（ＥＡＰ：Extraordinary Assistance Plan）によって認定作業を行い、一〇九人の生存者に五万六〇〇〇〜八万三〇〇〇ドル（平均六万五〇〇〇ドル）の一時金が支払われた。しかしこの金額は生活を保障するほどの額ではなかった。

被害者たちが身体障害の増悪や貧困に直面したことから、二〇一三年からカナダサリドマイド被害者団体（ＴＶＡＣ：Thalidomide Victims Association of Canada　https://www.thalidomide.ca/）が「誤りを正す（Right The Wrong）」をスローガンとする全国的な「サリドマイド胎芽症被害者の危機」キャンペーンを行い、日刊紙の『グローブ・アンド・メール（*The Globe and Mail*）』が全面的に加わり、このキャンペーンは成功し、二〇一四年十二月一日に下院にて満場一致で支援法案が採択された。

二〇一五年にサリドマイド生存者貢献プログラム（ＴＳＣＰ：Thalidomide Survivors Contribution Program）が設立された。一二万五〇〇〇ドル一回限り非課税、障害レベルに基づいて二万五〇〇〇ドル、七万五〇〇〇ドル、一〇万ドルの免税生活費の支払い、自宅や車両の適応や特殊な手術などの特別な健康支援に支払うために、年間五〇万ドルと決められた。一方、新たなサリドマイド胎芽症被害者認定のために予備審査（必要条件）も明確にしている。①カナダ人の生年月日は、一九五七年十二月三日から一九六七年十二月二十一日までの期間内であること、②母親が妊娠初期にサリドマイドを入手可能であったこと、③先天奇形形態が既知の特徴と一致していること、を挙げている。

さらに、サリドマイド胎芽症診断アルゴリズムを適応して、最終的に医療法務委員会は遺伝子検査の結果や、鑑別が必要となる可能性のある健康診断を含めた情報を検討する。申請期間は二〇一九年六月三日から二〇二四年六月三日としている。さらに加齢に伴う被害者の尊厳ある老化、生活の質を改善するためのニーズに応える形で、ＴＳＣＰは二〇一九年四月十日にカナダサリドマイド生存者支援プログラム（ＣＴＳＳＰ：Canadian Thalidomide Survivors Support Program）に置き換わった。

米国

欧州駐留家族への被害

第３章で述べたように、米国では、ＦＤＡの新薬認可を担当する係官ケルシーにより、サリドマイドの発売が阻止された。ケルシーが認可しなかったのは、サリドマイドに多発神経炎の副作用があるためであった。

胎児に対する影響は実験することができず、その影響が会社側からＦＤＡに報告されることはなかった。欧州におけるサリドマイド剤の市場からの回収と販売中止に伴い、米国におけるサリドマイドの販売は実現しなかった。

しかし、サリドマイドが発売されていないはずの米国でも、サリドマイド児が生まれている。これには二つの理由がある。メレル社から医師にサンプルのキヴァドンが渡っていたことと、欧州駐留家族がサリドマイドを服用していたことである。

豪州

再認定制度なし

豪州では、マクブライドにより、サリドマイドは早い時期に回収された。そのため、被害者は比較的少なかった。

しかし、英国やドイツと異なり、公的な再認定制度がなかったことから、実際のサリドマイド胎芽症発生件数は明確ではない。二〇一三年十二月二日、一〇〇人以上の豪州とニュージーランドのサリドマイド胎芽症者たちが起こした再認定裁判では、サリドマイド薬剤を当時発売したディスティラーズ社を買収したディアジオ社が八一〇〇万ドルを支払うことで和解が成立している。二〇一一年にグリュネンタール財団ができたことによって、全世界的にサリドマイド被害者は財政的および生活支援を受けており、補償金は莫大なものになっている。

日本

サリドマイド胎芽症の出生年と人数

「いしずえ」の統計によると、サリドマイド胎芽症者の出生年と人数は、一九五九年一二人（男六、女六）、一九六〇年二五人（男一六、女九）、一九六一年五八人（男三四、女二四）、一九六二年一六二人（男八八、女七四）、一九六三年四七人（男二四、女二三）、一九六四年四人（男二、女二）、一九六九年一人（男一）で、合計三〇九人（男一七一、女一三八）である（次ページの図５－10）。例外的に、一九六二年のサリドマイド回収から七年経過した一九六九年に一名がサリドマイド胎芽症と認定されている。

当時のサリドマイド睡眠剤は、イソミン（大日本製薬）、グルタノン®（富山化学）、ボンブレン®（小野製薬）、サノドルミン®（ゼリア化工）、新ニブロール®（エスエス製薬）などの商品が数社から販売されていた。

一九六二年五月に出荷を停止し、同年九月十四日より市場からの回収が始まった（自主的に回収したのは上記五社）。欧州における回収は、ドイツでは一九六一年十一月二十七日から始まった。これが実際には同年十二月下旬にずれ込んでいたにしても、日本では九カ月近く遅れて

図5-10　日本におけるサリドマイド児の発生件数

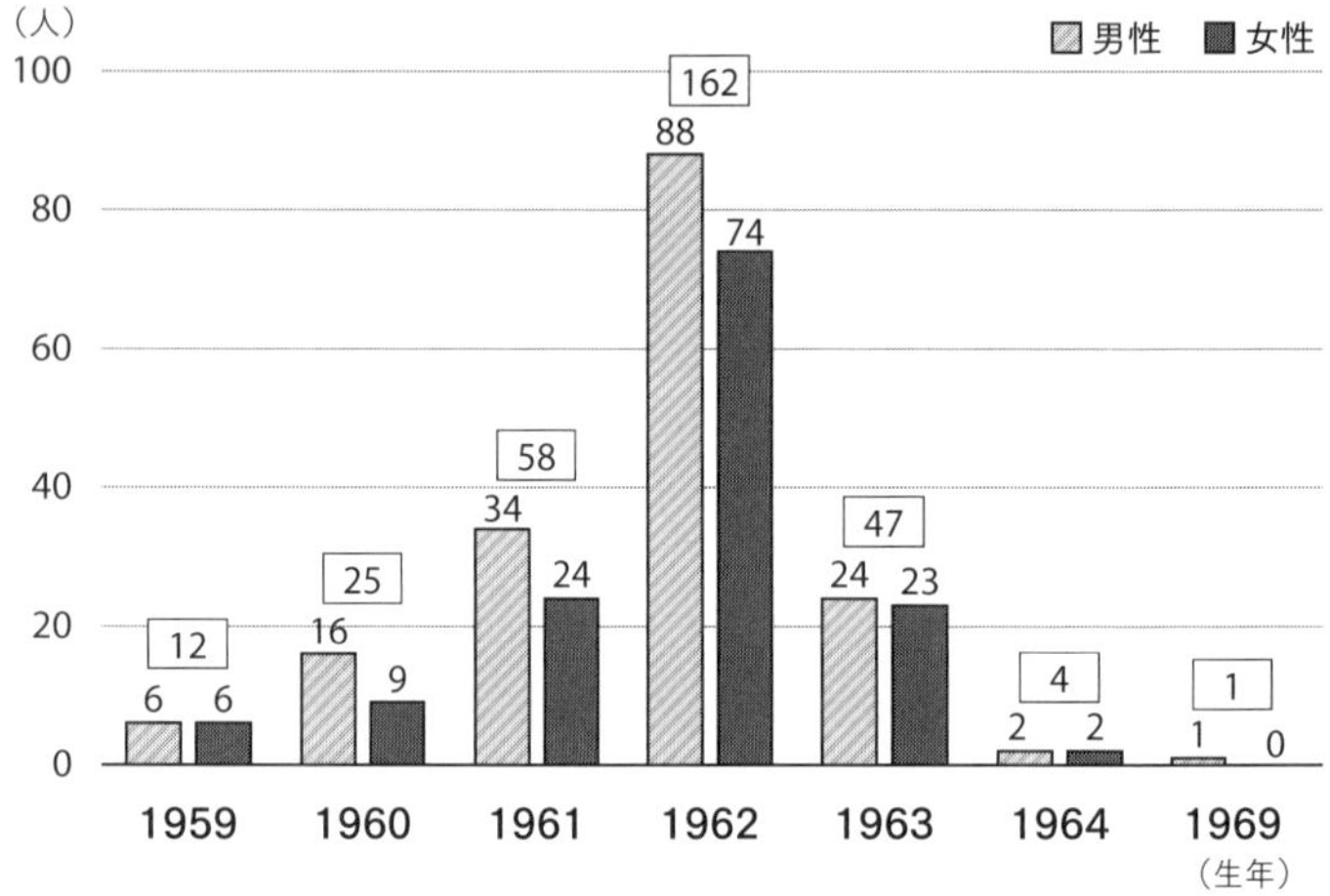

回収が始まったことになる。たとえば、一九六一年十二月二十八日に最終月経であった場合には、出産予定日は四十週後の一九六二年十月四日になる。これ以降に誕生したサリドマイド児は、極めて残念だが、サリドマイド回収が欧州と同様に十二月下旬に始まり、遅延なく行われていたら、回避できたことになる。

「いしずえ」設立と趣意書

　日本におけるサリドマイド裁判は、一九六三年六月に名古屋地裁にて提訴が始まり、一九六五年には全国的に提訴が拡大した。これを受けて一九七一年十一月に全国サリドマイド訴訟統一原告団が結成された。一九七四年十月十三日、厚生大臣、大日本製薬株式会社、全国サリドマイド訴訟統一原告団の三者が和解確認書に調印した。一家族あたり二八〇〇万～四〇〇〇万円の金銭賠償、福祉施策、国や製薬会社の責任、サリドマイドの因果関係などについて合意事項が確認された。この「確認書」にもとづき、国および大日本製薬は、原告家族および訴訟に加わらなかった被害者家族全員に損害賠償金を支払うとともに、各種の福祉政策をとることを約束した。

サリドマイド被害者及びその家族のかかえる問題は、日常生活上の問題、学校教育、医療と健康管理、就業、生活の安定等多岐にわたり、かつ被害者が成人した後にもかかわる長期間の問題であるため予測のできないものもあり、被害者家族の個々の努力のみによって解決できるものは少ない。この解決と克服のためには、被害者家族全員が一体となって力を合わせるとともに、政府、地方公共団体、専門家の方々などから広く支援と協力を頂くことが不可欠であり、またサリドマイド被害者の福祉の増進、医療給付の向上、社会的地位の向上は我が国の心身障害者全体の福祉の向上、改善と密接不可分であることも明らかである。そこで、サリドマイド被害者及びその他の心身障害者の福祉及び社会的地位の向上を図り、ひいては、社会福祉の向上に資することを目的とし、サリドマイド被害者の健康管理、介護、教育、職業についての研究、福祉のための諸事業、及びこれらに関連する調査・研究・今後の薬害防止に資する活動などの事業を行うため、財団法人を設立しました。

（全国サリドマイド訴訟統一原告団、サリドマイド訴訟弁護団（編）：『サリドマイド裁判』、

「いしずえ」内　サリドマイド裁判記録刊行委員会、一九七六年八月十五日）

一九七四年十二月七日、損害賠償の一環として、五億円の基金で被害者団体「いしずえ」が設立された。日本におけるサリドマイド胎芽症認定被害者は三〇九人である。

「いしずえ」は設立当初、サリドマイド児の「親の会」が運営をしていた。一九八八年五月の第一五回評議員会で被害者本人の一人が理事に初選出され、一九八九年に第一回「本人の会」ができた。二〇〇〇年五月二十一日の第二八回評議員会において、すべての理事、評議員が被害者本人になった。「いしずえ」は現在、被害者本人たちが運営している公益財団法人である。

英国のトラストは、日本の「いしずえ」とは異なり、運営は法律規制下にある。事務局長は補償金出資社のディアジオ社および英国保健省と話し合い、二人の医師を含めた一八人の財務管理、会計士、ソーシャルワーカー、心理師など多職種チームに基づいている。また、ドイツのコンテルガン財団は、国が運営している。

なお、二〇一一年には、グリュネンタール社は独自の国際財団「サリドマイドの影響を受けた人々を支援するためのグリュネンタール財団」を設立した（https://www.thalidomide-tragedy.com/en/how-grunenthal-currently-provides-support-to-thalidomide-affected-people）。

この確認書の中にあるように、サリドマイド児の健康管理のために、一九七六年九月にサリドマイド胎芽症者に対する「サリドマイド健康管理研究会（以下、健康管理研究会）」が設置された。

帝京大学病院の小児科の木田盈四郎先生が「いしずえ」顧問になったことから、健康管理研究会は帝京大学病院が中心になって開催された。一九七六年十二月から一九七七年十二月までに三六名が第一回目の精密検診に参加した。この結果は『帝京医学雑誌』一巻一号に発表されている（木田盈四郎ほか「サリドマイド胎芽病児の健診結果」『帝京医学雑誌』一巻一号：三一－三七頁、一九七八年）。

以来、帝京大病院の小児科、眼科、耳鼻科、泌尿器科、口腔外科、整形外科・リハビリテーション科（以下、リハ科）、必要に応じて産婦人科、外科が参加して、定期的にサリドマイド胎芽症者の精密検診あるいは健康診断を実施している。

二〇〇八年に第一〇〇回目の健康管理研究会が開催された。帝京大リハ科では、初代教授の岩倉博光先生が第一回目の健康管理研究会に参加しており、その後、筆者が引き継いだ。

帝京大リハ科に残存していたカルテやレントゲン写真は、帝京大病院を受診したサリドマイド胎芽症者、一九七三年から裁判資料のために精査を受けた患者、第一～一〇〇回の健康管理研究会で検討された人々と、さらに筆者がリハ科で二〇一九年三月まで診察した患者から成っている（以下、帝京大受診者とする）。二一七名（男一〇八名、女一〇九名）で、受診年齢は七歳から五十歳まで、平均年齢十九歳である。出生年と人数は、一九五九年七人、一九六〇年二〇人、一九六一年四三人、一九六二年一一二人、一九六三年三一人、一九六四年三人、一九六九年一人である。上肢低形成群（混合群九人を含む）一六一人、聴器低形成群（混合群一〇人を含む）五六人から成っている。

サリドマイドの日本での復活の歴史

日本では二〇〇〇年頃より、がんに対する治療を目的としたサリドマイドの個人輸入が急増している。「日本骨髄腫患者の会」がブラジルから輸入していることが、二〇〇〇年七月六日の『読売新聞』に掲載された。

厚生労働省医薬食品局の調べでは、二〇〇二年度に輸入されたサリドマイドは四四万錠にのぼり、輸入先は英国が全体の八割を占めていた。

二〇〇三年九月十九日付『毎日新聞』によると、サリドマイドを使用している医師一二六人に使用実態を調査したところ、患者の死亡によって飲み残し薬を回収した医師は五五人（四三・六％）、一部回収や未回収は三四人（二七％）、残りは未回答であった。保管場所に関しては、机やロッカーに保管している医師は三五人（二七・八％）であった。処方前に妊娠の有無を確認している医師は七四人（五八・七％）、未確認は一一人（八・七％）、残りは未回答であった。

また、五月三十日の同新聞によると、契約している米国、ドイツの専門医から薬を直送されていた。通常、輸入代行業者の仲介輸入では薬事法違反にならないのであるが、ウェブサイトを開設して値段を掲載していたため、「未承認薬の広告」として、行政指導を受けた。

がん患者やその家族は藁《わら》にもすがる思いが強い。サリドマイドにがんに対する薬効があるとの噂は噂を呼んだ。二〇〇二年十一月六日の『日本経済新聞』によると、これらの需要に応える形で、元製薬会社の五十二歳の研究員が、サリドマイドを無許可で製造し、大阪市内のマルニ製油が販売していた。

日本におけるサリドマイド製剤の使用状況

米国のＦＤＡは、一九九八年に、サリドマイドをハンセン病結節性紅斑（ＥＮＬ）と多発性骨髄腫の治療に使うことを承認した。これに遅れること十年、日本では二〇〇八年に厚生労働省が米国と同様にサリドマイドを保険適応薬として認可した。

日本におけるハンセン病の新規患者数は一九九三〜二〇〇九年まで二一五人であり、このうち保険適応になるＥＮＬを合併した患者は一九人で、サリドマイド製剤使用者はわずか五名であった。また、二〇〇五〜二〇〇九年の一三施設でのアンケートでは、サリドマイドを使用したＥＮＬ患者数一五名のうち一三人（八七％）で治療が有効であり、残りの二症例も継続投与中であった（石井則久「サリドマイドのらい性結節性紅斑に対する保険適応にむけて」*Japanese Journal of Leprosy* 78: 275-279, 2010.）。

一方、日本における多発性骨髄腫の二〇一四年の罹患者数は、四十歳代から増加し、男三四八八人、女三〇七五人であり、七十~八十歳代が男二二四〇人（六四%）、女二〇七六人（六八%）であった（「がん情報サービス：がん登録・統計」https://ganjoho.jp/reg_stat/statistics/stat/summary.html）。

現在、日本では、免疫調整薬としてのサリドマイド製剤は、レナリドミド、ポマリドミド、サリドマイドの三種類が使われている（一七ページの図1－1）。

レナリドミドはサリドマイドの第二世代であり、商品名レブラミド®としてセルジーン社が発売している。使用方法は、一日一回二五㎎を二十一日間連日経口投与した後、七日間休薬する。薬価は、四万六六九七・五円／日、一一七六万円／年である。

ポマリドミドもサリドマイドの第二世代であり、商品名ポマリスト®としてセルジーン社が発売している。使用方法は、一日一回四㎎を二十一日間連日経口投与した後、七日間休薬する。薬価は、六万五四八円／日、一五二六万円／年である。

第一世代のサリドマイドは、現在、商品名サレド®として藤本製薬が発売している。使用方法は一〇〇㎎／日（四〇〇㎎／日を超えないこと）。薬価は、六七五八・一円／日、二二四万／年である。

サリドマイド胎芽症発生予防のために、「レブラミド・ポマリスト適性管理手順（RevMate®）」と「サリドマイド製剤安全管理手順（TERMS®）」が決められている。しかし、こうした薬剤を活用する側からすると、管理手順が厳しいと使いづらいため、徐々に管理基準が緩くなっているという問題がある。

また、多発性骨髄腫の薬物治療には、サリドマイド製剤ばかりでなく併用薬剤があり、ほぼ完治が望めないことや薬剤投与期間が長いことなどから、薬剤費用、専門病院への通院、検査費用などを含めると、年間二〇〇〇万円程が必要となる。患者数の増加とともに医療給付の圧迫が問題になっている。さらに、七十歳以上の高齢者の発生が多いことから、独居や施設に入所して死亡することがあり、残薬の処理に対して、RevMateやTERMSの改定が行われている。

第6章

サリドマイド胎芽症の障害学

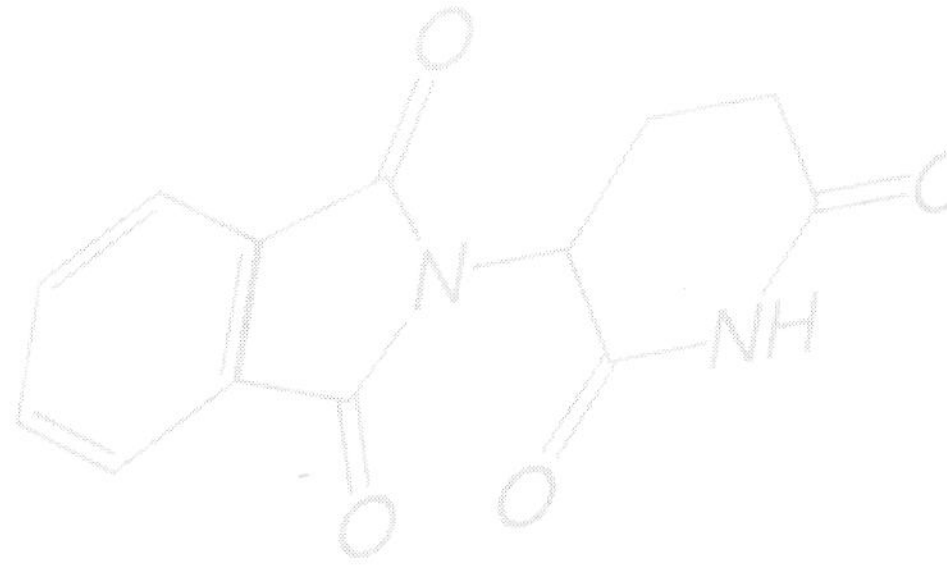

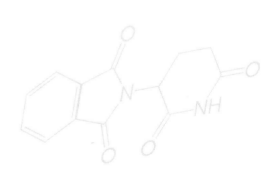

障害の分類

国際疾病分類（ＩＣＤ）

国際疾病分類（ＩＣＤ：International Classification of Diseases）は、国際的に統一された死因や疾病の分類で、一九〇〇年からの歴史がある。一九四八年にＷＨＯが設立されたときには第六版（ＩＣＤ－６）であった。ＷＨＯ憲章前文には、「健康とは、身体的、精神的、社会的に完全に良好な状態であり、たんに病気あるいは虚弱でないということではない」という有名な文言がある。全世界のＩＣＤ使用者がそれぞれの病気について共通の概念を持てるようにするために、分類や、どんな病気か詳細に記載されている。すべての病気について網羅されていることから、紙媒体では膨大すぎるためにコンピューター使用を前提に作られている。二〇一八年、ＩＣＤ－11が公表されている。

国際障害分類（ＩＣＩＤＨ）

「病気（疾病）」の根本的な考え方は、病因（etiology）がまずあり、次いで臓器組織変化である病理（pathology）があり、これによって病気が発症（manifestation）するというものである。したがって、病気の治療は病因に対する根治的なアプローチである。

図6-1　国際障害分類(ICIDH)

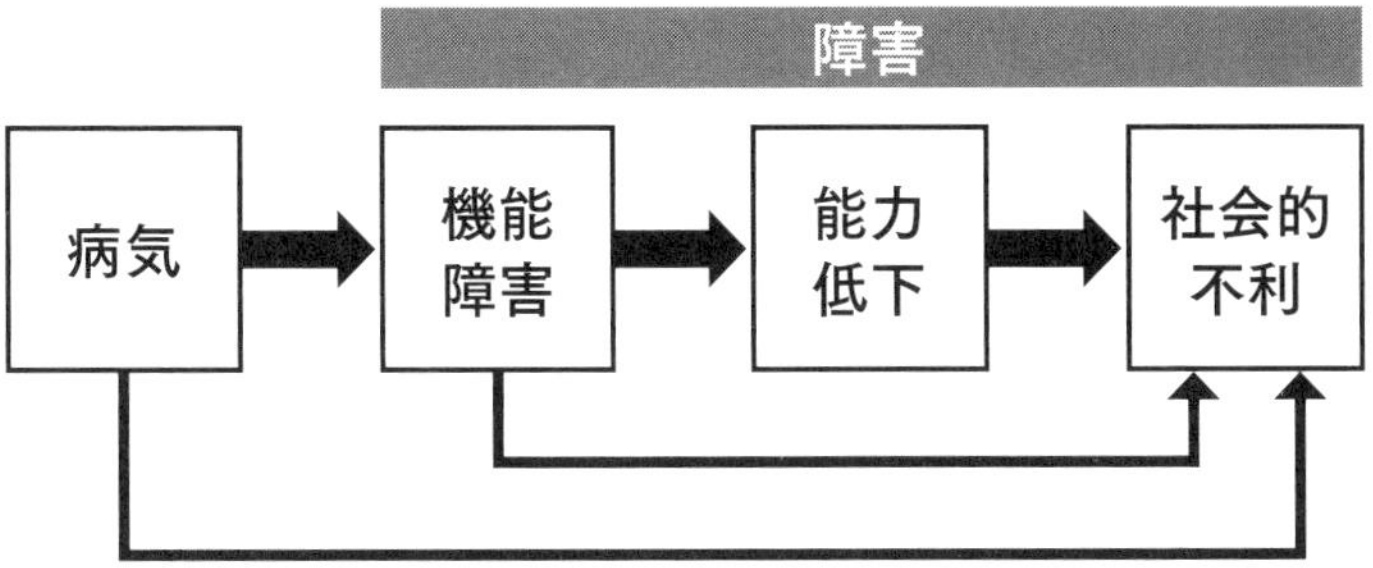

一九七〇年代に入ると、「病気」の分類だけでは捉えきれない、加齢に伴う変性や慢性疾患などが多くなったために、ＷＨＯは「障害」という概念を取り入れた。

一九八〇年に作成された国際障害分類（ＩＣＩＤＨ：International Classification of Impairment, Disability, and Handicap）においては、障害とは、生活上の困難、不自由、不利益である。これは病気（疾病）によって、まず臓器レベルの機能形態障害（impairment）が出現し、次いで日常生活レベルでの能力低下（disability）が生じ、次いで社会生活を送る上での社会的不利（handicap）が生じるという、「生物医学的モデル」で階層性を特徴としたものである（図６－１）。

たとえば、「脳卒中で右片麻痺になり、歩行障害があり、車椅子で移動しており、映画館に行くことができない」症例に対しては、病気が脳卒中で、右片麻痺が機能障害、歩行障害が能力低下、映画館に行けないのが社会的不利と解釈できる。階層性モデルでは、映画館に行けないのは、右片麻痺があり、歩行障害があり、車椅子移動をしているせいである。

ＩＣＩＤＨは「参加と平等（人々が平等で、すべての人々が社会参加をする）」がスローガンであり、社会的適応の手段として、リハビリテーション・アプローチと退院後の医療・保健・福祉が課題になる。しかし、社会的不利が、リハビリテーションという個人の努力が足りないせいだと誤って解釈されかねない問題もある。

国際生活機能分類(ICF)

これに対して、ＷＨＯは二〇〇一年、ＩＣＩＤＨの改訂版である国際生活機能分類（ＩＣＦ：International Classification of Functioning, Disability and Health）を作った。functioningとは生活機能である。ここでは「健康とは三つの生活機能と背景因子から構成されている」としている（図６－２）。否定的術語はまったくない「健康状態」があり、健康が損なわれた状態を病気であるとしている。病気になると、生活機能は三つのレベルである、心身機能・構造障害（imapirment）、活動制限（activity limitation）、参加制約（participation restriction）をきたすことになる。

図6-2　国際生活機能分類（ICF）

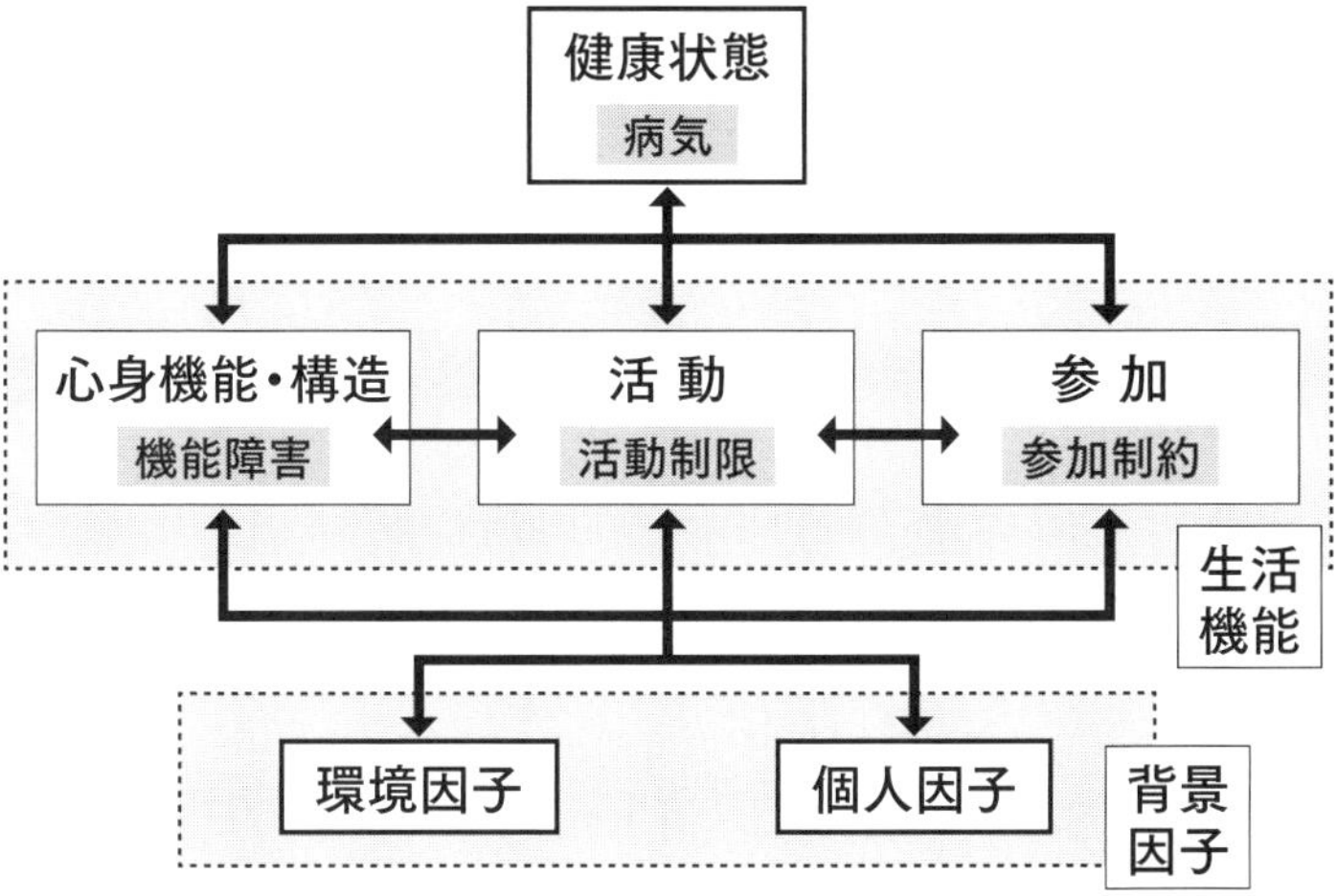

重要な点は、生活機能を支えている背景因子の中に環境因子と個人因子があることである。さらに、一方向性の矢印ではなく、双方向性あるいは相互作用のある「社会モデル」になっている。これは、障害者もともに生きる、「社会共生」をめざすリハビリテーション・アプローチであったＩＣＩＤＨの改良では不十分であることを示している。とりわけ、先天的機能形態障害、デュシェンヌ（Duchenne）型筋ジストロフィー、余命の迫っている小児がん、筋萎縮性側索硬化症、難治性がんなどでは、社会適応手段は個人の努力に大きく依存するリハビリテーションではなく、社会的なバリアフリーでなければならず、社会保障の課題は人権・福祉でなければならない。映画館に行くには、車椅子が使えるバリアフリーの道路、建物が必要で、しかも自己決定権が尊重され、車椅子を気兼ねな

く押してくれる介助者がいつでもいなくてはならない。

サリドマイド胎芽症による障害

サリドマイド胎芽症の機能形態障害

疾患によって生じた一次性あるいは直接的な身体の器官レベルでの障害を機能形態障害という。サリドマイド胎芽症では、四肢の低形成群（特に上肢低形成群）、聴器低形成群、両方を併発している混合群の三つに大別される（図6－3）。日本における認定被害者はそれぞれ、二二七人、六三人、一九人で、全体で三〇九人である。上肢低形成と混合型で二四六人（八〇％）を占めており、聴器低形成群は六三人（二〇％）の構成である。なお、上肢低形成群の中には下肢低形成を合併している被害者も含まれており、下肢低形成のみに限定した被害者はいない。

奇妙なことであるが、同じサリドマイド胎芽症被害者同士であっても、手話を使ったコミュニケーションは困難である。これは、母親のサリドマイド剤の服用時期によって機能形態障害が異なるためである。概して聴器低形成群は最終月経から三十四～四十七日頃に服用した場合が多く、上肢低形成群では三十八～四十五日の臨界期後半での服用が多い。上肢低形成群は言

図6-3　サリドマイド胎芽症の主要な3つのタイプ

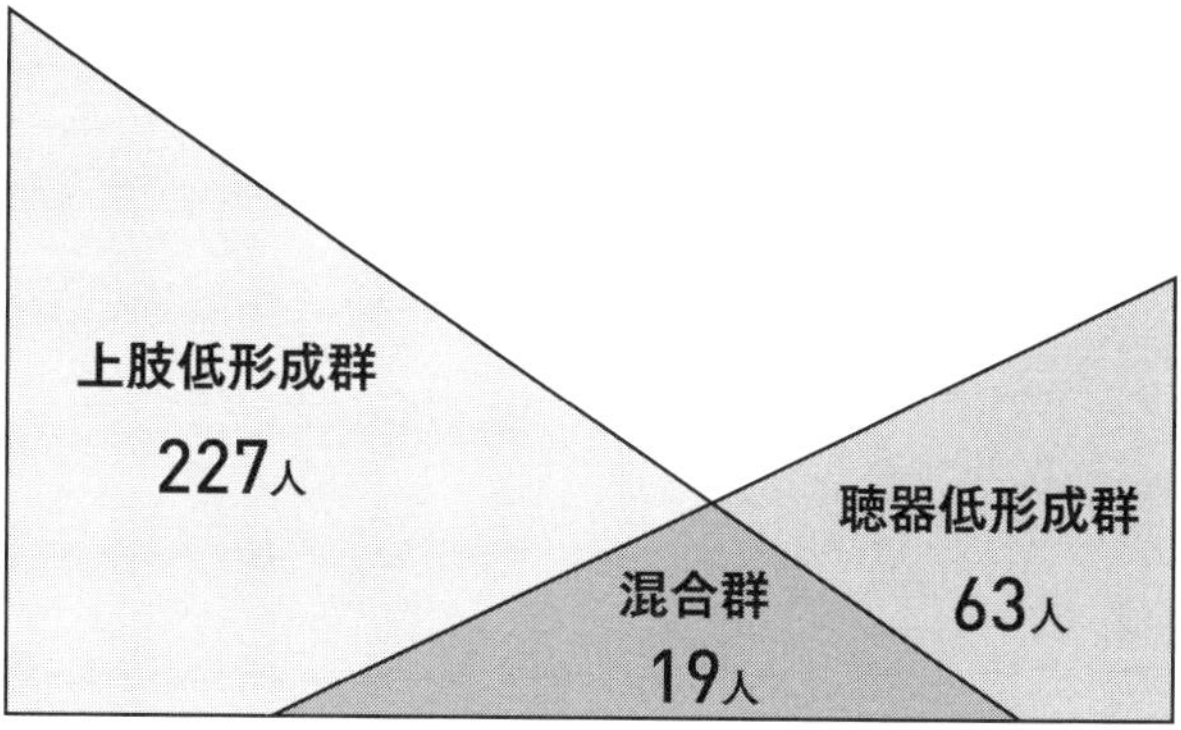

葉によるコミュニケーションはできるが手話はできず、聴器低形成群は言葉によるコミュニケーションはできないが手話はできる。

厚生労働省のサリドマイド胎芽症診断基準と重症度分類

　次ページの表６－１の左側は主に上肢低形成の具体的な機能形態障害、下肢奇形、股関節脱臼の有無から構成されており、表の右側は聴器低形成の具体的な内容と、聴力あるいは難聴の程度、その他の奇形の有無の記入欄から構成されている。最後にランク（重症度）分類がある。

　サリドマイド胎芽症においては上肢低形成や難聴の重症度が主要な診断基準であり、そのほかに下肢低形成、心奇形、その他の内部障害（特に鎖肛《さこう》の有無）の程度を加味して、５、４、

表6-1　厚生労働省によるサリドマイド胎芽症の診断項目

		右・R	左・L			右・R	左・L
上腕筋群低形成	Upper arm muscles hypoplasia			顔面神経麻痺	Facial paralysis		
肩関節脱臼	Dislocation of shoulder joint			外転神経麻痺	Abducens paralysis		
上腕骨欠損	Humerus defect			ワニの涙現象	Crocodile tears		
痕跡状	Humerus rudiment			その他の麻痺	Others paralyses		
短縮	Humerus shortening			耳道閉鎖・狭窄	Obstruction of auditory canal		
肘関節低形成	Elbow joint hypoplasia			耳介欠損	Auricle anotia		
前腕短縮・欠損	Forearm short or defect			低形成	Auricle microtia		
橈骨欠損・痕跡	Radius defect or rudiment			異形成	Auricle dysplasia		
尺骨短縮・欠損	Ulna short or defect			耳輪欠損	Helix defect		
手関節脱臼	Dislocation of wrist			低形成	Helix hypoplasia		
内反手	Club hand			異形成	Helix dysplasia		
母指球節低形成	Therar muscle hypoplasia			感音性難聴	Sensorineural deafness		
母指欠損	Thumb defect			伝音性難聴	Conductive deafness		
母指痕跡	Thumb rudiment			混合性難聴	Mixed deafness		
低形成	Thumb hypoplasia			心奇形	Congenital heart defect		
三指節	Thumb triphalangia			その他の奇形	Others malformations		
第二指欠損・痕跡	Digit II defect or rudiment					右・R	左・L
拘縮	Digit II contracture			聴力	Auditory acuity	dB	dB
第三指欠損・痕跡	Digit III defect or rudiment						
拘縮	Digit III contracture			その他	Others		
第四指拘縮	Digit IV contracture			ランク	Rank		
下肢奇形	Lower extremity dysplasia						
股関節脱臼	Dislocation of hip joint						

3、2、1あるいはA、B、C、D、Eの等級に分けられている。5あるいはAは最重度、4あるいはBは重度、3あるいはCは中等度、2あるいはDは軽度、1あるいはEは正常を意味している。

サリドマイド胎芽症の活動制限と参加制約

日本と異なったいくつかの文化圏では、活動制限と参加制約には密接な関係があることから、通常、一緒に取り扱っている。WHOのICFでは評価項目には九項目あるが、特にサリドマイド胎芽症者に関連する項目は、コミュニケーション（話し言葉の理解、非言語的メッセージの理解、公式手話によるメッセージの理解などの項目がある）、運動・移動、物の運搬・移動・操作（物を持ち上げて運ぶこと、細かな手の使用、手等での使用など）、セルフケア（自分の身体を洗うこと、身体各部の手入れ、排泄、更衣、食べること、飲むこと、健康に注意することなど）、対人関係（基本的な対人関係、複雑な対人関係）などである。

先天異常

胎芽症の感受期

レンツとナップの遺伝学的なアプローチによる、詳細な家族歴を含めた病歴の聴取、および二人が一九六二年にまとめた詳細な論文以降、奇形学と人体発生学の分野は長足の進歩を遂げた。第1章で述べたように、とりわけ最終月経から三十四〜五十日の胎芽期は臓器が形成される時期であり、「感受期」あるいは「臨界期」と呼ばれ、催奇性のリスクが高い時期である（二六ページの図1－3）。なお、受精後四週までに受精卵に異常が生じた場合、「全か無か」の法則で、受精しても子宮に着床しないか、流産として淘汰される。受精後九週目以降出生までの約三十週の胎児期は、胎盤を通じて薬物の悪影響が胎児におよび、胎児毒性が問題になる。羊水過多による影響、喫煙による機能的発育抑制、胎児性アルコールスペクトラム障害、子宮内胎児死亡などが起こる。

レンツとナップによって、サリドマイド胎芽症は、遺伝疾患でなく環境的因子による胎芽症であることが明らかになった。さらに、最終月経から数えたサリドマイド服用の日数によって、どのような形態の奇形が発生するかが明確になった（図6－4）。

動物実験によっても、サリドマイドの催奇性は確かめられ、臨床薬理学の発展につながっ

図6-4　サリドマイド胎芽症の感受期

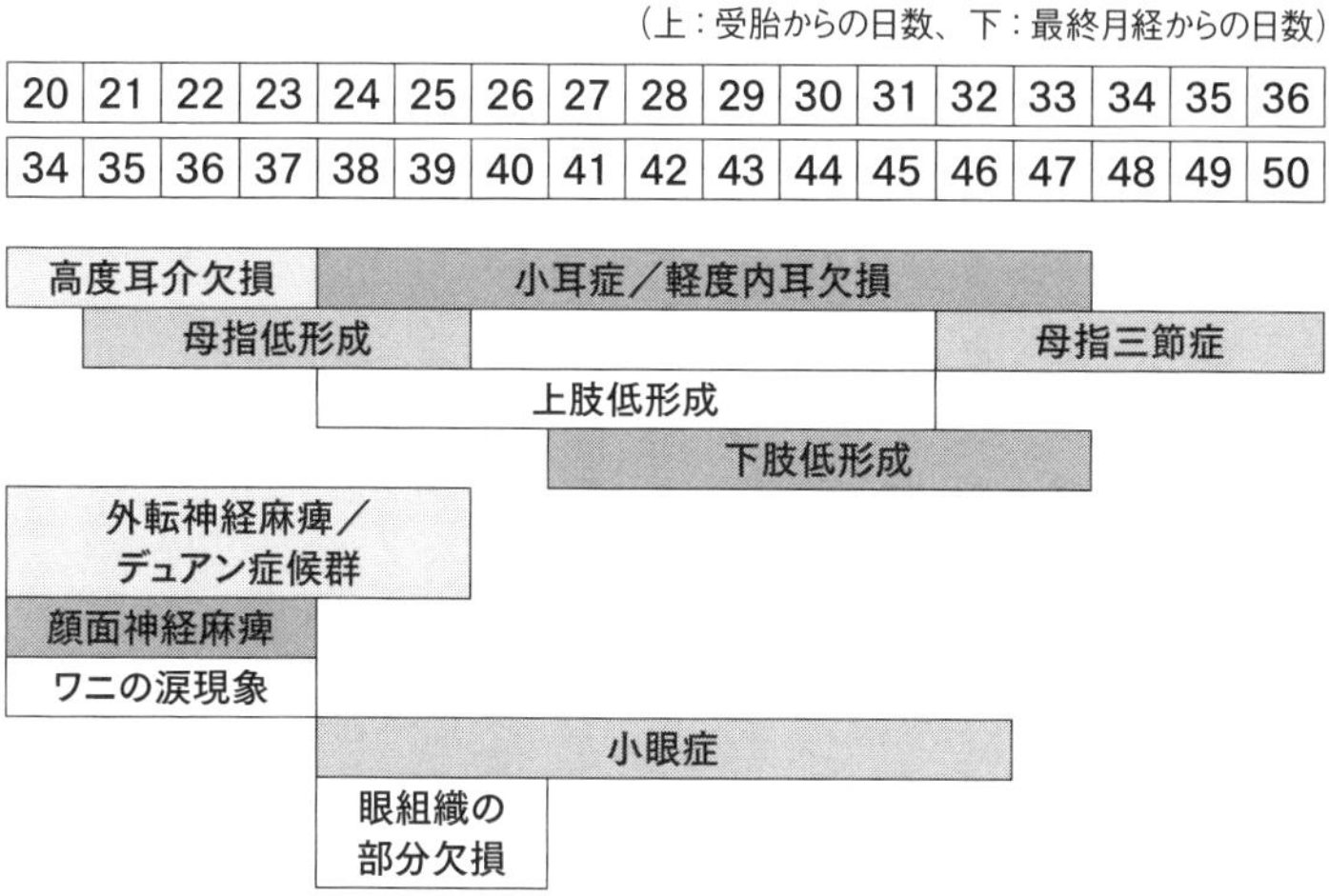

(上：受胎からの日数、下：最終月経からの日数)

た。サリドマイドの市場からの回収以降、サリドマイド胎芽症の発生を見なかったことによって、サリドマイド原因説は確かめられ、疫学的調査の重要性と学問的手法が確立されることになった。

　サリドマイド胎芽症では、四肢や聴器の奇形ばかりでなく、内部（内臓の機能形態）障害を合併していることが、CTやMRIの画像診断の発展とともに明らかになってきた。しかし、サリドマイド胎芽症における外表奇形と、内臓奇形の発生時期の組み合わせの規則性はいまだ不明である。内臓奇形は一般的な先天異常に非特異的に出現しているために、内臓奇形はサリドマイド胎芽症診断の強力な根拠とはなりにくい。

遺伝子と遺伝

ゲノム（genome）とは、遺伝子（gene）と染色体（chromosome）を由来に作られた言葉で、DNAの遺伝情報を意味する。遺伝情報はDNAの塩基配列によって伝えられるので、塩基配列に異常が起きると遺伝情報が狂ってしまう。その結果、遺伝子によって決められている物質が子どもの体の中でまったく作られなかったり、性質の違ったものになって機能が変わったりする。

遺伝子の突然変異を誘発するものは、変異原（mutagen）と呼ばれる。変異原には、催奇性薬物などの医薬品や、農薬、食品、大気汚染、化学物質、ウイルス感染症、放射線や紫外線、アルコール、受動喫煙などがある。先天奇形では、遺伝性疾患であっても、環境因子による催奇性疾患であっても、極めて類似した形態学的特徴を有していることが多い。

DNAの塩基配列に異常が起こっても、色々な安全装置があり、先天奇形を発現しないことが多い。また遺伝要因と環境因子とが合わさって発症する多因子病（高血圧、2型糖尿病、脂質異常症、精神障害など）では、先天的よりむしろ加齢に伴って、機能形態障害が出現することが多い。

先天異常の原因と発生頻度は多因子病（五〇%）、染色体異常（二五%）、単一遺伝子病（二〇%）の順で、環境催奇性因子は五%程で最も少ない。また出生一〇〇〇人あたり、口唇口蓋裂が一・八人、先天性心疾患は全体で一〇人（心室中隔欠損一・七人、心房中隔欠損や動脈管開存は〇・六人）、多指症、非症候性難聴、ダウン症が一人、水頭症〇・七人、十二指腸や小腸の狭窄〇・六人、二分脊椎、横隔膜ヘルニア、鎖肛、合指症、多指症は〇・五人になっている（渡邉淳『遺伝医学』羊土社、二〇一七年）。

親の形質あるいは特徴が子に受け継がれる場合、日本語で「遺伝する」と表現される。しかし、遺伝子や染色体の（ゲノム）異常の遺伝性（genetic）疾患が、次世代に継承、あるいは遺伝して（inherited あるいは hereditary）、家族性に発生するとは限らないことに留意する必要がある。日本語では「遺伝子」と「遺伝する」で同じ「遺伝」という術語を使っているが、英語ではそれぞれ gene と inherit として明確に区別している。家族集積性（遺伝情報の家系内継承の可能性）のない遺伝疾患もあり、さらにその可能性には大小がある。

上下肢低形成の機能形態障害

上肢低形成の重症度と頻度

厚生労働省による分類では、上肢低形成の程度によって、最重度（上肢が非常に不自由な人）、重度（上肢が不自由な人）、中等度（前腕が不自由な人）、軽度（手指が不自由な人）の四段

図6-5　上肢低形成群の重症度と頻度

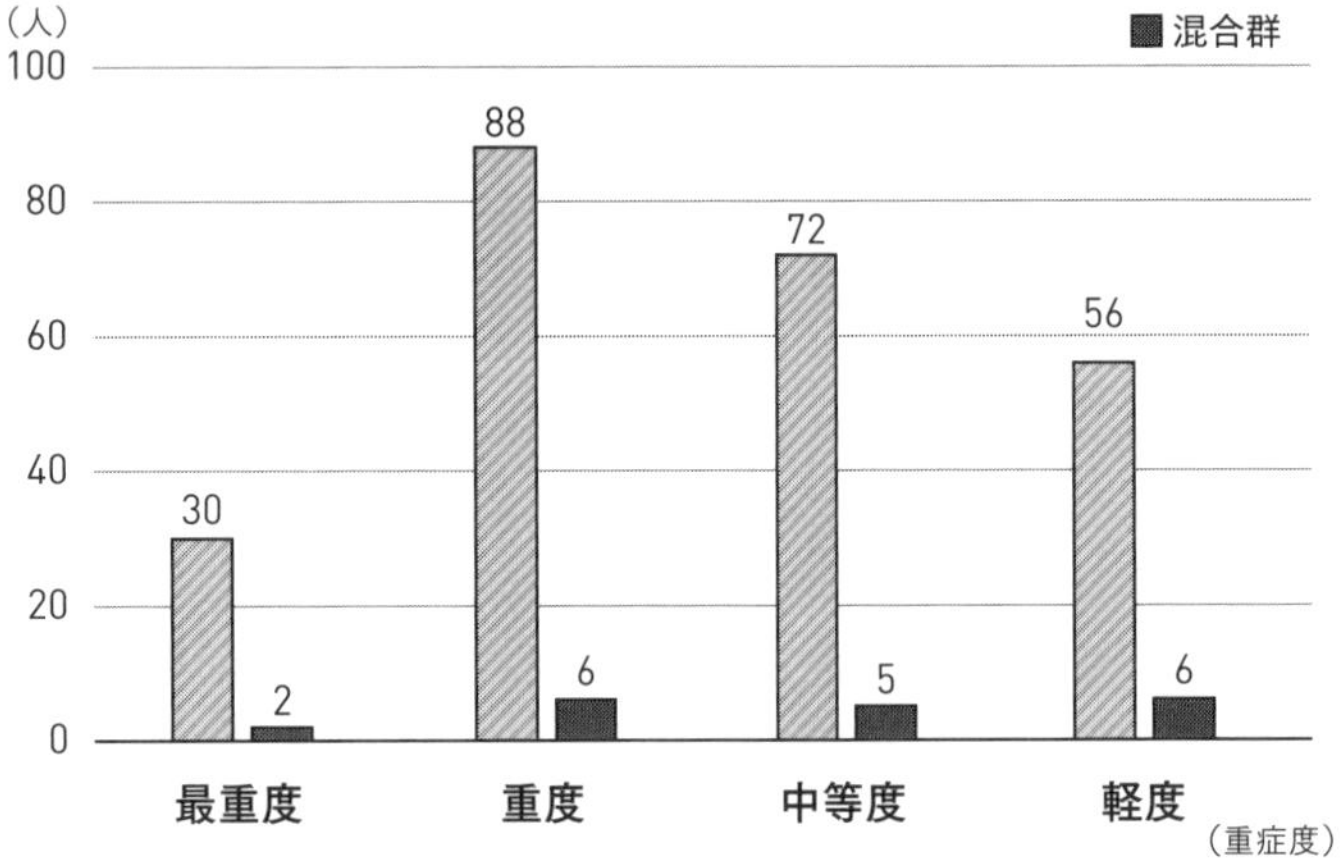

図6-6　上肢低形成の重症度分類

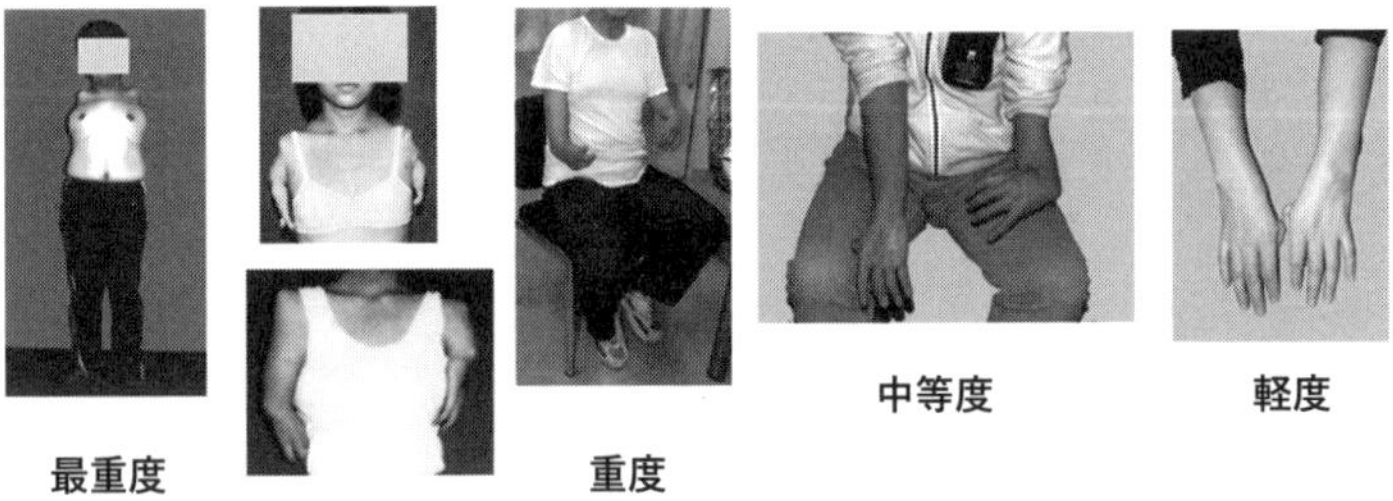

図6-7　胎児の肢位と軸前の概念

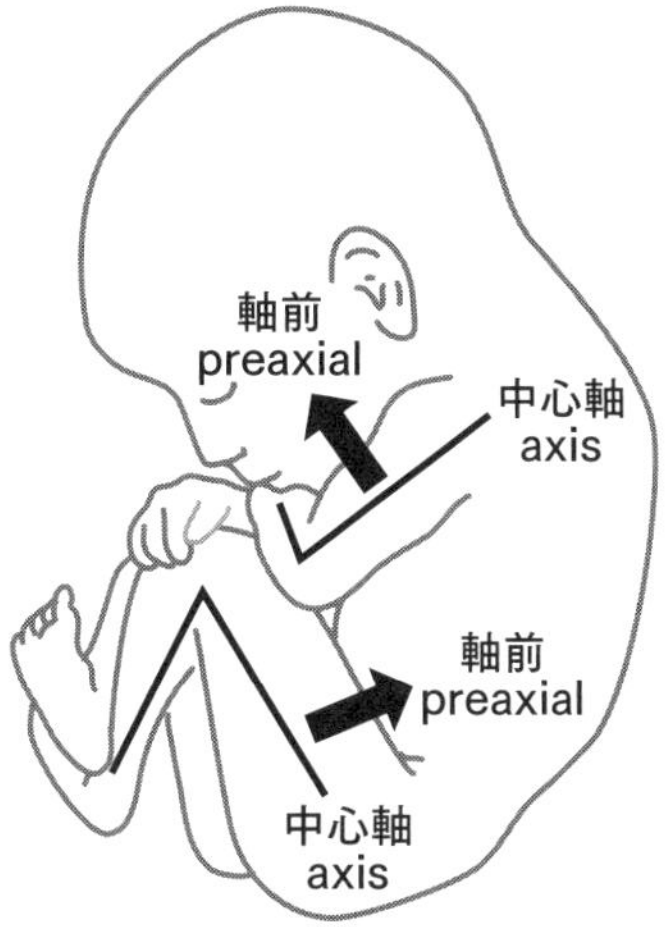

図6-8　サリドマイド胎芽症の軸前縦列低形成

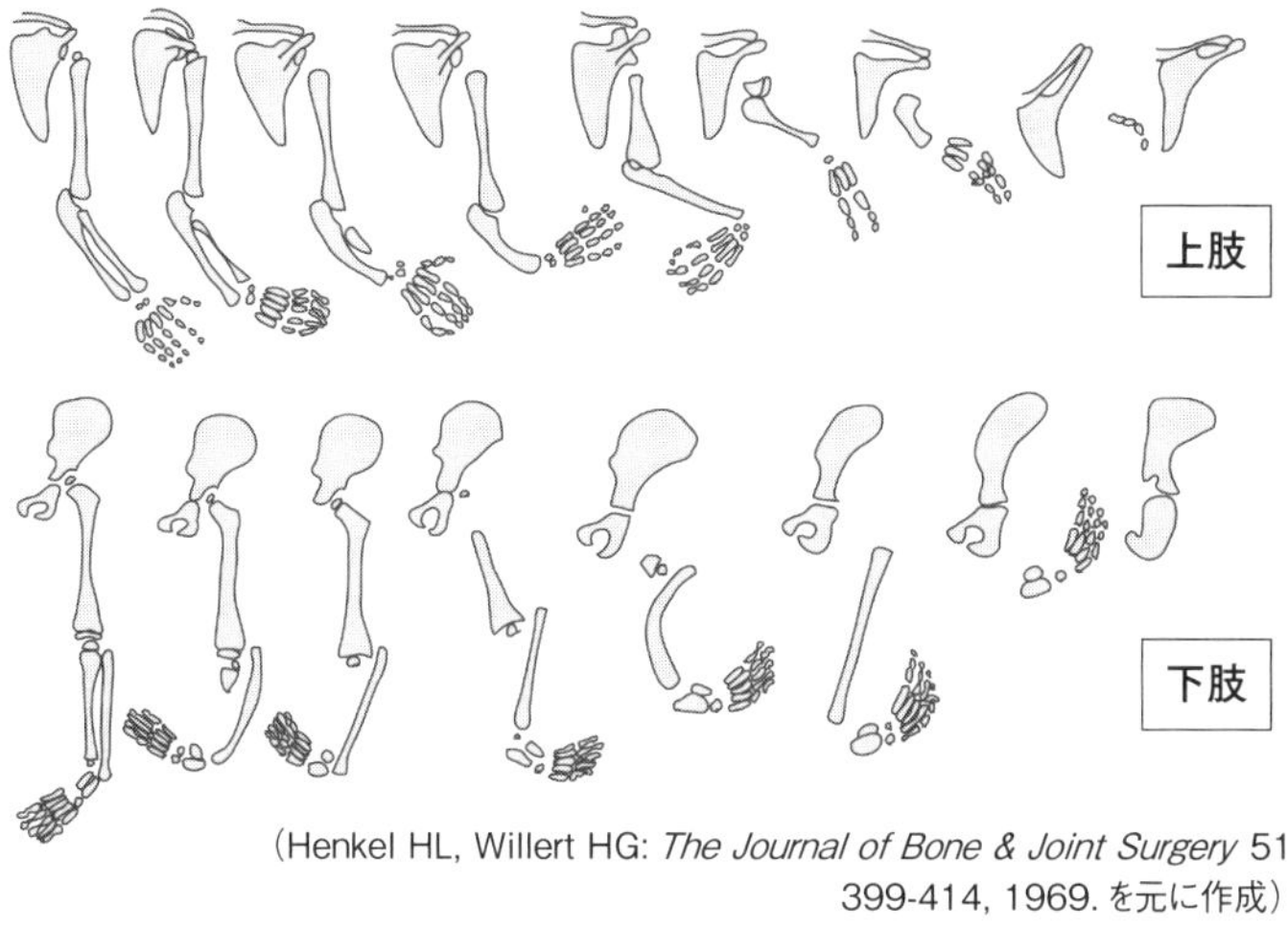

（Henkel HL, Willert HG: *The Journal of Bone & Joint Surgery* 51: 399-414, 1969. を元に作成）

階に分類している。それぞれの人数は、最重度三〇人（二人）、重度八八人（六人）、中等度七二人（五人）、軽度五六人（六人）で、合計二四六人（一九人）である（カッコ内の人数は聴覚障害を合併している人の数。二一四ページの図6－5、図6－6）。頻度は重度、中等度、軽度、最重度の順になっている。

上下肢低形成の特徴

①軸前縦列低形成と骨格筋異常

軸前とは、子宮内胎児の肢軸で上肢では橈側となり、下肢では脛骨側になる。軸後は軸前の逆で、上肢では尺側、下肢では腓骨側になる（前ページの図6－7）。

上肢あるいは下肢の減数奇形は軸前縦列低形成（preaxial longitudinal hypoplasia）が特徴である（Henkel HL, Willert HG: *The Journal of Bone & Joint Surgery* 51: 399-414, 1969.）。前ページの図6－8は、二八六症例の重症度を、縦列減数および低形成の順に並べ替えたもので、上段が上肢、下段が下肢の減数低形成の重症度の順序である。いずれも軸前縦列低形成であるが、具体的には橈側列、脛骨列低形成が特徴である。

上肢の軸前縦列低形成では、母指、大菱形骨《だいりょうけい》、舟状骨《しゅうじょう》、橈骨、上腕骨の順序で低形成が生じて、尺骨、尺側の手指（中指、環指〈薬指〉、小指）はほとんど侵されないが、橈骨低形成との関係で形態異常を呈する。また、骨格低形成に伴って、骨格筋の低形成も見られる。さらに上肢帯筋では上腕骨、肩甲骨、鎖骨など一見正常にもかかわらず、低形成が見られる症例もある。したがって、筋力強化を行っても筋力や筋量増加は起こらないことが特徴である。

②左右対称性

両側性形態障害が基本である。ある程度の左右差があることが多く、さらに一見片側は正常であるが、わずかに母指球筋のみが低形成になっている上肢低形成も多い。両側性異常は、薬剤が母体に吸収され、臍帯血《さいたいけつ》を介して胎児に移行し、全身を循環するためと考えられる。最軽症例は、母指球筋低形成や、母指骨や大菱形骨、舟状骨の低形成のみである。なお、利き手と非利き手の側の上肢長や周径差をもって、両側性形態障害があると主張することがあるが、これは病的障害ではない。

③軸前縦列低形成の基本形

最も軽症な母指球筋の形成不全や母指三節症を呈するものから、母指列低形成、前腕低形成に伴う橈側内反手《ないはんしゅ》（手首が横に強く曲がっていること）、上腕骨低形成海豹肢症（フォコメリア）、最重症の無肢症（アメリア）に至るまで、極めて多彩な形態を呈している（二一四ページの図６－６）。この上下肢の軸前縦列低形成異常（ディスメリア〈dysmelia〉）において、二つの基本的な原則がある。最小限の基本形は、母指列の低形成である。母指低形成、欠損、母指球

図6-9　母指列低形成と三節症のX線写真

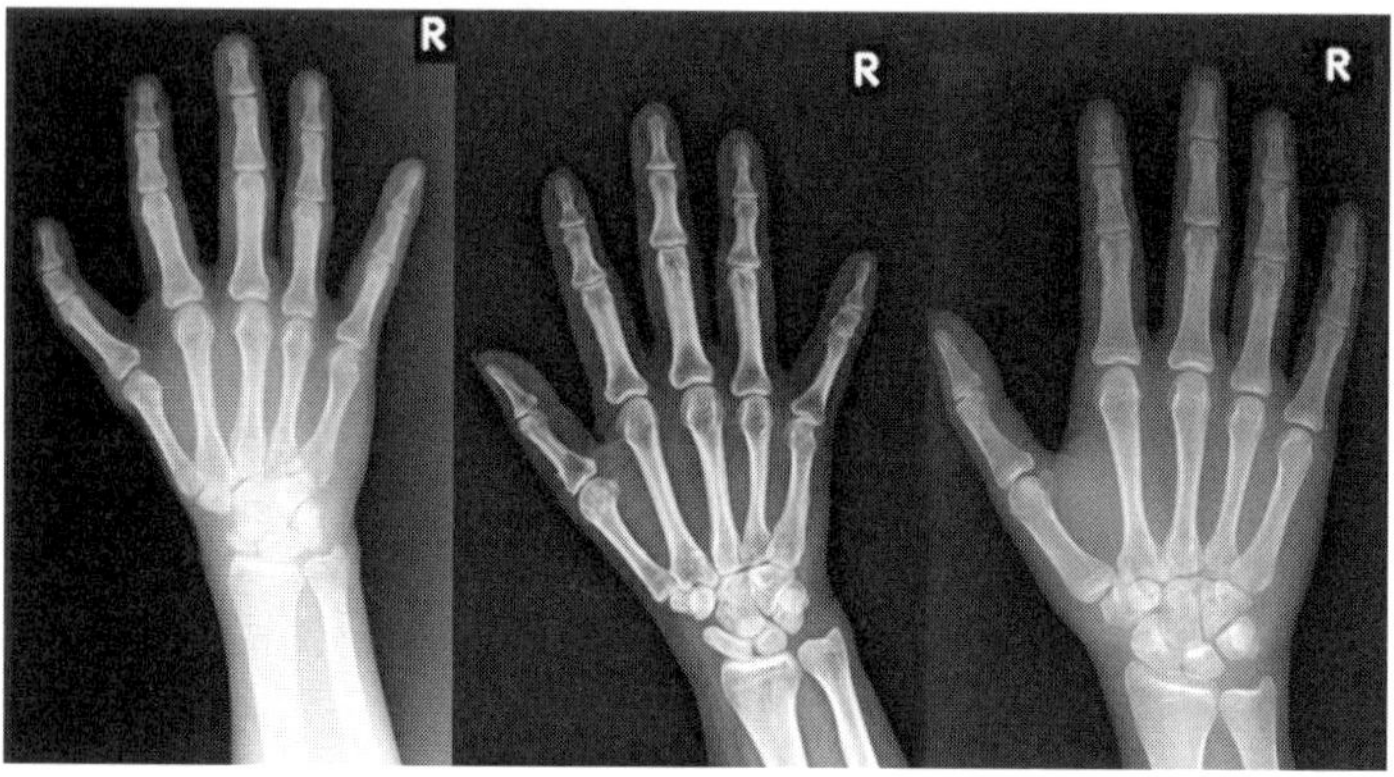

左：母指三節症。
中央：母指球筋低形成。母指列の大菱形骨、舟状骨、橈骨茎状突起の低形成が見られる。
右：正常。

筋の低形成であり、さらに大菱骨、舟状骨、橈骨茎状突起の低形成が観察されることもある。また母指三節症は母指欠損症になり、多指症になる（図6－9）。このような、すべての奇形に共通する遠位部から始まる骨格形の減少と、残った骨格要素における成熟障害から構成されている。一見、正常のように見えても、母指球低形成や母指のわずかな形成不全を見落としてはならない。

④下肢低形成

下肢低形成を合併しているサリドマイド胎芽症認定者は、英国では四六七人中六五人（一三・五％）、ドイツでは二三九七人中一五〇人（六・三％）、日本では三〇九人中二人（〇・六％）である。二一五ページの図6－8が示しているように、脛骨、大腿骨の軸前低形成である。また、いずれも下肢のみに限定した単独の低形成ではなく、上肢低形成を伴っている。

上肢低形成の活動制限と機能代償

リーチ障害と把持障害

手の機能を最大限に発揮するには、手そのものの可動性のほかに、肩の可動域が広く、肘の補助運動によって増強されていることが必要である。つまり、肩関節で大まかな上肢の位置を決め、ついで肘で手の高さや対象までの距離を調整する。その上で、肘が一部関与する前腕の回旋で、手の機能が最大限に発揮される位置に持ってくる。これが正常な上肢の関節の機能的な役割である。

サリドマイド胎芽症では、骨の低形成、骨格筋の低形成に伴った筋力低下、関節可動域の制限などがある。上肢の重症あるいは中等度機能障害では、上肢は短縮している。海豹肢症（フォコメリア）では上腕骨頭の低形成によって肩関節は亜脱臼している。エクトロメリアでは肘関節の形態異常のために肘や前腕の関節可動域が制限されている。

サリドマイド胎芽症の活動制限は、ある程度離れたところに手が届かない「リーチの障害」である（二二一ページの図6－10）。比較的軽症であっても、少なくとも母指欠損あるいは低形成のために、握力やピンチの形態バリエーションが少なくなる。

そのため、物を持ったりつかんだりするには、いずれかの手指との間に挟んで把持したり、軀幹《くかん》と手掌に挟んだりすることになる。母指三節症であっても、本物の母指は欠損しており、過剰手指になっている。この場合、他指との対立機能を持つ母指がないために精密握りはできず、豆状骨の隆起を代償的に使って強力把持を行っている。その握力は一〇kg未満が多い。

海豹肢症で難しい動作は、排便の後始末（肛門に手が届かない）、入浴時の身体洗浄と洗髪、タオル絞り、上着の裾をズボンやスカートの中に入れること、爪切りなどである。

そのほかの食事、更衣、整容、排泄動作などの日常生活動作は、手を使って行おうとすると難しいが、足を使うことによって可能である。

また、リーチ障害の代償で上体を前かがみにするために、二次的に背中が丸くなる亀背《きはい》になる。これはいわゆる不良姿勢であり、肩こり、腰痛などの原因になる。

内反手

上肢低形成の中等度前腕群エクトロメリアで、手首が橈側へ強く曲がっている内反手が見られる。これは、橈骨が欠損していても尺骨は比較的温存されていることによって、二次性に橈側に曲がるのである（図6－11）。この内反手は、肘の可動域制限を代償しており、日常生活動作（ADL：Activities of daily living）の観点からは、食事の際に手を口に運ぶとか、洗顔時

図6-10　上肢のリーチ制限

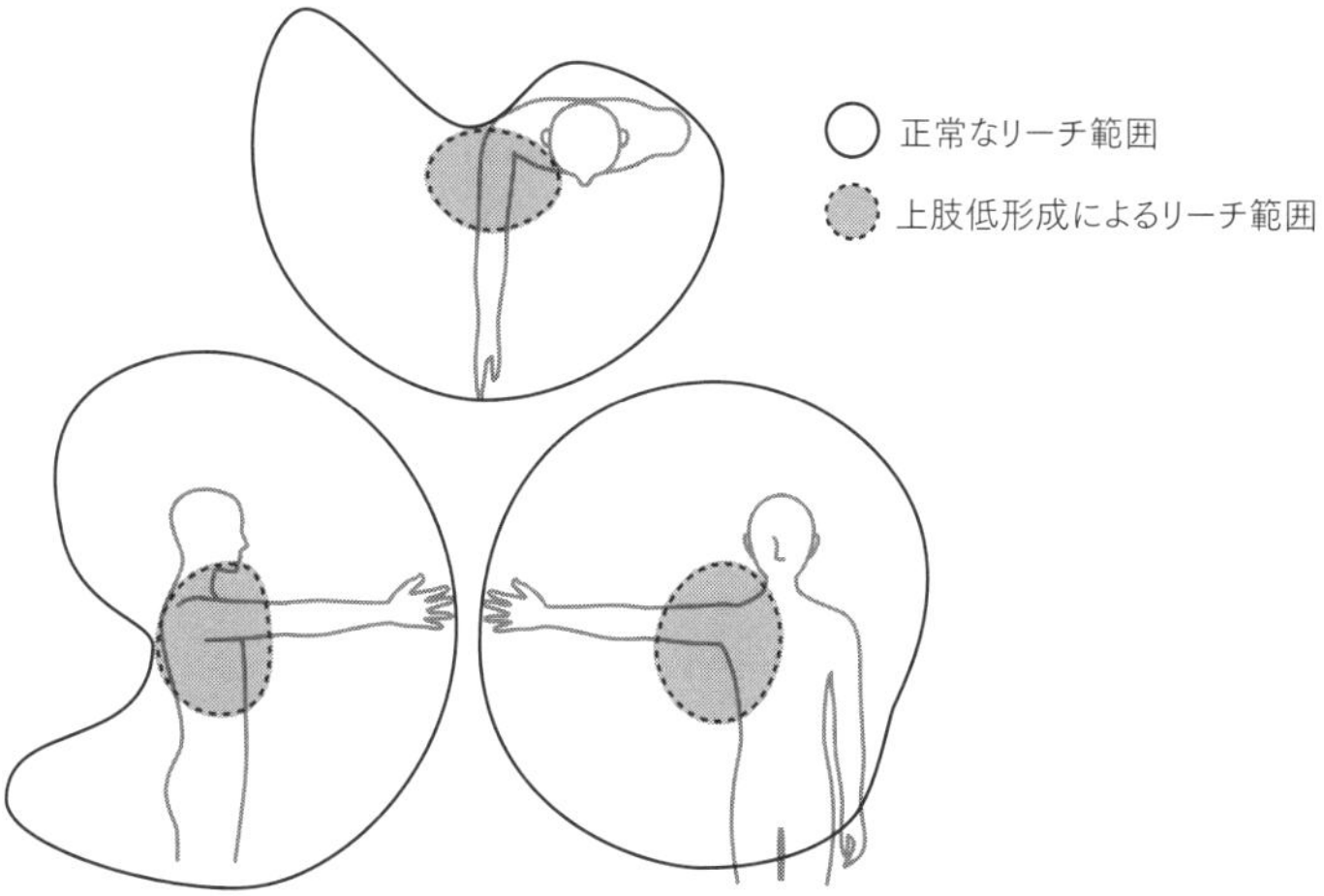

図6-11　両側エクトロメリアと内反手

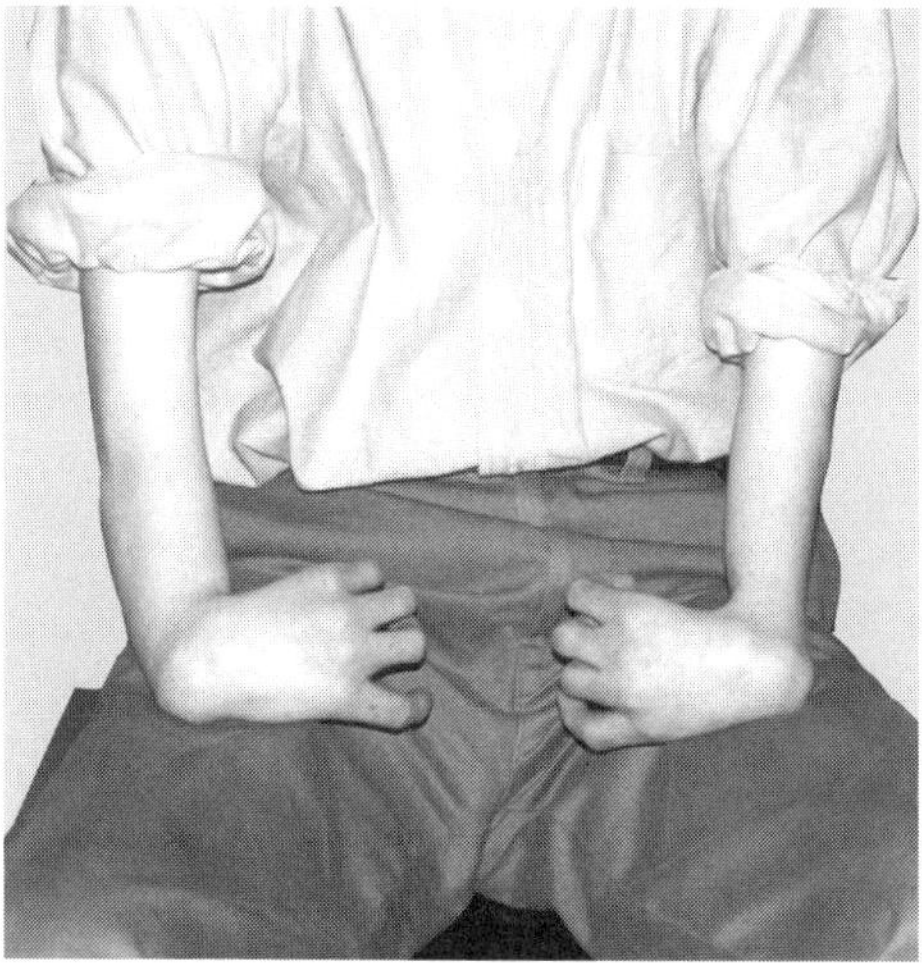

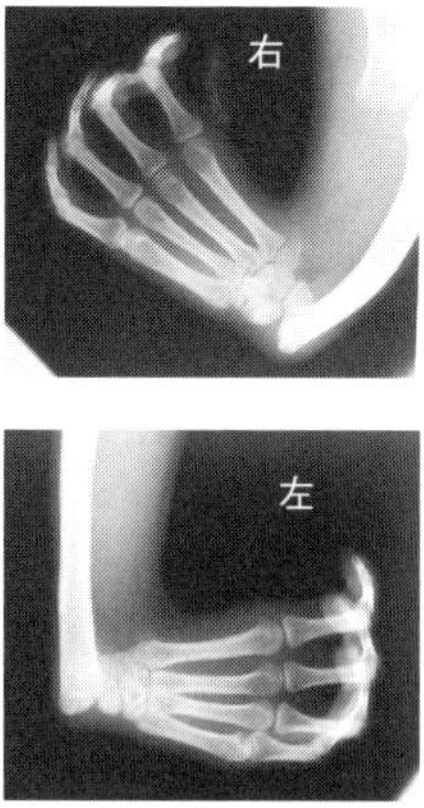

に手を顔に持ってくるなどの動作が容易になっている。手術などによって、この内反手の奇形をまっすぐ伸ばすようなことがあれば、むしろ日常生活動作に不便をきたすことになる。

自助具の必要性

サリドマイド児はリーチャなどの自助具をほとんど使わなかった。海豹肢症の患者にとっては、足が手の代わりをしているので、健常者が手ですることは、すべて足で可能である。サリドマイド児は先天性障害のために生活範囲が家庭に留まっていたことから、上肢動作を足で代償することに大きな問題はなかった。そのため、自助具は必要なかったのである。

しかし、サリドマイド児が成長して社会に出るようになると、外では足で食事をするわけにはいかなくなった。自動車の運転も、足で行うことは法律で禁止されている。また、母となった場合、子どものおむつ交換は、畳や床に座って、足を使って見事にこなせるが、一旦外出すると、座って足を使っておむつ交換をできるような場所がない。

社会に出たときに、自由に足を使えない状況になり、初めてリーチャなどの自助具が必要になってきた。

電動義手の開発

サリドマイドによる無肢症、あるいは海豹肢症の子どもが成長し、小学校就学期を迎える

図6-12　電動義手

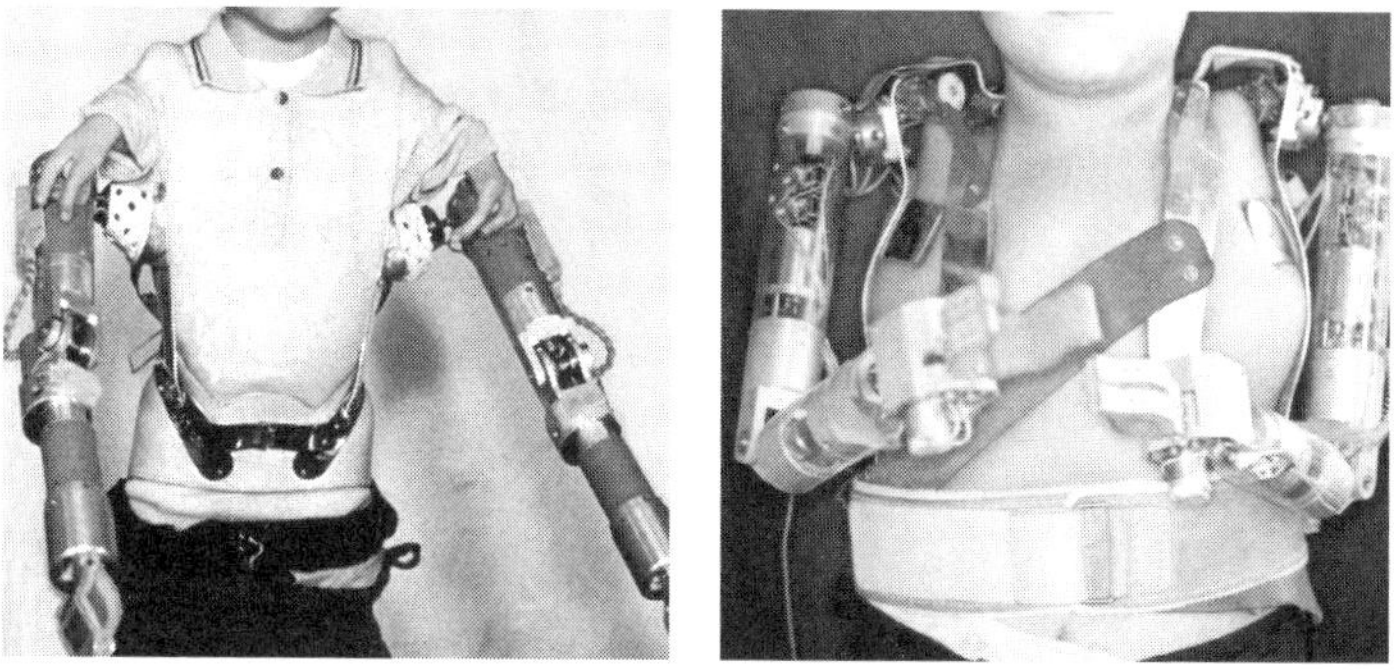

右：徳島大学で開発された、海豹肢症用の徳島大式電動義手。
左：東京大学で開発された、無肢症用の電動義手 Tokyo Hand。
（いずれも元東大リハ部加倉井周一氏の厚意による）

頃、上肢による日常生活動作の自立に向けて、電動義手の必要性が強調された。一九六八年、時の園田《そのだ》直《すなお》厚生大臣の鶴の一声で、動力義手実用化特別研究班（東京大学、京都大学、熊本大学、徳島大学、翌年から早稲田大学が参加）が発足した。

最も開発が進み臨床応用まで到達したのが、徳島大学グループの両側高位欠損児用義手であった。残存指で操作でき、手先具開閉、前腕回旋、肘屈伸の三つの自由度があり、肩関節は他動的に（外部から力を加えられたときに）動きを許すのみであった（図6―12）。

当時としては最新式の小型電動モーターを開発したが、重量増は否めず、小児用片側義手が一・二kg、両側で二・四kgであった。さらにこれに小型のアルカリ電池〇・六kgを要したとのことである。骨盤から上部に体幹装具のような支柱がついていた。

「たまたま東日本のサリドマイド児訓練センターであ

る整肢療護園でこれらの動力義手の訓練をみる機会があったが、やれやれといった顔つきで片側足指にフォークをはさんで前かがみになりスパゲッティを食べている光景が極めて印象的であった」と元東大リハ部の加倉井周一《かくらいしゅういち》教授は述懐している（加倉井周一「我が国における電動義手開発と実用化の歴史」『日本義肢装具学会誌』九巻四号：三四三―三四六頁、一九九三年）。

開発に携わった野島元雄らの報告では、徳島式電動義手は二八例が装着し、装着期間が四～五年におよんだものも若干例数えるが、現在まで約五十年にわたって使用しているのは一例にすぎない。

また野島は、小学校就学前のサリドマイド児の吉森こずえさんに対して、電動義手訓練を熱心に行った記録を詳しく報告している。彼女は日常生活動作の六八％の機能を獲得して小学校に就学し、さらに二年生末まで義手の操作の習熟度を増した。級友の介助によって、足を使うことなく机の上で作業したり給食を食べたりできるようになった。しかし、高学年になるにしたがって、義手に要請される機能も多様に、しかも複雑になり、次第に足を使っての生活が再び主体になり、義手の使用は断念された。以降、足を使って、高校、短大を終え、結婚生活に入り、二児をもうけ、主婦に専念しているとのことである（野島元雄、首藤貴、大塚彰「市販製品の特徴と最近の使用状況」『日本義肢装具学会誌』九巻四号：三五三―三六二頁、一九九三年）。

なお現在では、海豹肢症の一名が片側性に肘上の装飾義手を使っているだけである。この症例は、三歳頃より装飾義手を装着しており、成長とともに作り変えている。

片手笛

両上肢障害のあるサリドマイド児は、小・中学校での体育、音楽、図工、家庭科などの学習に苦労した。特に音楽の時間では、縦笛（リコーダー）の演奏が難しく、情操教育どころではなく、むしろ心理的な負担になった。

一九七五年以来、東京都補装具研究所では、四～五本の指で演奏できる片手笛の研究開発を推進してきた。さらに指で押さえる孔《あな》の位置を変えたり、孔を押さえる補助キーを取り付けたりと改良を重ね、改造笛、七孔笛、六孔笛、さらに三孔笛を開発している。指孔をすべて開放した際に、笛をどのように支えるかという問題に対しては、ギター奏者が同時にハーモニカを吹くように、あるいはサックス奏者のように、首に掛ける方式で保持具を取り付けている。

聴器低形成の機能形態障害

聴覚障害者の難聴程度と混合群の割合

聴器低形成群は難聴の程度によって、重症度が分類されている。最重度（両側六〇dB以上）、重度（両側中等度：三〇～六〇dB）、中等度（片側重度：六〇dB以上）、軽度（片側中等度：三〇～

六〇dB）の四つに分類されている（図6－13）。人数は、最重度四六（五）人、重度八（二）人、中等度一六（七）人、軽度一二（五）人である（カッコ内の数字は混合群の人数である。図6－14）。最重度の難聴が最も多く四六人で、このうち上肢低形成最重度重複者は一名であり、その他の四名の重複上肢低形成は軽症であった。難聴重度あるいは中等度の重複者では上肢低形成重症者は二名であった。また軽度難聴者四名は、上肢低形成が最重度あるいは重度者であった。これらの結果から、三名の重度上肢低形成と難聴重度者を除いて、上肢低形成者と難聴者はほとんど別々の独立したグループになっている。

聴器低形成の三要素

聴器低形成には耳介変形、耳道変形、難聴の三つの要素がある。外耳および内耳の低形成に伴う外耳奇形、中耳道狭窄などに伴う伝音性難聴、第Ⅷ脳神経の内耳神経の低形成による感音性難聴などがある（二二八ページの表6－2）。七五名の一五〇耳の検診では、七七耳（五一%）に耳介変形が見られ、両側性が多い。小耳症四七耳（四二%）、異形成二〇耳（二六%）であった。耳道変形では六四耳（四三%）に閉鎖症あるいは狭窄症が見られた。難聴は一四七耳（九八%）に見られ、症状の多い順に、感音性九七耳（六六%）、混合性三二耳（二二%）、伝音性一八耳（一二%）であることから、多くは内耳神経あるいは内耳神経核が侵されている（田中美郷『耳鼻咽喉科』五八巻：三四－四四頁、一九八六年）。

図6-13　聴覚障害者の難聴程度

重症度	難聴
最重度	両側＞60dB
重度	両側30～60dB
中等度	片側＞60dB
軽度	片側30～60dB

図6-14　聴器低形成群の重症度と頻度

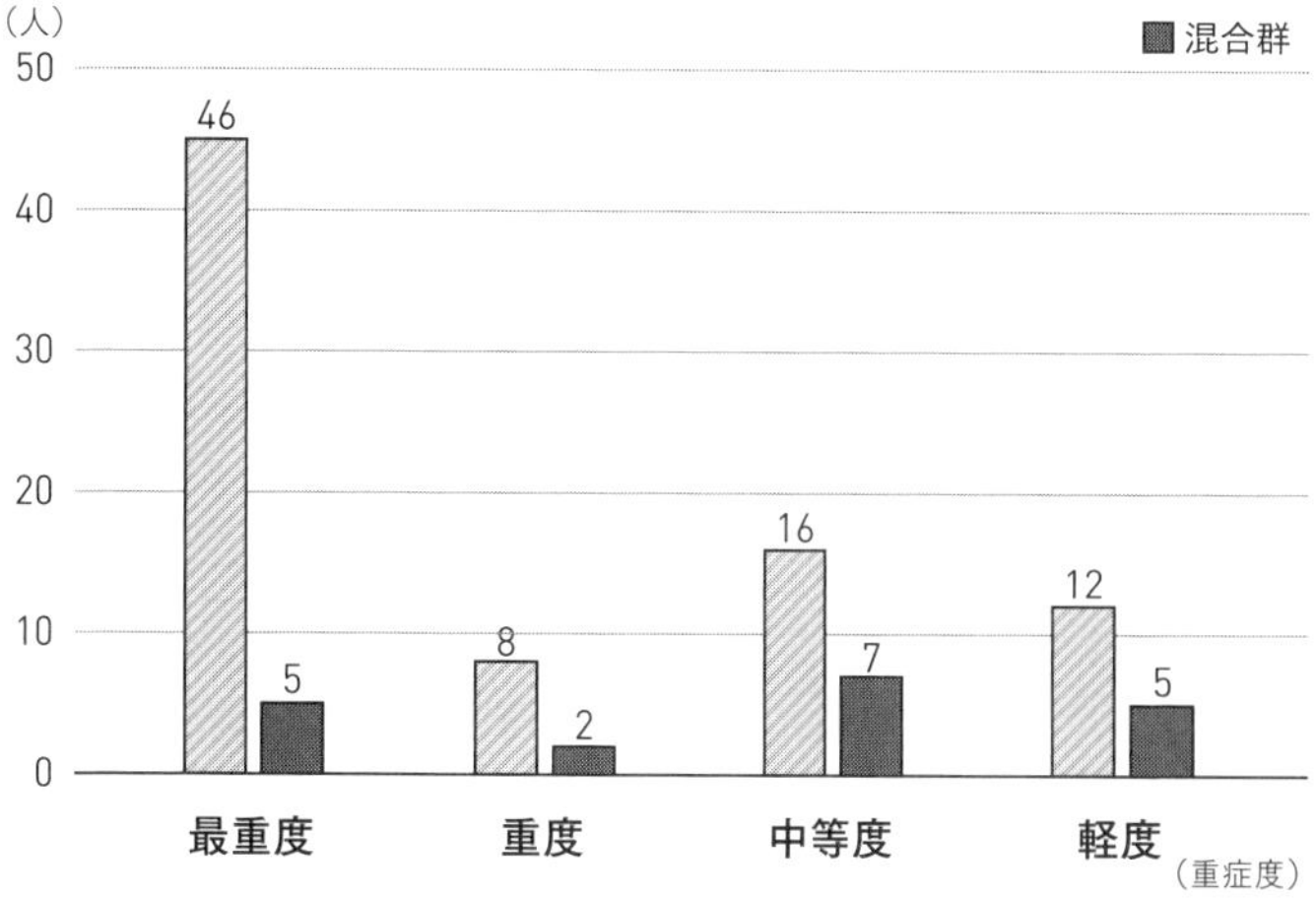

表6-2　聴器低形成の種類と分類

N=75（男性 43 人、女性 32 人）150 耳

耳介変形		**77耳**
	無耳症	10
	小耳症	47
	異形成	20
耳道変形		**64耳**
	閉鎖症	28
	狭窄症	36
難聴		**147耳**
	伝音性	18
	感音性	97
	混合性	32

田中美郷『耳鼻咽喉科』58: 34-44, 1986 を元に作成

①外耳奇形

耳介形成と外耳道形成異常は、その連続性のために合併率が高い。さらに、外耳道狭窄や閉塞によって伝音難聴が生じる。耳介変形のために、通常の補聴器、マスク、眼鏡の装着が難しい。補聴器の装着には、特殊型の補聴器や鼓室《こしつ》形成術などの検討が必要になる。

②中耳奇形

アブミ骨を含めた耳小骨が変形していることが多い。外耳道から鼓室、さらに中耳道の変形は、側頭骨ＣＴを行うとよく観察される（図6－15）。

③内耳奇形

内耳神経・核の低形成あるいは無形成による

図6-15　聴器低形成者の側頭骨CT所見

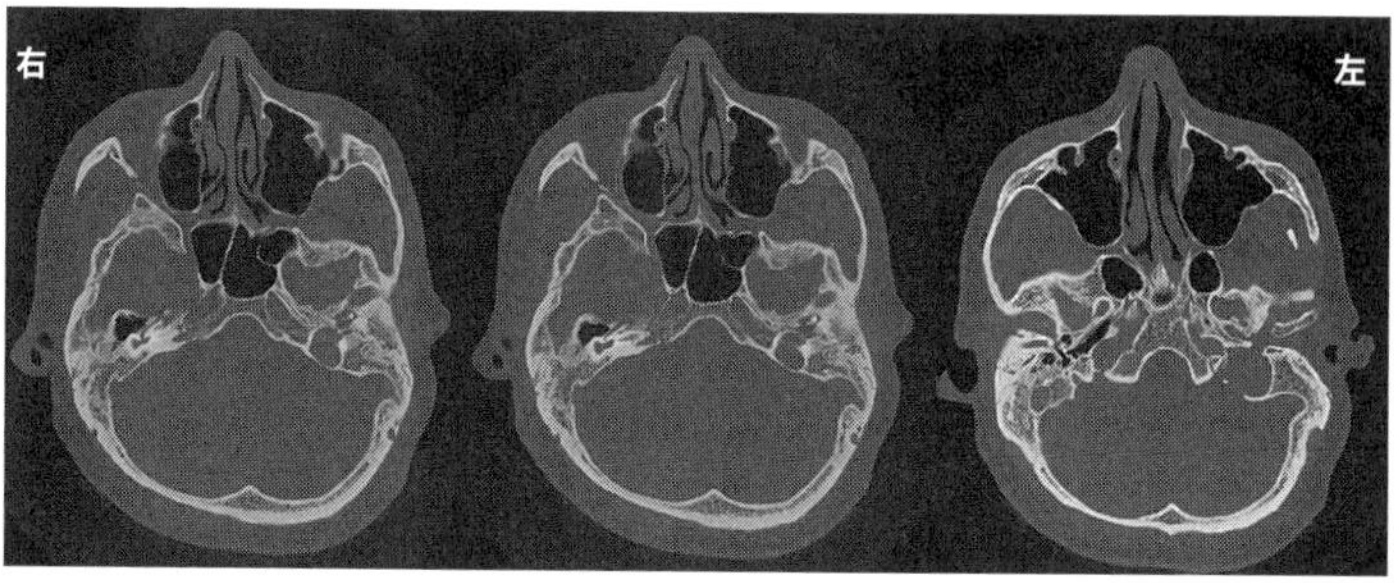

56歳男性、感音性難聴。CTでは両側性に耳介変形があり、右外耳道低形成、左外耳道閉塞、両側耳小骨奇形が認められる。

感音性難聴が考えられ、重度難聴のためにコミュニケーションが障害される。

二〇八ページの表6－1の右側に聴器低形成者の特徴的所見が掲載されている。耳介、耳道、難聴の三つの要素のほかに、合併する頻度が高い機能形態障害には、顔面神経麻痺、外転神経麻痺あるいはデュアン（Duane）症候群、ワニの涙現象がある。

顔面神経麻痺の合併

聴器低形成者七五人のうち、顔面神経麻痺の頻度は三九人（男一九人、女二〇人）、五〇%であり、両側二八人、左九人、右二人であった。基本的に画像診断や電気生理学的検査をすると、顔面神経核の無／低形成あるいは顔面神経線維数の減少や、顔面神経線維が残っている場合には明確な迷入再生回路の出現が見られる（次ページの図6－16、図6－17）。

図6-16　両側顔面神経麻痺のMRI

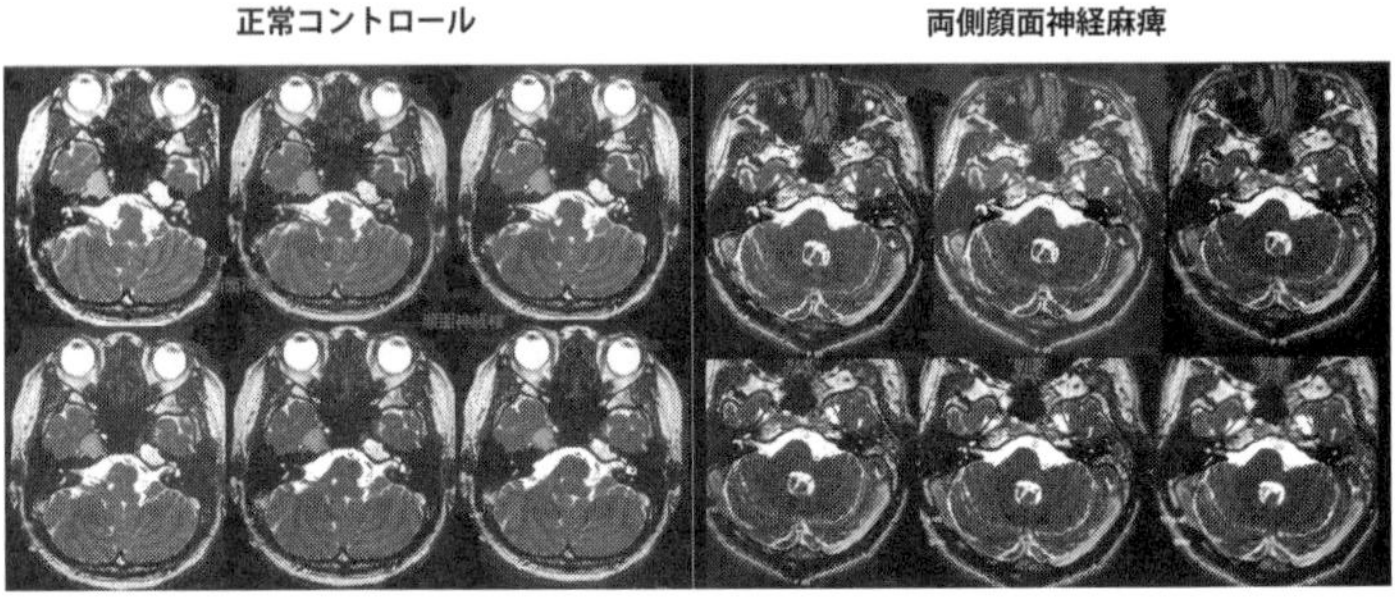

左：正常コントロール。両側とも顔面神経核と顔面神経が明確に描出されている。
右：左の顔面神経核と神経線維が欠損し、右の顔面神経核と神経線維は細くなり線維数が減少している。

図6-17　表情筋の表面筋電図と顔面筋反射

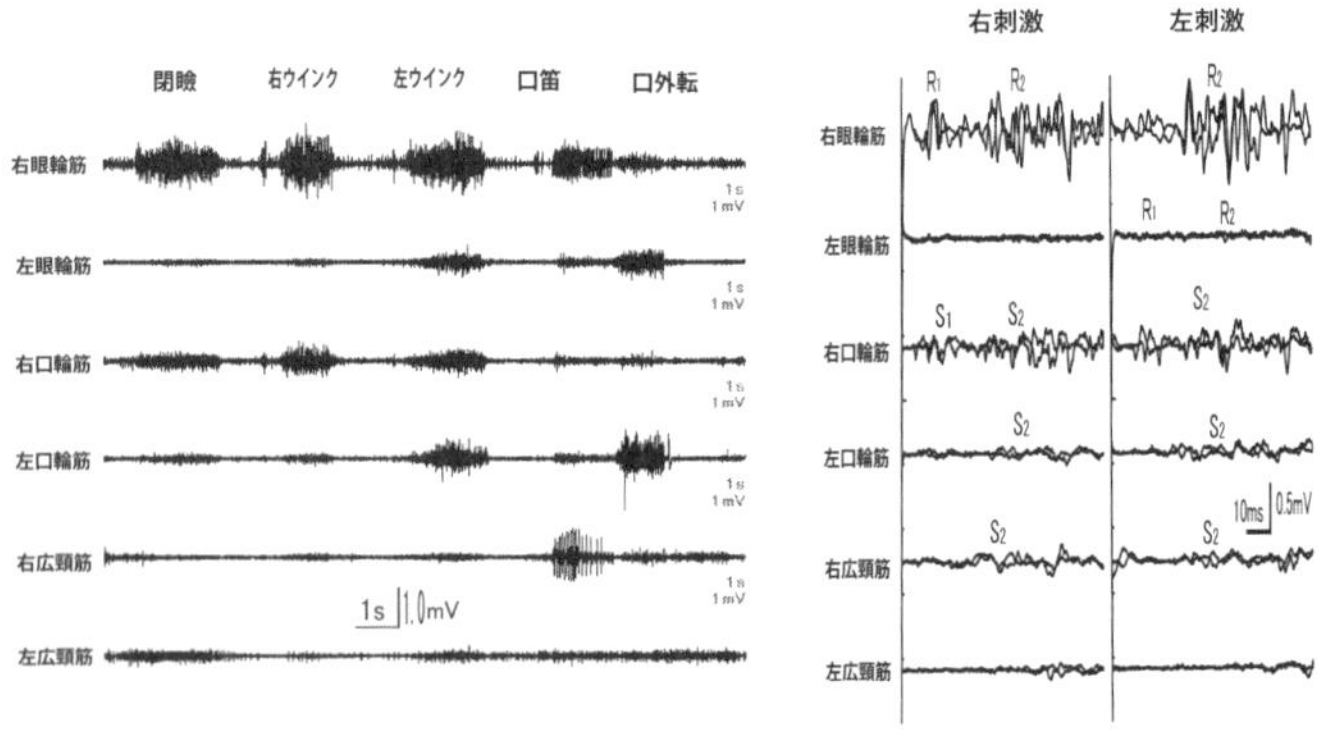

45歳男性。聴器低形成型で、両耳介低形成、両耳道閉塞狭窄に、60dB以上の難聴。両側顔面神経麻痺を合併しており、右顔面神経麻痺は不全、左は完全麻痺である。右は病的共同運動陽性で、顔面筋反射でも右眼輪筋反射に同期して口輪筋や広頸筋から同様な電位が出現している。

デュアン症候群

デュアン症候群は、聴器低形成者七五人のうち三二人（男一九人、女一三人）、四三％に出現しており、両側性三一人、左側のみが一人である。Ⅰ型（外転制限のみで、対側眼球の内転制限なし）は両側七例、片側二例。Ⅱ型（外転制限なし、内転制限あり）は両側一例。Ⅲ型（外転制限あり、内転制限もあり）は両側二一例であった。外転神経核および神経線維の欠損のために患側の眼球外転ができない状態であるが、胎児期に外転神経の代わりに動眼神経が外直筋を代償支配するために、患側に眼球を外転しようとすると、患側外転不能のほかに、対側眼球を支配している動眼神経が働き、眼裂狭小と眼球後退が生じる（Arimoto Y: Ophthalmology in thalidomide embryopathy. *Thalidomide Embryopathy in Japan*, Kida ed, pp143-153, Kodansha, Tokyo, 1987.）。

「ワニの涙」現象

帝政ローマ時代のギリシャ人著述家プルターク（プルタルコス）が「ワニの涙」という言葉をよく使っていたことから、ラテン語を使う欧州社会には「ワニの涙」に関する逸話や民話が多い。「ワニは餌食を食べながら涙を流す」とされていたことから、「ワニの涙」とは通常、「空涙《そらなみだ》／偽りの涙」という意味である。

表6-3　サリドマイド胎芽症132症例の眼科的合併症

	聴器低形成群	上肢低形成群	混合群	合計
小眼球症	1	2	0	3
ぶどう膜形成不全	1	2	0	3
白内障	2	4	0	6
レンズの脱臼	0	1	0	1
角膜混濁	1	3	0	4
網脈絡膜萎縮	1	1	1	3
眼球癆	0	0	1	1
デルモイド	2	0	0	2
デュアン症候群	27	1	3	31
外転神経麻痺	0	1	0	1
顔面神経麻痺	33	3	2	38
上下注視麻痺	2	0	0	2
ワニの涙現象	20	1	3	24
斜視	2	14	1	17
弱視	8	1	1	10

顔面神経麻痺の後遺症として、副交感神経成分が唾液腺を支配しており、これが迷入再生によって涙腺をも過誤支配することで、食事中、唾液が出るときに同時に涙も出るという機序である。したがって、サリドマイド胎芽症で「ワニの涙現象」が陽性であることは、顔面神経麻痺後遺症の一つの徴候になる。

聴器低形成者七五人のうち、ワニの涙現象陽性者は二四人（男一二人、女一二人）、三二％であり、両側が二二人、右が二人である。なお、ワニの涙現象陽性者二四人中、顔面神経麻痺がない症例は四例であった。また、聴器低形成群で顔面神経麻痺があった三九人の中に、ワニの涙現象がなかった症例は二〇例であった。このように、ワニの涙現象が陽性でも顔面神経麻痺があるとは限らず、あるいは、顔面神経麻痺があってもワニの涙現象が陽性になるとは限らない。

眼科的症状

眼科的な機能障害は、非特異的であるが、視力障害である。さらに頻度の高い構造欠損は、ぶどう膜欠損である。また網膜欠損を伴う症例と伴わない症例もある。次に眼球の低形成で、欠損している場合、無眼球症、あるいは小眼球症である。虹彩欠損と小眼球症の合併が多く、通常は両側性である。眼球表面のデルモイド嚢腫《のうしゅ》はまれであるが、耳介欠損あるいは小耳症と合併することが多い。以上の欠陥があると視力低下を伴うが、これらの構造の異常がなくとも、視力低下を合併することが多い。

上肢低形成群での眼球奇形として、小眼球症、ぶどう膜低形成、白内障、角膜の濁りなどを合併している。上肢低形成群ではその重症度が高くなると、眼症状も重症になる傾向がある。これに対して、眼球付属器の奇形はむしろ聴器低形成群の特徴と考えられる。デュアン症候群、顔面神経麻痺、ワニの涙現象、垂直注視麻痺（上下注視麻痺）、デルモイド奇形などが合併する頻度が高い（表６－３）（Arimoto Y 前掲論文）。

聴器低形成群の活動制限と機能代償

コミュニケーションの問題

三〇九人の日本のサリドマイド児では、四肢、特に上肢障害が七四％であるのに対して、聴覚障害者は二〇％であり、残りの六％は重複障害者である。

聴覚言語を介した情報量が少なくなってしまうため、単に意思疎通が困難になるだけでなく、個人差はあるにしろ、人格の全体構造や、行動面にまで影響が波及することは避けられない。特に、社会に出たときにコミュニケーションや対人関係に問題が生じることが少なくない。聞き違いや相互の意志疎通がスムーズにいかない場面に直面することによって、自分自身の評価を低め、自信を喪失していくなど、活動制限よりむしろ参加制約が大きいことが特徴である。

両側重度難聴の人は、言語概念習得前の聴覚障害者であることから、聴覚を通して音声言語を習得していないために、発声は不明瞭であることが多い。そのため幼小児のときから、高感度の補聴器を用いて聴能訓練を行って、音感覚を認識させるとともに、読話訓練や手話によるコミュニケーションを行っている障害者も少なくない。

また耳介や耳道の欠損や変形のために、メガネがかけられない、マスク装着ができないなどの悩みがある。

聴覚障害者の機能代償には、補聴器のほかに、聴覚以外の感覚を用いたコミュニケーションを行う方法として、読話、筆談、手話の三つがある。

補聴器

音が大きくなるとうるさく感じることが多く、音としては聞こえるが、「言葉」としては聴こえにくい。障害者の多くは、満足できる補聴器にいまだ出合っていないという。この点を正しく理解してくれる耳鼻科医が少なく、どのように医師にわかってもらい、付き合えばいいのか、戸惑いを持っている。さらには耳介や耳道の変形があるために、補聴器の装着がうまくいかず、高価な補聴器を落としてしまい、紛失することが多い。

補聴器をつけて社会生活を送ることがどのようなことかは、「『聞こえること』と『聴こえること』」（二四〇ページ）の項で述べる。

読話と筆談

読話とは、唇の動きや表情の変化などによって相手の言っていることを理解する方法である。しかし、唇の動きや表情の変化は、音声言語を完全に理解するだけの情報が含まれていないので、限定的な場面にしか用いることができない。ただし、補聴器を読話と併用するとかなり有効である。

筆者がサリドマイド胎芽症者の集会で講演した際、原稿にない質疑応答をしているときに、隣のオーバーヘッドプロジェクター（ＯＨＰ）にリアルタイムにその内容が映し出されており、驚いたものである。このカラクリは、演者の口唇の動きでその内容を読話し、ＯＨＰシートに健常者にはないものすごいスピードで手書きしていたのである。

このように、難聴に関する代償能力として、話し相手の言葉と同様のスピードでの筆談が可能である。会社などで、確認を要するような重要な事柄については、健聴者とは筆談で会話している。

手話

聴覚障害者相互のコミュニケーション手段として最も用いられているのは手話である。聴覚障害者の多くは手話を用いて相互に情報を交換し、独自の文化とコミュニティを形成している。また、ボランティアとして手話で参加しているサリドマイド胎芽症者も少なくない。

外貌に関する障害

眼は容貌の中心になることから、もし眼が外見上不良であれば、ほかの部分がいかによくても外貌は少なからず醜くなってしまう。さらに、無耳症を含めた耳介奇形を合併していることも少なくない。したがって、デュアン症候群による眼球運動障害、顔面神経麻痺による兎眼《とがん》、硬い表情、耳介の奇形などの外見上の機能形態障害は、日常生活での動作に不便をきたすような活動制限と結びついていないが、他人に好印象を与えないことがあり、差別とまでいかないまでも、不利な状況になりやすい。これらの障害は、日常生活の活動が制限されるより、むしろ社会生活での不利や制約と密接に結びついているのである。

サリドマイド胎芽症の鑑別

SALL4関連疾患

サリドマイド胎芽症と徴候が極めて類似している疾患に、SALL4関連疾患やホルト—オーラム（Holt-Oram）症候群がある。これらの疾患と鑑別診断することが必要である。

SALL4関連疾患は遺伝性疾患であるが、突然変異によって四〇～五〇％発症することもあり、必ずしも家族性発生とは限らない。SALLは「ショウジョウバエの発生／転写調節因子Spalt遺伝子（SAL）のような」という意味で、Spalt-likeからSALL（サル）と呼ばれている。ヒトを含めて哺乳類にSALL遺伝子があることが知られ、ヒトではSALL1から

ＳＡＬＬ４の四種類が単離されている。

ＳＡＬＬ１遺伝子変異（16q12.1）によってタウンズブロックス（Townes-Brocks）症候群が知られている。この症候は鎖肛、難聴を伴う耳介形成異常（小耳症、耳前肉柱など）、上下肢の軸前異常（三指節母指、母指低形成など）、腎奇形（腎低形成、多嚢胞腎など）が見られる。

ＳＡＬＬ４遺伝子変異（20q13）によって、オキヒロ症候群（デュアン―橈側列症候群。ＤＲＲＳ：Duane-radial ray syndrome）と、肢端―腎―眼症候群（ＡＲＯＳ：acro-renal-ocular syndrome）が出現する（Al-Baradie, R et al: *The American Journal of Human Genetics* 71(5): 1195-1199, 2002.）。

オキヒロ症候群はハワイの神経内科医オキヒロ（Micheal Masaru Okihiro）によって最初に報告された（Okihiro M et al: *Archives of Neurology* 34(3): 174-179, 1977.）。オキヒロ症候群は、片側性または両側性のデュアン異常（目の異常な動き）、橈側列形成異常、感音性難聴が特徴的症状であるが、この橈側列形成異常には、母指球形成不全か母指の低形成または無形成のいずれか、橈骨の低形成または無形成、前腕の短縮と橈骨偏位、三指節母指、重複母指（軸前多指症）などが含まれる。具体的には、次のような症状が挙げられている（Kohlhase J〈著〉小原令子、羽田明〈訳〉：ＳＡＬＬ４関連疾患、http://grj.umin.jp/grj/sall4.htm）。

目――小眼球（まれ）、虹彩や網膜・脈絡膜の欠損、白内障、視神経乳頭形成不全。

上肢――橈骨に随伴した尺骨の短縮、合指、内反手、上腕骨の短縮、三角筋の低形成。

腎臓――腎無形成、交叉性腎変位、腎臓の位置異常。
耳／聴覚――感音性難聴と伝音性難聴のいずれかまたは両方、耳介異常、外耳道のスリット状開口、小耳。
心臓――心房中隔欠損（ＡＳＤ）、心室中隔欠損（ＶＳＤ）、ファロー四徴。
消化器系――肛門狭窄、鎖肛。
顔――内眼角贅皮《ぜいひ》、両眼隔離、平坦な鼻梁、片側顔面萎縮。
下肢――彎足、内反足、脛骨半肢、合指症。
脊椎――融合脊椎。
脳下垂体――成長ホルモン分泌不全、出生後の発育不全、脳下垂体低形成。

ＡＲＯＳは橈側列形成異常と腎奇形（中等度の回転異常、位置異常、馬蹄腎、腎形成不全、膀胱尿管逆流、膀胱憩室）、眼欠損症、デュアン異常などが特徴的症状である。

ホルト―オーラム症候群

ホルト―オーラム症候群は、ＴＢＸ５という遺伝子の変異によって起こる。ホルト―オーラム症候群とＳＡＬＬ４関連疾患は同じような橈側列形成異常を示すが、軸前多指症はＳＡＬＬ４変異においてのみ起こり、ＴＢＸ５の変異では起こらない。ＳＡＬＬ４変異とＴＢＸ５の変異によって心疾患を生じるが、ＴＢＸ５変異では心房中隔欠損が心室中隔欠損より一般的であり、ＳＡＬＬ４変異ではその逆となる。典型的な橈側列形成異常と腎臓の位置的異常があるが、デュアン異常がない人については、ＴＢＸ５変異よりもＳＡＬＬ４変異を持っている方が多い。まれであるが、橈側列形成異常と心奇形があるだけでほかの症状は何もない症例の中で、ＳＡＬＬ４変異が原因のこともある。

サリドマイド胎芽症者の体験記より

サリドマイド児の聴覚障害と視覚障害が、実際にどんなことなのか、彼ら自身の体験記がこの理解に役立つと思う。以下に、石坂映子さんと永松玲子さんの体験記を掲載する。

「聞こえること」と「聴こえること」

私のように中途半端に、聞こえることと聞こえないことを同時に体験できる人間には、実に複雑な問題である。私の場合、機械の耳を装着しない状態では、家族であればなんとか会話は成立する。それでも何度も聞き返したり、口の動きをみるためにすぐ近くか、せいぜい一メートルくらいのところで相手と向かい合わなければお手上げ状態である。声のトーンの高い母とは、比較的短い会話なら可能だが（向こうはどう感じているかわからないが？）、父や弟とは全く諦めたほうが早い。

家の中にいて、外で犬が鳴いているとか、雨が急に降り出したり、車が急ブレーキを踏んだというような、健聴者であれば否応なしに囲まれている自然の音環境から、私の場合は全く遮断されている。しかし、機械の耳を装着すると不愉快ながらある程度の自然の音環境の中に囲まれ、しかも他人との会話も、相手にそうと気づかれない程度には聴力を補える。

こうしたわけで、聞こえる世界と、聞こえない世界が、機械の耳のスイッチ一つで切り替わる私には、「聞こえる」ことと「聴こえる」ことの相違にはちょっとうるさいのである。聞こえる世界では、犬の鳴き声、車の通る音は、耳にその音が入ってくるだけで、理解するより先に、理屈抜きに、その違いがすぐにわかる。しかし他人との会話の場合は、ただ音として言葉は聞こえても、何を言っているのか、その内容を理解できなければ意味がない。AさんとBさんの声が聞こえて、それを区別できることより、AさんとBさんの言っている内容を理解することが、会話では重要である。

しかし、Aさんが話をして、何かを言っていることは、口の動きや、多少聞き取れる言葉自体の音でわかっているのに、何を言っているのかその内容が理解できない、という実に奇妙な経験を私はしょっちゅうするのである。つまり「聞こえて」いるのに「聴きとれない」といった現象だ。

聴きとれないために起こるちょっとした笑いを伴ったハプニングであれば、「えっ？　そうなんだ。えへへのへー」くらいのことで通して過ごせる術をこの数十年で身に付けている。愛嬌でごまかすという手である。

狡いようだが、すみませんと謝ることでもないし、いちいち説明している時間も惜しいときは、結局これが一番手っ取り早く、双方とも円満にその場が収まるのである。

もちろん、この愛嬌もいつも通用するわけではない。ことに職場となると全てそんな甘っちょろいことでは逃げられないから、「実は私の耳はいつも調子がわるいのです」と、機械の耳のことまで、ありのままを白状することになる。

このことは、むしろ職場の全員によく知ってもらったほうがいいと思っているので、軽い笑いをもって自分を周囲にアピールする機会だと思っている。

（石坂映子「聞こえに関する雑感（二）」『いしずえ』一九五号、一九九二年）

補聴器について

こんなこともありました。この日の午後から、私の耳は突然に使用不能となり、机に居ながら急な出張に出たという触れ込みで、外部からの電話には周囲の人に対応してもらった。他人には迷惑をかけるし、電話に出なければ仕事になりませんので、憂うつで情けない半日だった。

これに懲りて、耳穴式の補聴器を常にもう一台予備として携帯するようにしている。高い修理代を払ったドングリ耳は今も健在である。買ったばかりの試聴期間に行方不明になった耳もある。満足できる補聴器に出会ったことは未だない。同じ種類のものより、色々なメーカーの耳を試してみようと、店から購入した。

翌日、慌ただしかったが、忘れずに新しい耳を付けて、バス停まで走った。バスの中で、いつものように文庫本を開き、読みながら、ふと今日はやけに静かなことに気づいた。このときには、既に遅く、新しい耳は二度と私の前に現われることはなかった。

ともかく耳穴式補聴器に関しては泣きたくなるような思い出が尽きない。耳穴にきちんと適合していなければ使えない、というのが私の耳穴式補聴器を使っての実感である。

また、パーティーや会議など、広い場所で不特定多数の人が発言する場では、耳穴式は使えない。これは、補聴力は狭い範囲に限られるからである。ただ、電話などの使用にはこの耳穴式は便利で大変助かっている。

他人とのコミュニケーションは、一対一で静かな場所で設定されることはまれである。むしろ、静寂な部屋でも、数人で会話する場合、会議の場で離れている人と会話することもある。また、飛行機の機内、電車の中にいれば、常にエンジンなどの機械音がうなっているし、居酒屋で人声の騒がしい場面もある。こんな音環境の中で、話し相手の言葉の音を「聞く」のではなく、言葉の意味を理解して「聴」かなければならない。

ところが、人間の耳と異なって、機械の耳では、様々な音環境に応じた心地のよい「聴こえ」を補ってくれない。補聴器は、外界の様々な音を高音や低音に関係なくそのまま拡大させ、「聞こえ」を補うものである。

機械の耳で「聞こえ」を補う際、最も厄介なのは雑音の問題である。相手の話をよく聴こうと、機械の耳のボリュームを大きくすると、余計な雑音まで大きな音として聞こえてくる。雑音の中から会話に必要な音だけを選択的に拡大することができない。肝心の相手の声は、結局聞き取りにくくなり、会話は円滑に進まず、悪循環に陥ることになる。また耳鳴りや頭痛まで引き起こしてしまう。

人の耳は年中無休で文句をいわず働いてくれるが、機械の耳はそうはいかない。電池が切れれば大事な会議中だろうとお構いなく、ぷっつりと聞こえを提供してくれない。これで何度も聞き返しながらも、なんとか成立していた会話が続行できなくなる。また接触不良や故障も多い。相手の声が入らないので、酸欠の金魚のような相手の口を見ながら、おかしいやら、歯がゆいやら、複雑な思いを何度か経験している。

（石坂映子「聞こえに関する雑感（三）」『いしずえ』二〇四号、一九九三年）

見えないこと

聴覚障害者にとって「聞こえることがよくわからない」という。私は、上肢障害の他に、弱視と眼振というおまけが付いている。私の眼はいつも大運動会で、眼前の物が、すべてが左右に動いている状態なので、「首振りお人形」のようになっている。私は、近くで物や人を見れば確かに見える。でも、他の人が、離れた距離から知人の顔を見つけ出すことができることが、とても理解できない。「何で離れていて見えるんだろう？　何で間違わないの？」と、不思議である。よく知っている人でも、いつもと違った髪型だったり、服装を変えていると、初対面の人だと思って、他人行儀な挨拶をしてしまう。思わず頭を下げかけ、途中で気がついて止めると、「いま、挨拶しかけたろう？」と友だちに大笑いされ、「他の人に言わんでね」と、口止めしながら、顔を真っ赤にしている。

ぼんやり見える人には、はっきり見える状態が分からなくて、はっきり見える人には、ぼんやり見える状態が分からない。なんとなく面白くって不思議だなと思う。

（永松玲子「聞こえること、見えること」『いしずえ』二〇一号、一九九三年）

障害者の車の運転

障害者にとっての自動車の必要性

下肢障害者にとって、自動車が運転できることの便利さは、社会生活を営んでいく上で、健常者以上に大きい。健常者と伍して短い時間で移動が可能となる。同じように、両上肢障害者であるサリドマイド胎芽症者にとっても、車の運転ができれば、買物などの際、重い荷物を車に積むことによって、便利に短時間で移動できるようになる。

サリドマイド胎芽症者は足が丈夫でも荷物が持てない。雨の日には傘がさせない。移動手段として電車、バス、タクシーを使うにしても、運賃を支払うことも不自由である。自動車の運転によって、買物ができるようになり、買い置きもできるので、時間を有効に使える。家族で遠出の行楽にも行けるようになった。ハンドルを握ったらもはや障害者ではなくなり、運転者として、ときには健常者より楽に、速く移動ができるのである。多くのサリドマイド胎芽症者が、何よりも感じるのは、自分で自動車を運転したときの「自由」感だという。このとき障害を忘れることができるのである。

身体障害者の自動車運転の歴史

一九六〇年の道路交通法施行以前には、障害者の自動車運転は認められていなかった。この時代は、ごく少数の障害者が特別注文の「三輪車椅子」に五〇cc以下の小型モーターを取り付け、警察署の運転許可証の交付を受けていたという。しかし、法の弾力的な運用によって、例外的な扱いもあり、わずかながら運転免許を取得した障害者もいた。

道路交通法施行の翌年である一九六一年二月十六日、東洋工業の「手動装置」付きマツダR

３６０が世に出て、上肢でアクセルとブレーキの操作ができるようになった。これによって、脊髄損傷、ポリオなどによる両下肢麻痺や、両下肢切断者にも自動車の運転が可能になった。この頃の、障害者による運転免許取得の血と涙の努力の物語は、国立身体障害者リハビリテーションセンター監修『身体障害者・高齢者と自動車運転――その歴史的経緯と現状』（中央法規出版、一九九四年）に詳細に記述されている。

両上肢障害者の自動車運転に関しては、「完全参加と平等」をテーマにした国際障害者年の一九八一年になってその端緒が開かれた。この年、日本の自動車メーカーは、車椅子用リフト付きのワンボックスカーや、両上肢だけで運転できる補助装置付きセダンの製作販売とともに、下肢で運転できる両上肢障害者用自動車の開発を実施した。同年の第二四回モーターショーには各種の障害者用の自動車が出展された。

自動車メーカーの両上肢障害者用自動車の開発を契機に、警視庁は一九八二年六月二十五日に道路交通法施行令第三三条の改正を公布し、同年七月七日にこれを施行し、両上肢障害者は下肢に一定の障害がなければ自動車の運転が可能になった。

フランツシステム

両上肢障害者による「両下肢で運転できる自動車」の開発は、ドイツのエーベルハルト・フランツが開発した、いわゆるフランツシステムから始まった。

重電機メーカーのブラウン・ボベリー株式会社（ＢＢＣ社）の電気技師であったフランツは、二十歳のときに労災事故で両上肢の機能を失った。フランツは同社で、開発に九年、改良に十五年を費やし、運転補助装置フランツシステムを取り付けた「両下肢で運転できる自動車」を製作した。この自動車は、西独連邦運輸省の積極的な支援のもとで一九六五年に認可を受け、実用に供され、安全に走行するに至った。

一九七八年十月十四日の『東京新聞』には、英国で初めて母親になったサリドマイド児が、両下肢で運転できる自動車をサリドマイド福祉基金から贈られ、両上肢障害者として初めて運転免許を取得したというニュースが載っている。

日本での開発

ホンダ、トヨタ、日産の三つの自動車会社は、国際障害者年の始まった一九八一年に、サリドマイド児、とりわけ海豹肢症を念頭において、両下肢で運転する自動車を、フランツシステムをベースにして各社で独自に開発を進めていった（語り継ぎたいこと　Honda・フランツ・システム車の開発／１９８２　https://www.honda.co.jp/50years-history/challenge/1982franzsystemcar/index.html）。

まず、ホンダではサリドマイド児の白井（旧姓、辻）典子さんのために、一九八一年四月九日から改造製作にとりかかった。これは、熊本市の身体障害者でつくっているドライバークラブ「セーフティクラブ肥後」から、同年一月に入会した白井さんのために改造乗用車を作ってほしいという依頼があったからである。

試作品の完成までわずか二カ月であり、五月には試乗会を行った。七夕の七月七日、道路交通法の改正施行を受けて、白井さんは熊本県自動車運転免許試験場で実地の本免許試験を受けた。学科試験は、「足で筆記しやすいように低い机を用意してもらい、他の受験生と同様に試験を受けた」。七月二十六日、彼女は普通免許の交付を受け、翌二十七日に「免許証は前に進み、首に挟んで受け取った」と述べている。

ハンドルはもとより、ドアの開閉からスイッチ類の操作まで、すべてを足で操作できる車の出現は、全国の多くの両上肢障害者にとって、実に大きな朗報であった。ホンダの両上肢障害者用運転補助装置付き車両は、最初のシビックと、さらに安全性を高めたドマーニが加わり、継続生産して現在に至っている。

トヨタでは、一九八〇年六月に、サリドマイド被害者の福祉事業団体「いしずえ」から要請を受けて開発に着手し、一九八一年十二月にカローラを改造した試作車を寄贈した。

同年七月二十六日付けで、サリドマイド胎芽症者の曽我部（旧姓、吉森）こずえさんがこの自動車を使って愛媛県自動車運転免許試験場において普通免許の交付を受けている。

一九八二年十月の試作第五号車の完成を経て、一九八三年三月にフレンドマチックⅡとして発売された。方向指示信号は、運転席ヘッドレスト部に内蔵されたスイッチの右側を押すと右折、左側を押すと左折のランプが点滅するなど、随所に工夫が凝らされていた。
早速、サリドマイド胎芽症者の夏目真実さんはフレンドマチックⅡを発売翌月に購入し、これに十一年間乗り続けたという。

来年からは毎年車検があるということもあり、思いきって新車を購入することにしました。とはいっても、トヨタでは今、下肢用の車を製造しているのか心配でした。今さら一一年も乗って身に付いてしまった操作方法を変えることなどとんでもないという思いがありました。結局、カローラTECS、フレンドマチックⅡの規格本体価格三二一万四千円を購入して、チェンジレバー操作（左からP、R、N、D、Z、Lを右からに変更）の改造とドアミラーをフェンダーミラーに変更しました。私は首や肩がこり易いので、フェンダーの方が、後方左右確認などで首の振り幅など小さくてすみ、負担が少なくなります。トヨタ自動車の販売店では、身体障害者用の改造の相談に乗ってくれて安心でした。

（夏目真実『いしずえ』二一六号、一九九四年）

日産自動車においても、バイオレットをもとにした改造車を手がけている。ホンダやトヨタの改造車のハンドル操作は、いずれもフランツシステムで、左足を前後運動するものであった。しかし、日産バイオレットの改造車リベルタでは、ステアリングペダルはヘラクレスが履いたサンダルの形状になっており、ここに置いた左足の円運動で、ハンドル操作を行うものであった。

一九八二年八月、東京日産自動車教習所に両上肢障害者の運転免許の教習課程が設けられ、サリドマイド胎芽症者の椎葉まゆみさんが短期間で無事に運転免許を取得した。さらに、増山（旧姓、渡部）ゆかりさんもこの教習所で免許を取得している。

日産自動車は一九八三年から両上肢障害者用自動車を一二台販売し、一九九〇年に生産を中止した。購入者は、いずれも事故などによる両上肢障害者であり、サリドマイド胎芽症による障害者ではなかった。

自動車の改造

自動車改造のポイントはステアリングペダルと足用セレクトレバーの二つである。

健常者が上肢で行うハンドル操作は、左足でステアリングペダルを操作することによって代用される。左足の前後運動、あるいは円運動によって、左右にハンドルを切ることになる。

健常者が上肢で行う、前進、バック、パーキングなどのシフトの変更は、右足で足用セレクトレバーを使ってトランスミッション操作を行うことになる。これも各社の自動車によって操作は異なる。

第7章

サリドマイド児の成長

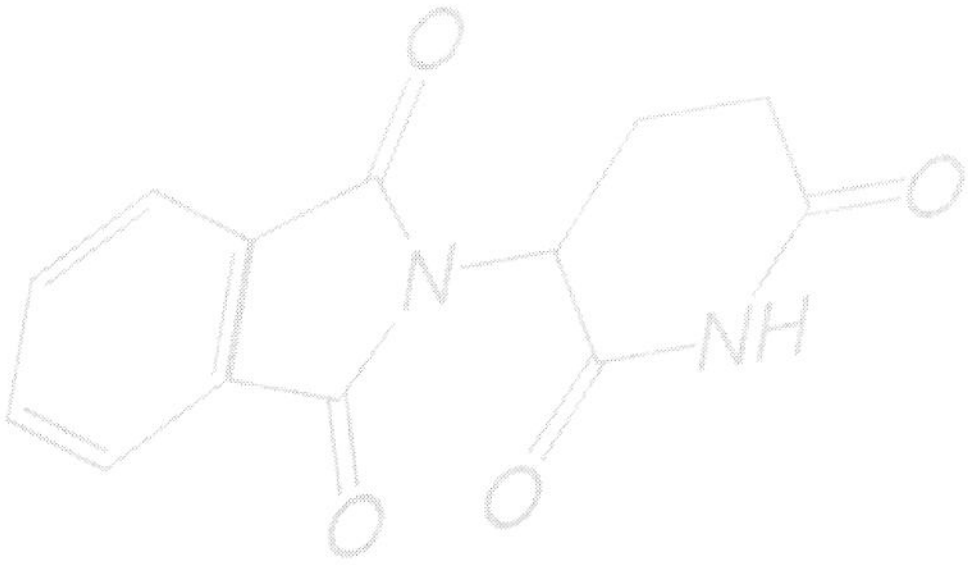

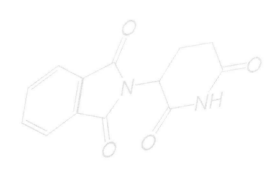

サリドマイド児の親

親のショックと立ち直り

先天性の障害児が生まれた場合、障害児の心理の問題より、親の心理がまず問題になる。ここでは、障害児の親の心情を、野辺明子氏の論文「奇形を不幸の烙印としないために――先天性四肢障害児の親の立場から」から引用する（『小児看護』二巻一一号：一二〇〇―一二〇九頁、一九七九年）。

産後三日目の夜中、薄暗い病室でふと目が覚め、そばに眠っている子どもの袖口の奥に、手とも思えないいくらいくしゃくしゃしたものが目に止まり、自分の目の錯覚でないかと疑った。……「母さん、これ、どうしたの？」付き添っていた母の「しず子、我慢するんだ」といって苦しそうに振り返った顔は、一度に年老いてやつれたように感じられ、周りの私に対する気の配りかたがやっとわかった。部屋の薄暗さも手伝ってか、もうそれ以上、子どもの手を見ることも、握ることも恐ろしくてできませんでした。ひどい頭痛のなかで、私の子に限って…夢であって欲しい…悪夢なら早く覚めて欲しいと、どんなに思ったことでしょう…。私たち夫婦がいったい何をしたというの？　どうして私たちの子どもに…。とめどもなくでる涙…。隣のべッドの幸せな親子をとてもうらやましく思いました。

やがて産院を退院して、隠さないで明るい子どもに育てようと決意を固めはするものの、いざというと他人の目が気になって、思わずわが子の手足を隠してしまう日々の繰り返しである。

しかし、疲れきった親の気持ちを和らげ支えてくれたのは、他ならぬわが子の無心の笑顔と、不自由な手足にも関わらず、人間が一人で立ち、歩き、暮らしていくことの基本的な能力というものを、小さいながらも示してくれる、たくましくも不思議なその生命力であった。

外科に偏りすぎている診療

その誕生を心待ちにして迎えたわが子に奇形があったと知ったときの衝撃がさめやらぬ親が、次に直面する問題は、「いったい、この子の手や足、耳などは手術をすれば治るものなのか」「どこの病院へ行けばいいのか」という問題である。

外表奇形を持つ子どもが生まれたとき、まず整形外科や形成外科医が専門医として親に紹介される。親もまたそのことに何の疑問も持たない。それは誰の目にも一目瞭然、奇形だとわかる子どもが生まれた場合、「手術をして少しでも普通の、正常な形態になってほしい」という一点に、親の願望と医療への期待が集まるからである。

それはときとして、手術に対する親の異常な執着となって表れてくる。外科手術による機能面での改善よりも、見た目の良し悪しを気にするあまり、外観あるいは形態の修正のみを期待する親が少なくない。初診時の外科医と親とのやり取りは、もっぱら手術の是非、その方法や時期についての話に始終する。

しかし、親がもっと知りたがっていることは、①このような子どもはわが国にどのくらいいるのか？　②その原因は何か？　③遺伝的な問題はないか？　④こういう子どもはどう育てていけばよいのか？　⑤親はどう対処していけばよいのか？　などである。だが、そのような大事な問題についてゆっくり話が聞けることはまずない。

本来は、形態異常に固執せず、必要に応じて、そのほかの奇形の有無、機能障害の治療の緊急性について、知識と経験を備えた臨床医の診察をまず受けることが大切である。

遺伝の問題

親にとって、手術の是非とその適応（医学上の必要性・妥当性）のほかに、その奇形が遺伝するかどうかも重要な関心事である。遺伝する場合もあると言われれば、絶望的な気分に陥り、夫か妻のどちらに原因があったのかと疑い、遺伝しないと言われると、それだけでほっとしてしまうのが通例である。最近は人類遺伝学の外来は少なくないことから、ここで専門的な診察が可能である。

望まれる親の態度

外科手術のことや、遺伝の問題も含めて、親が子どもの現実をどう受け止めるか、障害をたまたま持って生まれてきたという事実だけに縛られずに、子どもの全体としての人格をどう受け止めるかが大切である。

診断名、その原因、遺伝の問題、手術への適応の問題、成長に伴う子ども自身の心の問題、親としての接し方など、夫婦共に専門医から話を聞き、子どもの発育に目を向け、その上で、手術なり、機能訓練なりの治療方針を立てて、子どもの将来を考えるという態度を養うことが必要となる。

治療アプローチの問題点

一九六二〜一九六三年に、ヘルシンキ大学小児外科のスラマー（Matthei Slammer）教授が考案した、鎖骨を用いた上肢形成術がサリドマイド児に行われたが、有効な手術ではなかった。日本のサリドマイド児に対しては、多くの手外科《てげか》の手術が行われたが、把持や握力向上といった機能改善を導いた成功例は少ないようである。

また、第6章で述べたように、いくつかの大学や研究所で、電動義手や各種の義手がサリドマイド児に試みられたが、足による手の代償機能のために、一〜二の装飾義手の例外を除いて、まったく受け入れられなかった。

奇形あるいは形態異常の手術には、①機能面か、②外観か、の二つの観点がある。その判断は、本人よりむしろ親の主観によって決定されている。さらに、手術の結果への親の判断は、成功だと言っている者は半数で、残りは後悔するか、何とも言えないと思っているという結果がある。

手術の問題点は、①経済的な負担、②家庭生活のリズムが乱れ、ほかの兄弟に犠牲がしわ寄せされる、③専門医療機関が近くにないため、地方から都会へ出かけなければならない、などがある。これらの実状を考え合わせると、いずれも深刻である。

先天性の奇形を持つ子どもの親の気持ちとして、機能面の改善より、外観の復元を手術に求めがちである。しかし、子どもの大切な成長過程において、「手術」という非日常的な事態が、子どもに与える精神的な影響について、親も医者ももう一度考える必要があろう。

サリドマイド胎芽症者を含め、先天性上下肢低形成者を長年診察してきた者は、彼らの生活適応能力が驚異的であることを知っている。上肢がなくとも、手でできる物事はほとんどすべて足で代用できるようになるのである。車のハンドルを握った運転も、両下肢や足趾《そくし》（足の指）でコントロールできる。手の握力やピンチは、尺側にある豆状骨を支点として、示指（人差し指）の間に挟んで把持できている。

サリドマイド児の努力と成長

限界はない

サリドマイド児が出生したことから、それぞれの家族にいろいろな出来事が降りかかってきたことは想像に難くない。上下肢に障害があり、義足を装着しているカナダのサリドマイド児、マックギル大学精神科に所属しているヘシュカ（Tim Heshka）は、一九八七年の奇形学会で次のように講演している。

「父は、息子の成長に関して、当時の医療関係者から、一様に『お宅のお子さんは、むずかしいでしょう』といわれ、スポーツに参加してはだめとさえいわれました。他の子どもと競争なんてとんでもない、といわれましたが、今の私は、ホッケー、フットボール、野球、バスケットボール、そしてクロスカントリーのスキーもできます。また車の運転なんてとんでもないともいわれましたが、特別な装置がなくとも運転ができるようになりました」

「自分自身を『正常』と思っています。私には、まともな五本の指趾とか二本の足というのがどんなものであるか理解ができません。この二四年間の私の人生で、自分のできる範囲で物事を行なうことを学んでまいりました。修士課程でラットの定位脳手術を行ない、薬物を注射し、さらに生化学的な分析も行なわなければなりませんでした。私はこれらのことを、ほとんど手伝ってもらうことなく、自分でやりました。周囲の人々は、最初私にできるかどうか不安を抱きますし、何をいったらいいか、あるいはどんな風に私と接したらよいのかわかりませんでした。でも、ちょっと時が過ぎると、私が障害者であることさえ忘れ、他の周りの人々と同じように扱ってくれます」

このように語るヘシュカと同様に、日本のサリドマイド児も一所懸命に努力してきた。体育、家庭科、音楽などの、上肢を用いた実技のある授業をこなすことは困難であったが、学校の成績はほとんどが上位であった。大学や大学院への進学率が高いことからもこれがわかる。サリドマイド児から「父」として慕われているレンツ博士は、一九九二年五月に来日した折に、「日本のサリドマイド児は、勤勉で努力家のため、自活している人が多い。この子どもたちの今日の成功は、一人ひとりの並外れた明るさ、そして人一倍の努力によることが、私にはハッキリわかります」と述べている。

レンツに最初に奇形児の相談をした弁護士カルル・シュルテ＝ヒレン氏の息子であるジャン（図7－1）は、一九六一年四月二十五日ハンブルク生まれのサリドマイド児である。彼は、一九八八年にミュンスター大学医学部を卒業し、一九九一年に同大学でPh.D.（博士号）を取得した。母国語のドイツ語のほかに、英語、フランス語を流暢にあやつり、筆者ら厚生労働省サリドマイド研究班員が二〇一六年八月に訪ねたときには、スイスのルツェルンの病院で救急救命医として活躍していた。

二〇一六年に公開されたザリツキー（John Zaritsky）オスカー受賞監督のドキュメンタリー映画『限界はない――サリドマイド物語（*No limits: The Thalidomide Saga*）』は、最も傑出した作品の一つで、ドイツ、英国、カナダ、ベルギー、豪州のサリドマイド胎芽症被害者の人生を取り上げている。中でも、偉大な父母の元で育ったジャンの奔放な人生は異彩を放っている。セーリング、スキー、オートバイ、スケートボードを楽しみ、軽飛行機免許も持つジャンのさまざまな分野での活躍が

図7-1　ジャン・シュルテ＝ヒレン夫妻

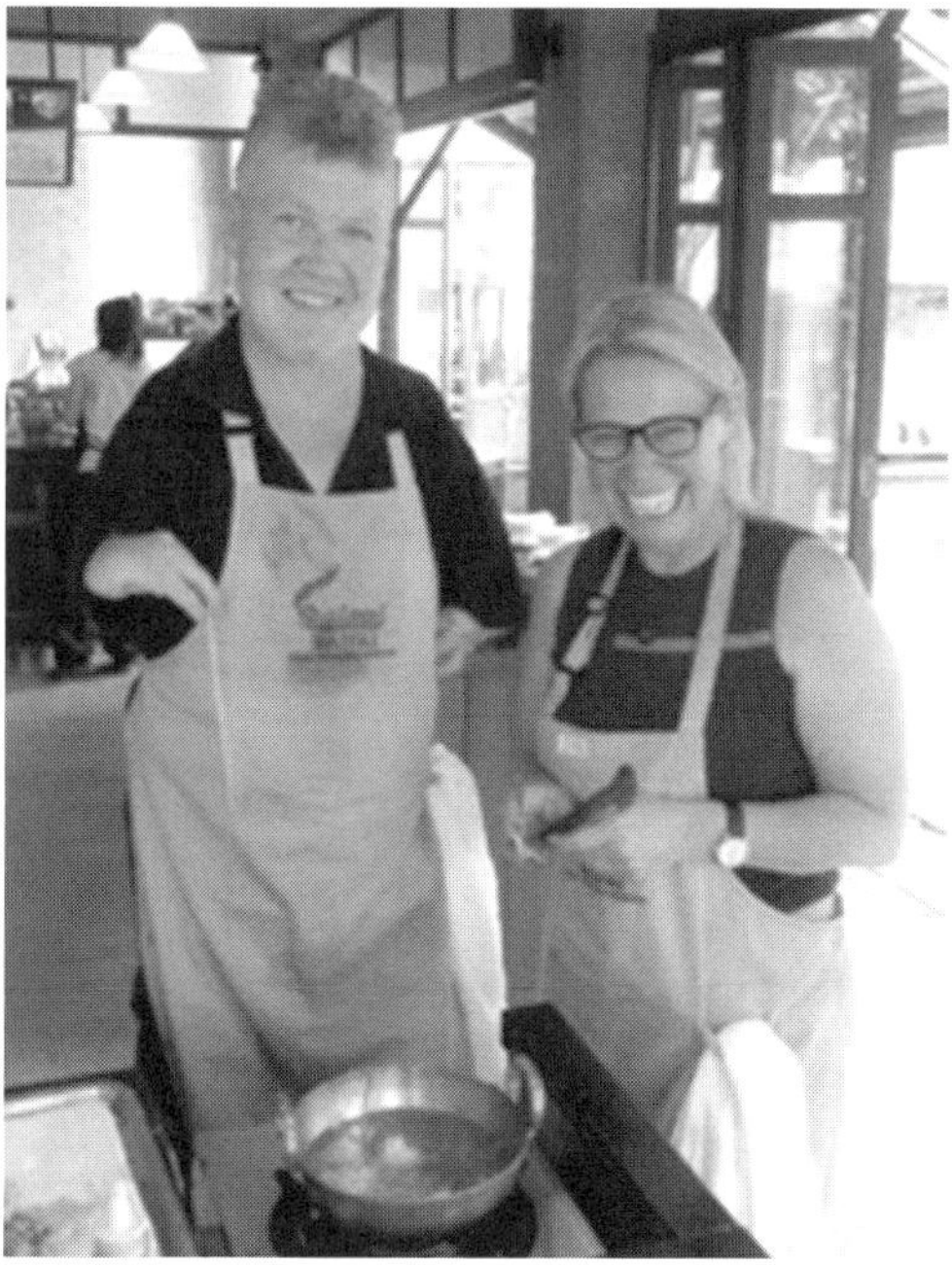

生き生きと描かれている。

家族との関わりについて、ヘシュカは、次のように話している。

「私が産まれたことによって、両親が最も苦しんだと思います。私が何をいっても、私に対して大きな罪悪感をもっています。罪悪感を償おうとする一方で、過保護に育てないように気を配ってきました。もちろん両親は私を過保護にすれば、自立できなくなることを知っていました。

最近、私は両親に、出生前に障害者だとわかっていたら、中絶していたかどうか尋ねました。あのときは、医者の意見に従って、中絶していたかもしれないといっています。が、すぐに、この二四年で経験したことから、中絶はしなかったと思うよ、といいます。私を育てた経験によって両親の障害観は一八〇度変わってきました。息子の障害によって、より不幸な障害者と関わりをもつようになり、これを神からの贈り物として感じているようです。両親は、私の義足を他人のメガネや補聴器のように思っています」

「サリドマイド児である私が産まれたことによって、親類との関係が変わりました。父の母は、私の母を非難し、母を嫁として認めようとはしませんでした。この結果、父は自分の家族と没交渉になってしまいました。このような孤立によって、むしろ私たちの近親の家族との結びつきは密接になり、より強固になっていきました。母方の家族は、私や母ばかりでなく、父や妹に対してもよく援助してくれます」

自動車の運転

前章で自動車の運転について記述したが、もう一人の体験者の実際の声を聞いてみたい。

両上肢フォコメリアです。私はこの二月から、自動車教習所に通っています。今まであまり車の運転に関心がなかった私が、なぜ今「車」なのか？　この理由からお話しましょう。

わが家の息子も、早いもので二歳八か月になりました。先日、いつものように近所へ、子どもを連れて歩いていました。子どもと手をつないで歩けないので、私のスカートに捕まらせて散歩していいます。小さい頃から慣らしているので、絶対に車道へ飛び出しなんてしないだろうと信じていました。ところが、その日に限って、道路を挟んだ反対の歩道に私の弟を見つけたためか、いきなり車道に飛び出して行ったのです。私の弟もびっくり!!

幸い事故にはなりませんでしたが、そのとき飛び出して行った子どもを引き留めることができなかった自分に対して情けないやら、悔しいやらで、何か良い連れ歩きかたは…と考えた答えが「車」でした。自動車の中にいる限りは絶対安全ですからね。それに今まで、何をするにも人の手を借りなければ子どもの世話ができないことに対して引け目を感じていた私が、唯

一、誰にも頼らずにできることが車の運転でした。

そのことを周囲の人に話すと、「そんなの旦那が取ればいい」とか、「タクシーがあれば必要ないよ」などという声ばかりで、反対されました。でも、車を必要としているのは夫でも誰でもない、「私自身」なのです。他の人は子どもを連れて歩くことも、電車やバスに乗ることも簡単です。私は、買物に行ったとき、子どもの世話、荷物持ち、車の運転、その全部を人に頼って、自分は何もできず、ただ横についていくだけで……。

そんな発想が今回の「運転免許習得」につながったのです。自動車教習は、車の持込みですので、改造費も一八〇万円程かかりましたが、何よりも困ったことは、発注してから実際に教習に入るまでに半年近くかかったことであります。その上、免許習得までに三か月位（いや、それ以上かかな？）かかるとすると、必要を感じてから一年近く経たなければ、自分のものにならないことです。今更ながら、もっと早く自由な時間があるうちに車の免許ぐらい取っておけばよかったと後悔しています。

（中川恵美子『いしずえ』第一八八号、一九九二年）

人の手を借りず、誰にも頼らず自分でできることが大切です。本当に自分の行動範囲が広がりました。その上、家族や知人の手助けが出来ることはとっても嬉しいことです。運転を始めた頃は、祖母を病院に連れて行ったりしました。コンサートへも行くようになり、東京の会合にも気軽に出かけることができるようになりました。気晴らしができる。便利になる。少し自信もできてプラスになる事が多かったです。まだ運転免許を持っていない方は、是非、考えてみて下さい。人生が変わるかもしれません。

（夏目真実『いしずえ』第二一六号、一九九四年）

コミュニケーションの問題

私たち健聴者は、聾《ろう》の人と話す機会がなく、機会があっても、手話を知らないために、彼らとの有効なコミュニケーション手段がほとんどない。そのため、健聴者には、聴覚障害者が社会人として働くにあたっていったいどんな障害に突き当たっているのか、理解できないことが多い。

私は床屋さんに勤めています。一番大変なのはお客さんとのコミュニケーションです。お客さんの好みをはっきりわかるような手話のできる人が欲しいです。これまで、お客さんに、「どこの国の人ですか?」と聞かれた。「日本人です」と答えると、お客さんは、「ジェスチャーがオーバーなので、外国人かと思った」といわれました。それで、上司から、オーバーなジェスチャーをしないようにと注意されました。

私は、生まれつき耳が聞こえないのですが、小さいときから耳の聞こえない人たちだけの世界に入らず、一般の社会にとけ込みながら、障害を乗り越えるのに苦労しています。一番困ることは、コミュニケーションです。私は、口話（読話：読唇術のこと――引用者注）を中心に会話をしていますが、難語（聞き慣れない言葉）は読み取りにくく、誤解を招きやすいので、筆談に頼るしかない場合があります。これが私にとって大きな悩みです。経験を深めることによって、楽しいコミュニケーションができると思っています。

肢体障害者や視覚障害者と違って、私達は「情報障害者」ともいえます。字幕などの文字放送、ファックス電話などが出てきているのですが、まだまだ私たちには満足がいきません。

（稲川彰信「聴覚障害者のコミュニケーション」『いしずえ』第一六二号、一九八九年）

外貌による参加制約

サリドマイド胎芽症者は、聴覚障害に伴った外貌奇形があるために、社会生活において消極的になったり、内向性な性格になったりすることが少なくない。

私は、印刷関係で写植をやっています。職場でのコミュニケーションで、私は手話をあまり使いませんが、簡単な言葉なら口話で、長く話すときは筆談をします。特に仕事で、口話だと間違いがあるといけないので、重要な事柄の場合には、筆談をします。わからなければ繰り返し聞き直すか、筆談するように、社長から社員の方々に話をしてくれたので、誤解が少なくなりました。

仕事が終わって、手話のサークルの会に参加しています。実は、健聴者の手話通訳者の集まりですが、手話が上手な人もいて、学ぶことが多く、大いに楽しんでいます。「いしずえ」にやって欲しいことがあります。私は消極的な性格で、友だちは少ないので聴覚障害者の集会をやって欲しいと思います。これは、母の希望ですが、結婚相談所みたいなものをつくって欲しいと思います。

仲間に質問したいことは、顔面が麻痺しているために、表情が作れなくて笑っても笑えないし、口を尖らせることができないし、耳が小耳症なので、同じ症状の人に尋ねてみたいと思います。表情が作れなくて冷たいといわれたことはありませんか？　奇形の耳を、同じ聴覚障害者から気持ちが悪いといわれ悔しい思いをしました。

（小川恵「聴覚障害者として」『いしずえ』第一六二号、一九八九年）

結婚について

多くのサリドマイド胎芽症者は社会に出て活躍をしている。彼らが三十歳を過ぎた一九九四年三月の時点で、結婚をして一家を構えている者は約三分の一にのぼっていた。結婚をしない自由もあるが、人生の良き伴侶を見つけることも容易なことではない。色々な障害を背負っているサリドマイド胎芽症者にとって、結婚は難しいことが多いのであろう。

二一歳のときに結婚しました。私は、両手が使えないので、結婚生活は諦めていました。でも、吉森こずえさんが結婚されて、自分も夢を持つようになりました。

サリドマイド児の私が結婚をして、出産・育児といった、人生で最も貴重な時間を過ごした中で、本当にたくさんのことを得ることができたような気がします。子どもに対する愛情から、今まで私を育ててくれた両親の気持ちが、やっと理解できたこと、一人の人間を立派に育て上げる厳しさが、身にしみてわかったこと、などなど、私も少しだけ、子どもと共に成長してきました。

(白井典子「結婚問題を考える」『いしずえ』第一六二号、一九八九年)

子どもたちへ体験の伝達

五歳の子どもは、母親には手がないのはわかっている様子です。もちろん、おしめを換えることも含めて、私が足で何かをするので、それを「手」と呼んでいます。私は、子どもが小さい頃から、はっきりと、自分の手のことについて話をしています。また、いじめの問題もあるので、少し不安ですが、家に来てくれる子どもの友だちとは、うまくつき合えるようにしたい。

（白井典子「結婚問題を考える」『いしずえ』第一六二号、一九八九年）

「お母さん、できないことは僕がやってあげるよ」と、今年、四歳になる息子が、生意気にもこんな言葉をかけてくれます。こんなとき、本当にこの子を産んで良かった、と感じます。最近、子どもの保育園で同じクラスの子どもたちが、「いっちゃんのお母さん、手、どうしたの？」と聞いてきます。こんなときこそ、子どもたちとちゃんと向かい合って話してあげると、よくわかってくれます。変に隠したり、叱ったりすると、子どもって余計知りたがるものなんです。ちょっと勇気が要りますが、わが子のためなら、と頑張っています。

（中川恵美子「おかあさん、がんばるからね！」『われら人間』第六七号、身体障害者自立センター、一九九三年）

小学校に入学した長女が、私の親指のことを聞くので、「私がおばあちゃんのお腹の中に入るときに、おばあちゃんが飲んだ薬によってこうなった」ことを、簡単に説明した。そうすると、「薬は絶対に飲まない」というようになって、風邪をひいたときにも、薬をほとんど飲まなくなってしまいました。こんな経験があったので、子育てや、生きかたにもっと柔軟性がないとだめだと思うようになりました。

（広瀬勝子「健康問題」『いしずえ』第一八二号、一九九一年）

サリドマイド胎芽症者たちの連帯

被害者本人の会の誕生

　サリドマイド胎芽症者のリハビリテーションは、よりよいQOL（quality of life）を獲得することである。障害があるけれども、よりよい生、よりよい生活、あるいはよりよい人生を送ることである。六十年の間に、さまざまな活動制限や参加制約があるなかで、彼らは小・中学校を卒業し、高校、大学へと進学し、社会人として会社に就職したり、結婚し主婦または夫として生活をしたりしている。

　一九七四年の設立当初はサリドマイド児の親たちによって運営されてきた福祉財団「いしずえ」に、一九八九年五月二十日、「いしずえの運営・活動を考える被害者本人の会」が発足した。一九六一年のサリドマイド薬禍発生から実に二十八年近くが経過していた。親に代わり、「いしずえ」の運営を自分たちで直接担えるように、学習などの諸活動を目的にしている。
　被害者本人の会は、なんらかの理由で「いしずえ」と接触を断っているサリドマイド胎芽症者（不明者七名）、精神障害の重複障害を持ち、福祉施設に入通所している人々（一〇名）との接触と、連帯を図る努力を今後の目標に掲げている。

第一回サリドマイド被害者国際会議

第一回サリドマイド被害者国際会議が、一九九二年十月十二日から一週間、オランダのナイメーヘンで開催された。約二〇〇人の参加者が、スウェーデン、ノルウェー、米国、英国、カナダなどから集まった。大会はサリドマイド胎芽症者の連帯を図ることを目指しており、日本のサリドマイド胎芽症者は、緊張の面《おも》もちで、できるだけたくさんのことを学んでこようと意気込んで出かけた。そして、福祉先進国の欧米諸国においても、やはりたくさんの共通する問題があったことを発見している。その中には、子育て、健康、結婚、家族や友だち、足で運転する車、自助具などがあった。

日本からの参加者の一人、増山ゆかりさんは次のように述べている。

ただ、常に感じる彼らと私たちとの大きな違いは、彼らは自分に非常に前向きだということである。豊かに、楽しく快適に生きるという姿勢は、すべての行動の基本になっているようである。ゴルフもテニスも当然のように楽しんでいるし、ディスコも実にうまい。ややもすると生きることに必死になって悲壮感すら漂わせる私達日本人には対抗できないパワーがある。平凡な表現だけど、人生にゆとりを感じさせられた。

（増山ゆかり「サリドマイド国際大会レポート」『いしずえ』第一九六号、一九九二年）

日本からの四人の参加者は、先天性障害者のリハビリテーションのゴールは、スポーツ、レクリエーション、あるいは積極的に社会参加をすることによって、生活の質を高めていくことであると実感したようである。

第8章

サリドマイド後症候群

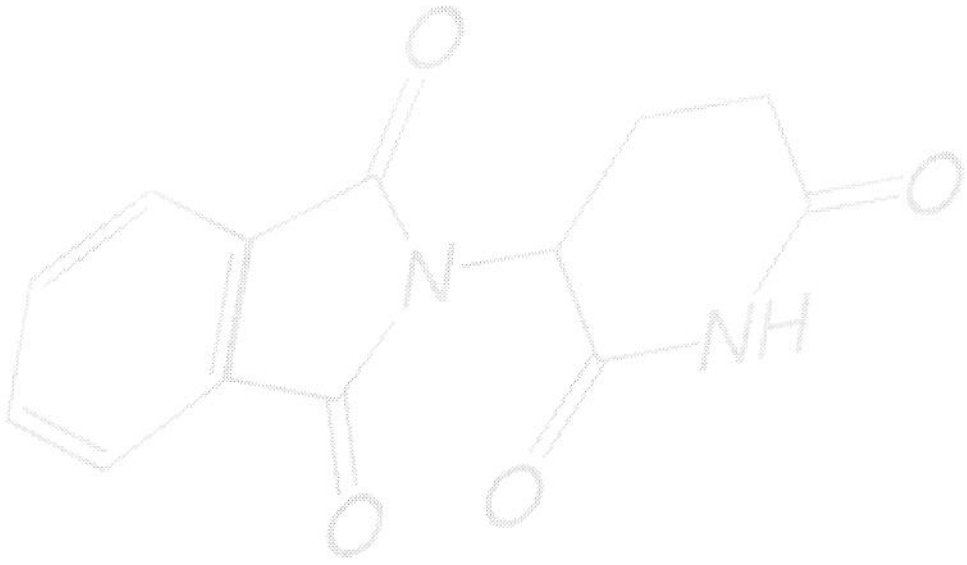

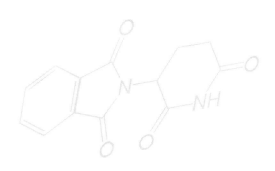

サリドマイド後症候群

二次性機能障害

サリドマイド児たちは、二十歳代の頃は、高校を卒業し、大学や専門学校に入学して、あるいは手に職をつけて、社会でのキャリア生活に入った。上肢低形成に伴うリーチ・握力障害、関節可動域制限、筋力低下などがあったが、無事就職することができ、職業人としてキャリアを積むこともできた。

しかし、三十歳を超える頃から、特に上肢の筋力低下や筋量減少があるにもかかわらず、使いすぎ／過使用によって二次性あるいは続発性の病気や障害の発生や悪化が生じた。手足の痛み、関節の痛み、肩こり、腰痛が持続し、少し休んだだけでは回復しなくなっていった。痛みは慢性、持続的になる。痛みとの戦いで、身体が悲鳴を上げていた。職場内でのキャリアを継続するのか、あるいはストレスからの解放を選択するのか難しい決断を迫られた。また仕事を間違わないためには筆談が不可欠であり、接客におけるコミュニケーションがうまくいかず、昇級をあきらめざるを得ない場合もあった。

帝京大学病院を受診したサリドマイド胎芽症者では、股関節臼蓋低形成、股関節亜脱臼、頸椎の塊椎形成、腰仙椎潜在性二分脊椎、第六腰椎化などの骨格奇形が高頻度に見られる。これらの機能障害によって二次性障害が発生した。

二〇一二年の第一次研究班のサリドマイド胎芽症者生活実態調査では、上肢低形成群の人たちが困っていることは、「手足の関節が痛む」三五・八％、「肩こり」三二・六％、「腰痛」二九・五％であった。病院受診で困ることは、「採血」二二・一％、「血圧測定」七・八％となっている。生活上の悩みや困ることは、「自分の健康」七二・〇％、特に「うつ病やその他のこころの病気」が心配であり、「老後の生活設計」五二・九％になっている（複数回答）。

二〇一七年十二月、第三次研究班によって第二回目の生活実態調査が行われた。サリドマイド胎芽症者二七四人に対して一七三人（六三・一％）から回答を得た（複数回答）。平均年齢は五十五・二歳である。対応する年齢の一般国民と比較すると、「糖尿病」一二・七％、「脂質異常症」一三・九％、「関節症」一五・〇％、「肩の痛み／可動域制限」二二・五％、「腰痛」二一・四％、「目の疾患」一九・一％、「歯の問題」一七・九％と、高頻度にのぼっていた（Hinoshita F. *19 Proceedings*, pp55-61.）。

二〇一七年の研究班調査でも、不安やストレスを感じている頻度は、一般国民で五二・三％であるのに対して、サリドマイド胎芽症者では七九・二％と高くなっていた。

サリドマイド胎芽症は主に形態障害である。これに二次性過用症候群が加わり、さらに加齢に伴って筋線維が細く萎縮してサルコペニアと呼ばれる状態になり、軟骨摩耗が起こり、骨粗鬆《こつそしょうしょう》症など筋骨関節の退行変化が加わる。関節可動域の制限が進行して、今まで届いていた臀《でん》部《ぶ》にまで届かなくなる。たとえば若い頃は徒競争の選手として走ることができたサリドマイド児も、心肺機能低下が加わって、すぐに疲れてしまう。

六十年の月日の経過によって、日常生活動作や活動はますます制限され、社会生活への参加制約も多くなってきている。サリドマイド胎芽症の形態障害は二次性過用症候群が付け加わり、運動器の痛みや可動域制限などの機能障害の方が優位になってきて、いわゆるサリドマイド後《ご》症候群（post-thalidomide syndrome）とでも呼べる状況になっている。さらに機能障害と並んで、生活習慣病、不安やうつ病の三つが課題になっている。

孤独との戦い

五十～六十歳になって、これまでできたことができなくなってきた。箸をうまく使えなくなった。歯磨き、整髪ができなくなった。パンツの上げ下げなど、更衣や排尿排便動作が難しくなった。家事もできなくなった。一つひとつ介助が必要になってきた。家にいても、自分でやろうと思っても、身体が言うことをきかない。日常生活は常に戦いである。外出しても障害者用のトイレは少ない。またトイレが清潔か、どんなタイプか確認が必要である。外出もつらく、困難になった。「うつ病やその他のこころの病気」と隣り合った孤独との戦いを、常に強いられているのである。誰が「こころ」を支えてくれ、日常生活の戦いを支援してくれるのであろうか。

メタボリックシンドローム

関節などの痛みのために、スポーツ、屋外活動が少なくなり、それと反比例して体重は徐々に増加していった。このために足を使った動作も難しくなっていく。体重増加を防ぐために、運動が必要なのはわかっている。しかし、運動によっていっそう手足の痛みが増す、といった悪循環に陥っている。

また、加齢によって糖尿病、高血圧、脂質異常症などの生活習慣病、あるいはメタボリックシンドロームが加わり、ますます増悪している。なお、メタボリックシンドロームの診断基準は、内臓脂肪を反映している腹囲が男八五㎝、女九〇㎝以上で、このほかに高血圧、脂質異常、空腹時高血糖症のうち二項目以上があることである。

内部障害

帝京大受診サリドマイド胎芽症者二一七例の中には次のような症例があった。腎無形成、交叉性腎変位、腎臓の位置異常など四例。睾丸停滞一例。胆囊欠損二例。心臓には、動脈管開存三例、心室中隔欠損四例、心奇形不詳術後四例、ＷＰＷ不整脈五例、肺動脈弁狭窄症一例。消化器系には鎖肛二例。

重篤な症例は、胎芽期や胎児期に淘汰されて死産になった。小児期に外科的手術を受けた人もいるが、当時は技術的に外科手術ができなかった症例もあった。内部障害に関しては、長い間、人知れず悩み、今も困っているのである。

上肢の過用性症候群

手足の使いすぎによって生じる障害を過用（overuse）症候群と呼んでいる。

腱鞘炎

母指欠損や低形成のために、手指《しゅし》の間を使った指間把持やピンチを行わなければならない（図8－1）。重い物を持ち上げられないし、運ぶことも難しい。骨格筋低形成があるために、疲労しやすい。長く作業を続けると、腱鞘《けんしょうえん》炎や筋痛が生じてしまう。ばね指（手指の腱鞘炎）、ドケルバン腱鞘炎など手関節の狭窄性腱鞘炎をはじめとして、上腕骨内上顆炎あるいは上腕骨外上顆炎に苦しんでいる。手を使い続けている限り、痛みは軽減しても、なくなることはない。

ばね指や手関節腱鞘炎は、通常は外来受診で軽減治癒することが多い。しかし、上肢低形成が基礎にある場合、事情は異なる。痛みは長期にわたり、痛みの程度も他人にはわからないほど強いものである。

痛みが慢性化すると、「慢性疼痛」になり、不安、恐怖、抑うつなどの情動体験、あるいは心因性反応が二次的に加わり、痛みが変調される。「痛み」の表現が修飾され、疼痛行動さえも現れる。この中には、外出しなくなる、スポーツやレクリエーションに参加しなくなる、引きこもる、アルコールや薬物依存に陥ることも含まれる。

図8-1　指間把持

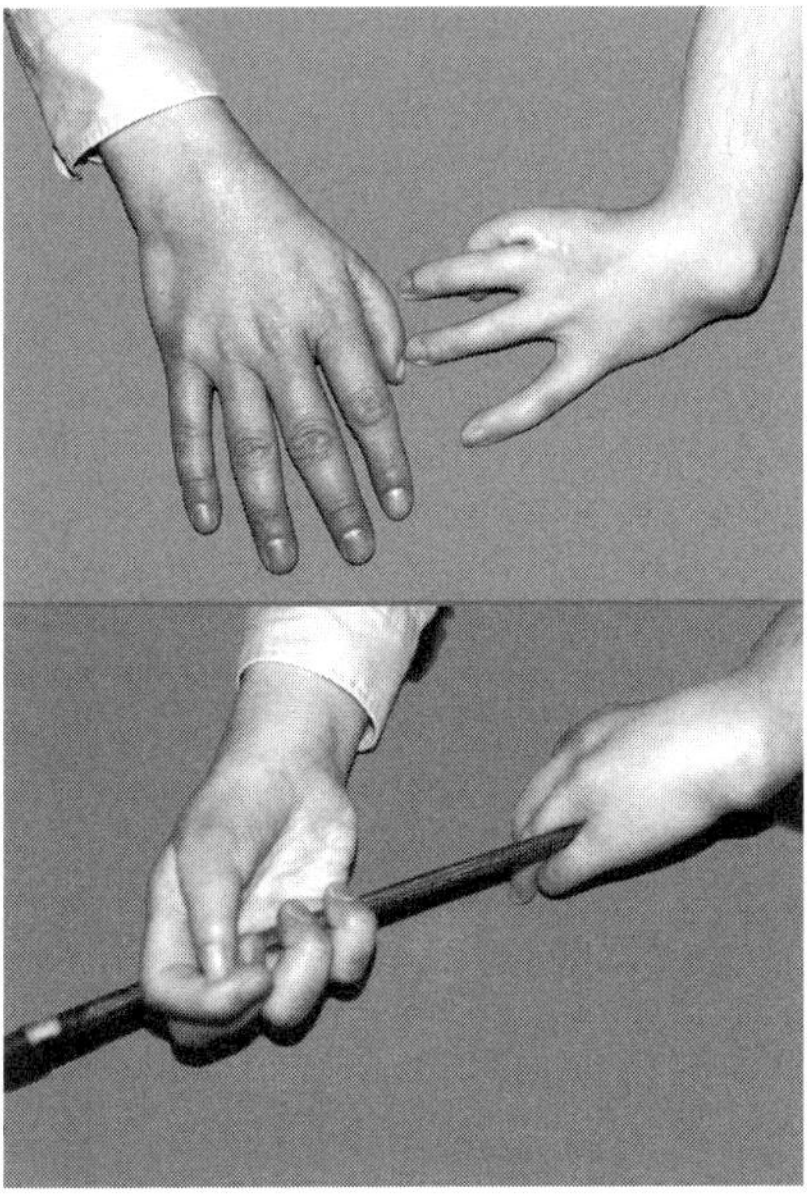

右手母指は短縮し、母指球筋萎縮がある。棒を母指一示指間で握ることができない。左母指は欠損している。指間把持で握っている。

手根管症候群

手関節骨格低形成のために、手関節にあるトンネルにあたる手根管《しゅこんかん》は解剖的に狭くなっている。これに対して、ここを通過している正中《せいちゅう》神経は正常であり、狭い手根管に比べて正中神経は巨大になっており、通常より近位で圧迫されている（図8

図8-2　手根管症候群術中の正中神経所見

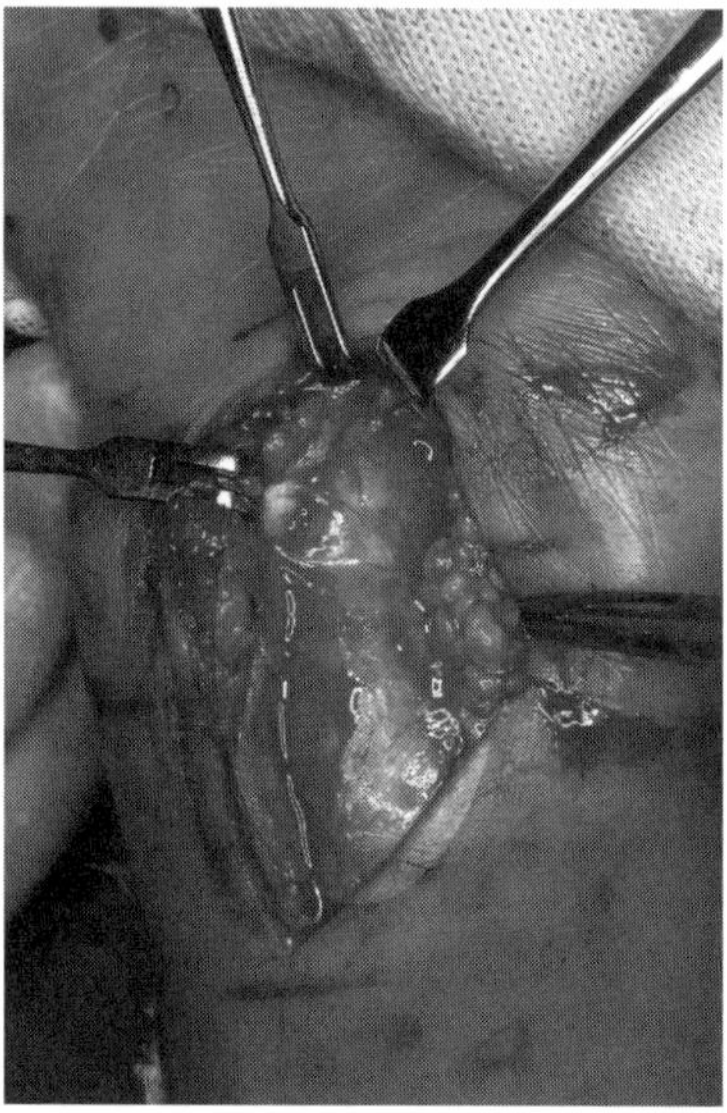

手関節部を切開すると、比較的強大な正中神経が現れる。圧迫狭窄部は通常より近位部に認められる。

－２）。比較的健側《けんそく》の利き手の頻回の使用によって、容易に正中神経は圧迫され、神経障害である手根管症候群が発生する。

「中学生の頃に手をよく使うクラブ活動で、発症しました。原因がわからず10年間ほど痛み、しびれに苦しめられました」。最初の手根管症候群の手術治療は26歳のサリドマイド児に広島大学整形外科の津下健哉が行なっている。発症から35年近く過ぎているが、症候は消失し、歯科医として活躍している。

（為園真理「手根管開放手術経験者の義務かしら？」『いしずえ』第二七七号、二〇〇一年）

電気生理学的検査の進歩によって、診断は容易になった。母指欠損や母指球筋萎縮があるために、短母指外転筋からの複合筋活動電位は無効であり、示指（人差し指）からの感覚神経活動電位の異常が診断に使われる。少なくとも二〇名以上が外科的手術を受けている（栢森良二ほか『末梢神経』一七巻二号：一九四－一九六頁、二〇〇六年）。

残念ながら、「手がしびれる」症状があるにもかかわらず、まだ精査を受けていないサリドマイド胎芽症者もいる。今後これらの患者を見つけ出して、手外科専門の近医（自分の住んでいるところの近くの病院／医師）に手術をしていただくことが一つの課題である。

図8-3　両側性変股症

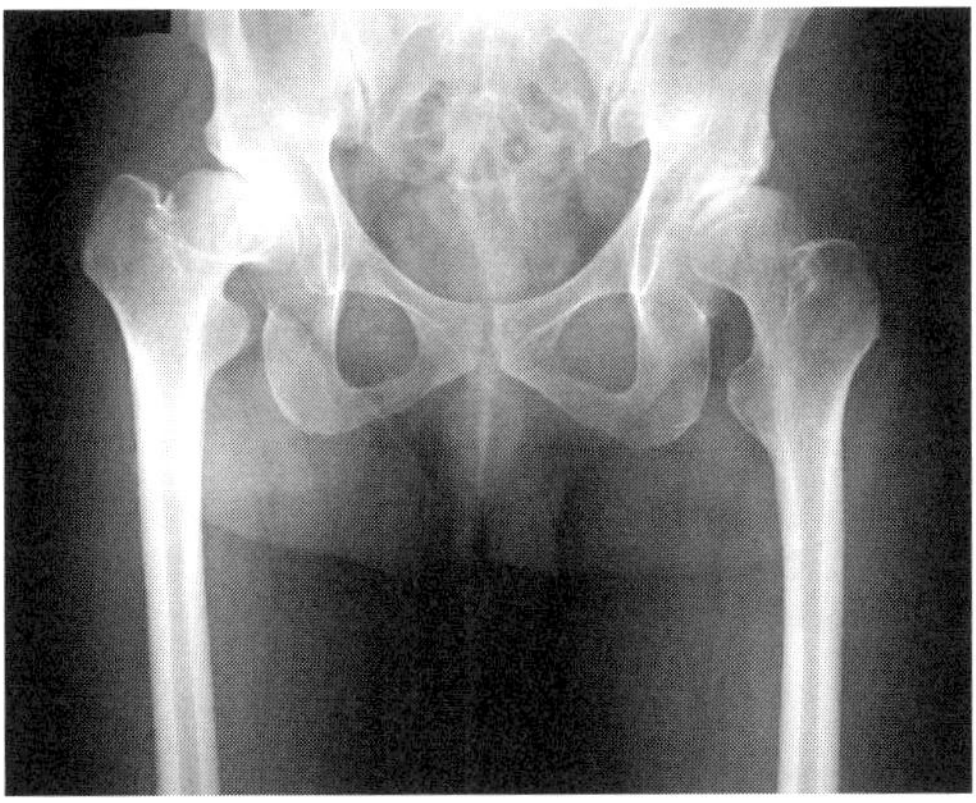

42歳時のＸ線所見。右先天股関節脱臼と左臼蓋低形成。

変股症

帝京大学病院を受診したサリドマイド胎芽症者二一七人の中に、先天的な股関節の脱臼、あるいは臼《きゅう》蓋《がい》低形成が一三例（六％）確認されている（図８－３）。加齢と荷重に加え、リーチ障害を補うために下肢で上肢の代用をすることにより、股関節の使いすぎが起こり、変形性股関節症に至り、有痛難治状態になっている。これに対しては、股関節人工関節置換術が最も有効な治療法である。

二〇一九年の東京国際シンポジウムの折に、シュルテ＝ヒレン医師も、人工股関節置換術を行ったことを話してくれた。英国は人工股関節置換術が世界で最も進んでいる。英国トラストからの依頼により、最も信頼できる専門医が施術に当たっている。日本とはシステムが異なり、決められた専門医以外は施術者になれない（Skinner J: *19 Proceedings*, pp119-136, 2019.）。

肩の痛み

肩の痛みの原因は、肩関節脱臼、上肢帯筋低形成、塊椎《かいつい》（椎骨が癒合していること。たとえば、椎骨C2と椎骨C3が癒合していることを「C2/C3塊椎」と表記する）、頸椎症など複数の因子がある。上腕骨低形成があると、肩関節が脱臼している症例が多い（図8－4）。このために、重い物を持ったりすると肩や肩甲帯が下げられる。あるいは腕神経叢が伸長されてしまい、痛みが生じる。英国では肩関節可動域制限のある症例に対して人工肩骨頭置換術が行われている。

また、日本のサリドマイド胎芽症者には塊椎の頻度が高い。

帝京大受診サリドマイド胎芽症者二一七症例中の二五例（一二％）に塊椎が認められている。「C2/C3塊椎」一七例、「C2/C3塊椎＋C6/C7塊椎」四例、「C4/C5塊椎」三例、「C3－C7塊椎（椎骨C3から椎骨C7まで癒合）」一例である。塊椎部位で可動域が制限され、その前後の椎体に過度の負荷が加わるために、肩こりや痛みが生じやすく、頸椎変性が促進される（図8－5）。

図8-4　肩関節の脱臼

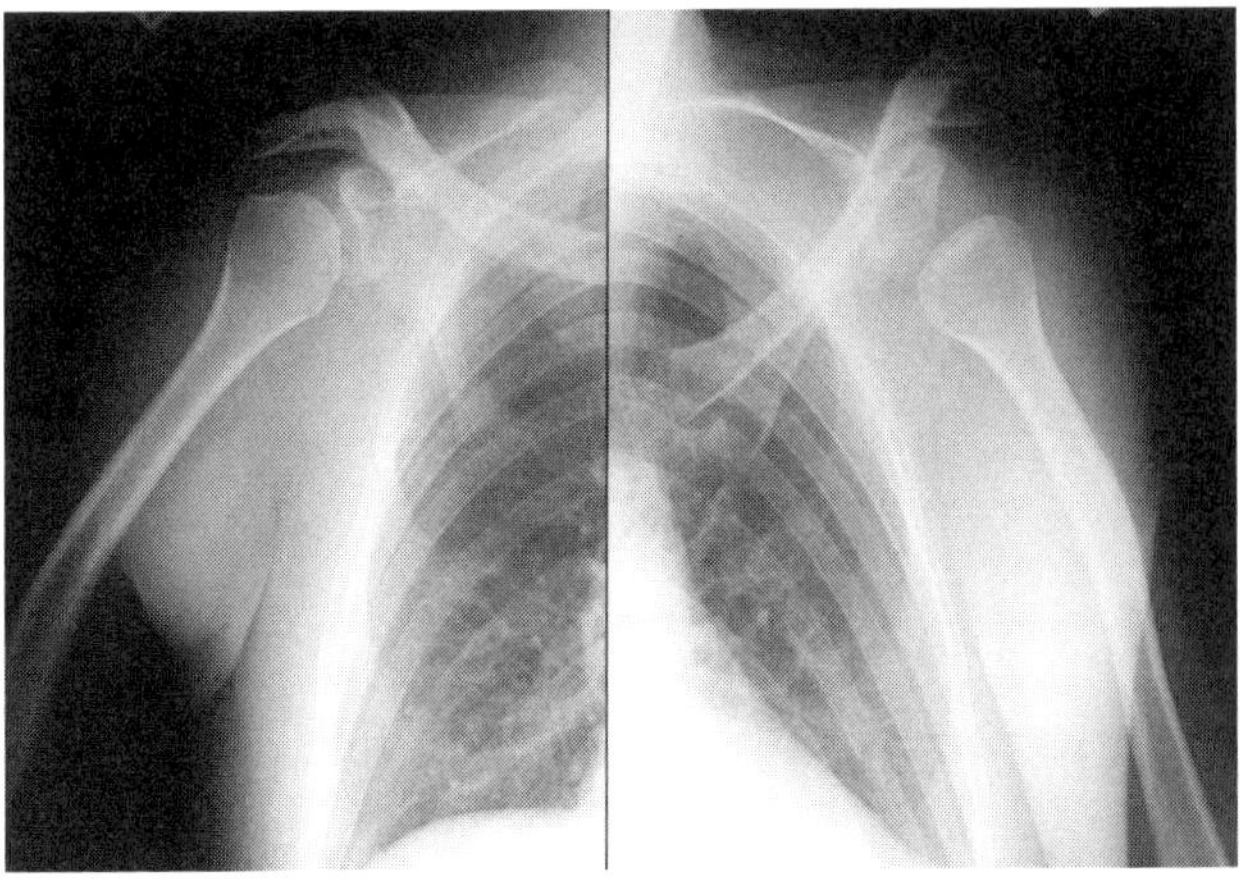

両上腕骨の萎縮があり、特に左肩甲上腕関節は典型的な球関節になっていない。

図8-5　頸椎の塊椎奇形

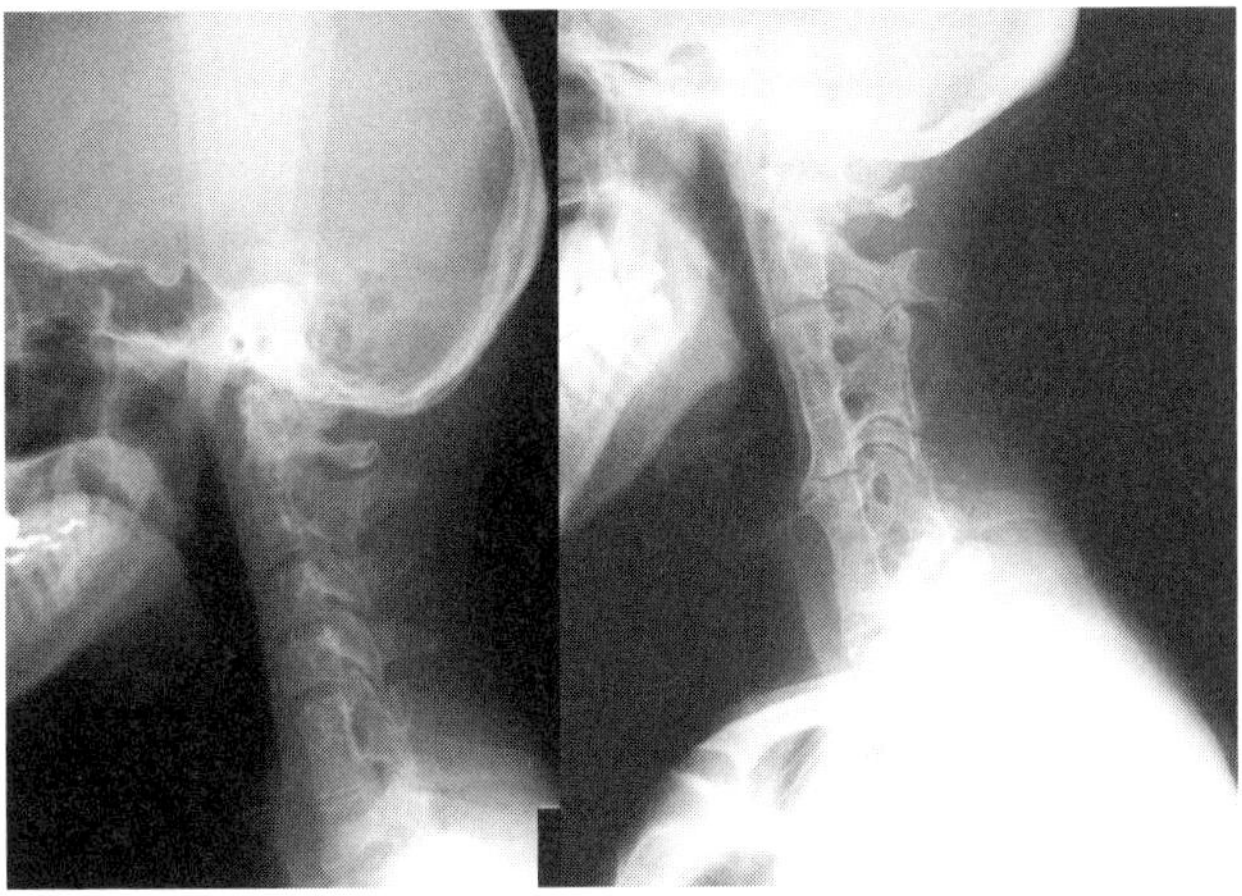

左：C2/C3+C6/C7 塊椎。
右：C3-C7 塊椎。

不良姿勢

（a）亀背変形

脊柱後彎《こうわん》症であるが、通常胸椎で起こり、円背《えんぱい》とも呼ばれている。上肢短縮によってリーチ障害を補うために、軀幹全体を前屈することにより、亀背《きはい》（猫背と一般に呼ばれている）変形をきたす（図8－6）。また頭部は重心線より前方に来て、頸部や肩周囲筋に負荷が加わり、肩こりの原因になる。

図8-6　亀背変形

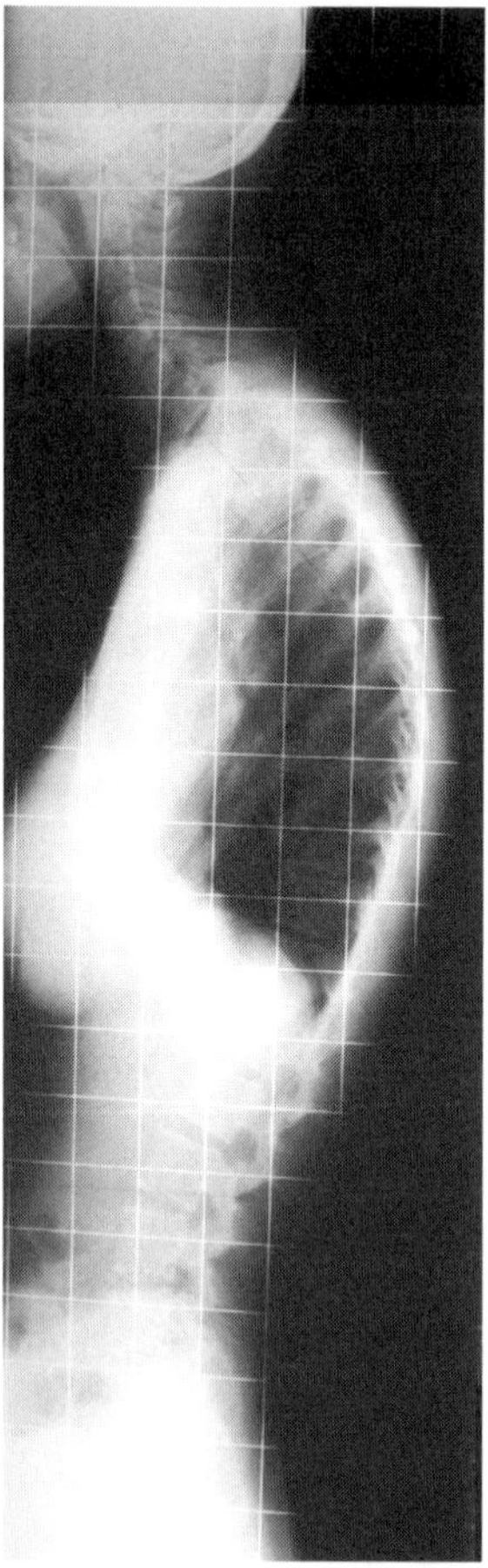

胸椎部が亀背になっており、頭部が前方に移動している。

（b）側彎症

両上肢の非対称的な低形成、聴器低形成による前庭機能不全（平衡バランス機能の不全）によって側彎症になっている症例が極めて多い。このため肩こり、腰背部痛の原因になってい

図8-7　潜在性二分脊椎と第6腰椎化

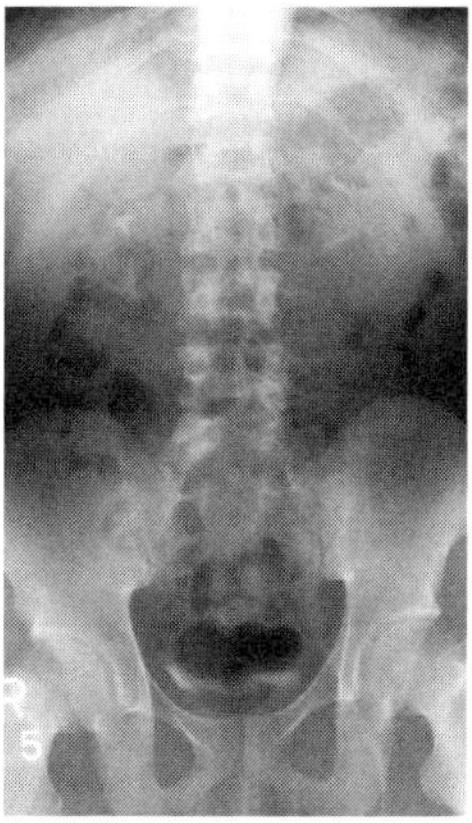

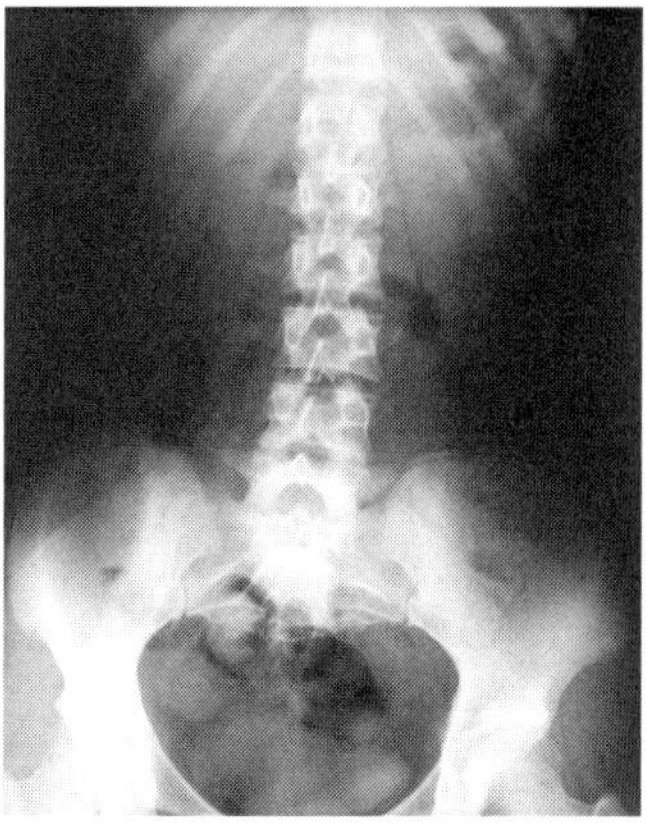

左：潜在性二分脊椎。
右：第６腰椎化。

る。

腰痛

一般的に、腰痛の原因は多岐にわたる。椎間板ヘルニア、がんの骨転移、病的骨折、感染症によるもの、坐骨神経痛や下肢感覚障害を伴うもの、慢性筋疲労性などが挙げられる。サリドマイド胎芽症では、慢性筋疲労性腰痛の頻度が高くなっている。慢性に経過している場合、必要に応じてＣＴ、ＭＲＩなど画像診断を行う。

慢性筋疲労性腰痛はストレスと関連しており、疲労を回避する必要がある。亀背、側彎症の不良姿勢、潜在性二分脊椎、仙椎第６腰椎化などの奇形因子を合併することも多く、これらも腰痛に関与している（図８―７）。

歯の合併症

サリドマイド胎芽症者では、生まれつき顎や歯の低形成があり、小児期より歯科治療が必要であった。さらに、上肢が極端に短いことから、下肢とともに歯を使って日常生活動作をこなしているため、歯に負担がかかる。たとえば、更衣の際は、フックの付いた棒を使い、ズボンやスカートにフックをかけ、棒を歯で嚙んで引き上げている。またカギは歯で嚙んで把持し、ボトル栓も歯を使って開けている。足趾も使っているが、重い物は持てない。このように、日常的に歯をよく使うものの、歯をちゃんと磨くなどのケアが難しいので、歯に関する病気が多く、歯科受診は欠かせない。

聴器低形成者の二次性障害

聞こえにくさの増悪

聴器低形成者の難聴は、第Ⅷ脳神経の内耳神経低形成による感音性難聴が多い。しかし、外耳や中耳の解剖的閉塞によって伝音性難聴の合併もある。

ドイツや英国では、サリドマイド薬禍から五十年経過した二〇一二～二〇一三年に、記念事業と「サリドマイド被害者の生活実態調査」が行われた（英国のサリドマイド胎芽症患者の会

https://www.thalidomideuk.com および https://www.contergan-infoportal.de/fileadmin//user_upload/documents/Stiftung/Heidelberger%20Studie/Endbericht/Endbericht%20Heidelberger%20Studie.pdf)。

日本においても、二〇一二年サリドマイド被害者生活実態調査が行われた。一八六人、回収率二〇一人（七〇・三％）、平均年齢四十九・九歳のアンケートである。

この調査の中で、聴器低形成群の人々が困っていることは、「聞こえにくい」二九・六％、「物が見づらい」一八・〇％であった。運良く完全な聾を免れた人々も、加齢に伴なって「聞こえにくい」が増悪したのである。あるいは眼に関してデュアン症候群や斜視などに加えて、小眼球、ぶどう膜欠損、屈折異常、白内障、瞳孔異常などを合併している（二三二ページの表6－3）。これらに加齢現象が加わって「物が見づらい」となっている。

病院受診で困ることのアンケート質問に対しては、「コミュニケーション」二八・六％、「上部消化管内視鏡」一四・三％であった。コミュニケーションについては、買い物に出かけてさえ表情が冷たいと思われ、職場での人間関係の構築が難しいなど、ますます社会から孤立していくようだ。

臨床現場における諸問題と支援体制

採血

上肢低形成型では血管走行が健常者と異なっていることから、採血は難渋する。さらに幾度も採血手技《しゅぎ》を繰り返された経験から、ますます不安と緊張感が走ってしまう。聴覚障害型の場合には、コミュニケーションが取りづらい場合もあり、採血は容易でない。

いずれの場合も、本人にどこがベストの部位か、これまでの経験を尋ねることが必要である。穿刺《せんし》部位をホットパックなどで温めて下垂《かすい》させておくのも有用である。下肢採血の場合、バスタブで足を温めてから採血するのも有効である。上肢が低形成で細いような場合には、駆《く》血《けつ》帯を緩めに巻く。腕の変形部に穿刺するような場合、タオルを腕の下に置くなどの工夫により、穿刺しやすい角度・方向を設定する。穿刺部位によっては、翼状針の両翼は必ずしも皮膚に密着させなくてよい。なお、どうしても採血が困難な場合は、最後には鼠径《そけい》部の大腿動脈血の採血になってしまう（『17ガイド』、『20ガイド』http://www.hosp.ncgm.go.jp/s006/070/Guide_for_the_Management_of_Thalidomide_Embryopathy_2017_Japanese.pdf, http://www.thalidomide-embryopathy.com/common/data/pdf/medical_guide_2020.pdf）。

血圧測定

上肢低形成のために、血圧測定は難しいことが多い。上肢周径が細い症例には、通常のMサイズのカフで測定すると過小評価する可能性があり、Sサイズのカフで測定する必要もある。下肢での血圧測定が必要な場合が多い。

電子血圧計（オシロメトリック法）を用いて後脛骨動脈で測定した血圧は、「上肢収縮期血圧＝〇・八八×（下肢収縮期血圧＋八）」と第一次研究班で結論を出している。シュルテ＝ヒレン医師もこの公式を認めている（Shulte-Hillen J: *19 Proceedings*, pp75-81.）。

周術期管理の問題点

サリドマイド胎芽症者が高齢になるにつれ、内視鏡検査や外科的手術を受ける機会が多くなる。検査や手術を行う医師は、術前に体表や体内の形態および機能異常を把握している必要がある。血圧測定、血管確保、さらに気道確保を事前に超音波検査で調べておく。

サリドマイド胎芽症者の死亡と死因

二〇一七年までに英国トラストの統計では、五四一人の受益者がおり、八〇人が死亡したと報告している（なお二〇二一年現在の受益者は四五〇人になっている）。死因は記載されていない。

筆者の手元には、二〇一〇年頃までの日本のサリドマイド胎芽症死亡者一五名とその死因についてのデータがある。二十歳頃までに死亡した三名の方は、交通事故あるいは踏切事故であり、難聴が原因と考えられる。また数症例で筆者の残念な思いがある。四十歳前半に心不全で死亡している症例が少なくない（図８―８）。

図8-8　心肥大所見

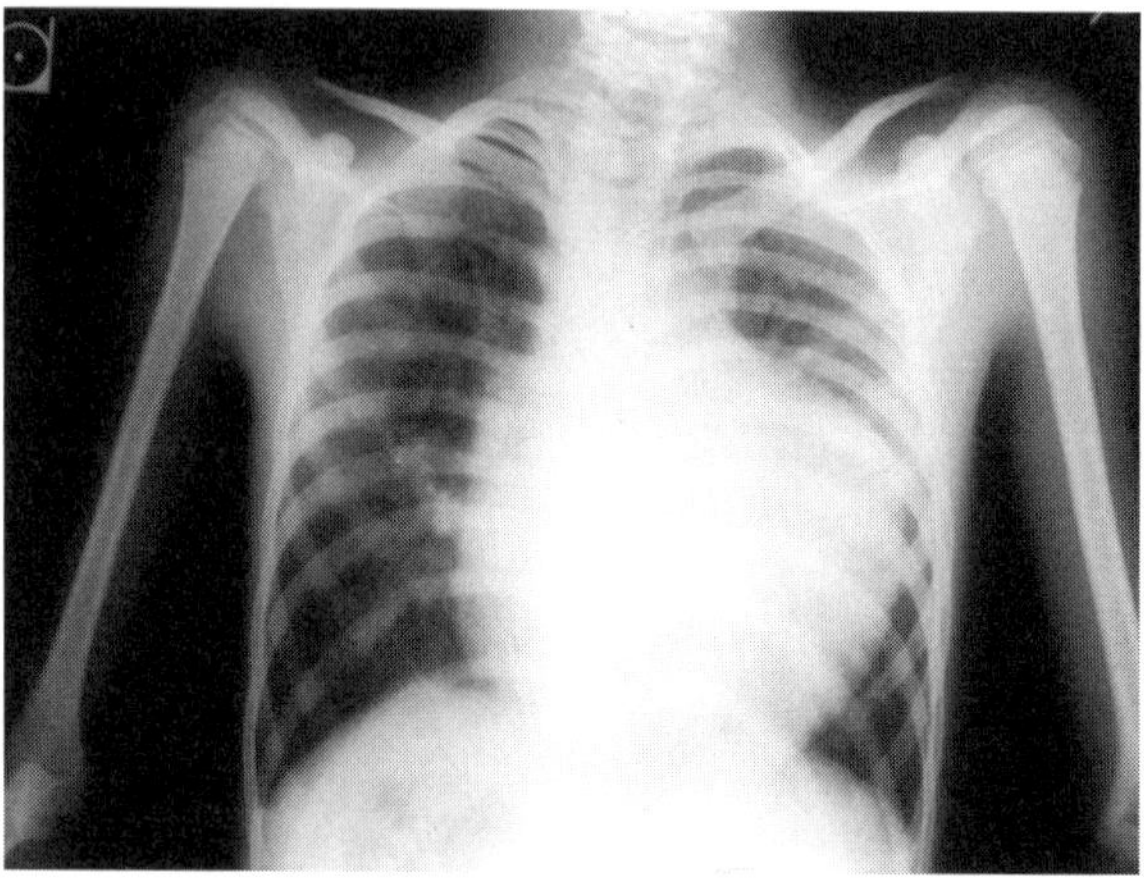

12歳時の胸部Ｘ線所見で先天性心奇形があることがわかっていた。41歳時に外来受診をした。元気であったことから、胸部Ｘ線撮影を行わず、心臓について検診を受けているかどうかを聞かなかった。心不全で死亡したのは２年後であった。

サリドマイド胎芽症者に対する支援体制

サリドマイド胎芽症者の形態障害に対して、小児期に行った外科的治療は、ある程度の変形改善に効果があったが、機能的改善には至らなかった。電動義手なども無効であった。整形外科、形成外科、リハビリテーション的なアプローチには限界があったのである。

ただ、手根管症候群に対する手根管切開術は有効であり、そのほかはマッサージ、鍼灸治療、温熱療法、柔軟体操によって多少の効果はあった。むしろ「使いすぎない」「無理をしない」「ストレスを抱え込まない」などの消極的・姑息《こそく》的アプローチが有効なことが多い。

加齢に伴い、食事動作、洗顔、整髪、ひげそり、歯磨きなどの整容動作、靴紐結び、ファスナー留めなどの更衣動作、パンツやズボンの上げ下げ、トイレの後始末を含めたトイレ動作、入浴動作など、日常生活動作に介助が必要になってきている。これらの動作は、若い頃、筋力があり、関節可動域もある程度あったときには一人でできていたことである。

一九七四年の厚生労働省、製薬会社との確認書では、サリドマイド胎芽症であることを考慮して、身体障害者手帳や基礎年金など公的な支援を特に認めてもらっていた。自動車の運転も、法令が改定されたことにより、サリドマイド胎芽症の両上肢低形成者でも免許取得が可能になった。

しかし現在、薬禍から六十年が経過して、国民の多くはサリドマイド胎芽症がどんなものかわからず、興味も薄れてしまっている。サリドマイド胎芽症者が、身体障害者手帳の再認定手続きや、厚生年金や診断書を記入するときには、歩けるし、変形はあるものの握るなどはどうにかできるなどの理由で、障害の等級が低くなってしまう。

日常生活動作の支援に関しては、マッサージ、鍼灸治療は保険治療が必ずしも容易でなく、さらに慢性の障害に対する理学療法や作業療法も、対応する療法士の数が十分ではない。現在の医療保健制度からは多くを望めない。また、近所の医療関係者のサリドマイド胎芽症に対する関心は高くなく、事故を恐れ、「避けたい患者」になってしまう。

二〇一一年以降、サリドマイド胎芽症者に対する検診制度が復活して、京都と東京の国立国際医療センターで検診を行っている。筆者の願いは、サリドマイド胎芽症者の方々に、是非ともこの検診を受けていただくことである。

あとがき

「まえがき」にも書いたように、筆者はこれまでに『サリドマイド物語』（医歯薬出版、一九九七年）、『サリドマイドと医療の軌跡』（西村書店、二〇一三年）を上梓している。二〇一三年以来、この九年間にサリドマイドをめぐっていくつかの出来事が明らかになった。また、筆者は厚生労働省の「サリドマイド胎芽症患者の健康、生活実態の把握及び支援基盤の構築」研究班に参加して関係各国の専門家と親しく懇談する機会があり、本書の内容をより充実させることができた。読者の皆様にはお復習《さらい》のようで恐縮だが、この九年間で明らかになった事実を、あらためていくつか挙げてみたい。

アルスドルフ裁判はなぜ打ち切られたのか？

サリドマイドの開発は一九五〇年代に遡る。サリドマイド薬禍事件を読み解くには、日本と同様に敗戦国であったドイツにおいて、戦後わずかに生き残った明晰な若い科学者たちがどのようにして生活し、どのようにドイツの復興を成し遂げていったかを、頭の片隅に置いておかなければならない。なお、興味のある読者は、一九六一年にロイター通信社の特派員としてドイツに滞在し、英国秘密情報機関ＭＩ６のスパイ活動の協力者でもあった作家フレデリック・

フォーサイスのベストセラー『オデッサ・ファイル』を一読すると、当時のことを少し垣間見ることができる。

アーヘン検事局は、一九六一年十二月にサリドマイド薬禍事件の捜査を開始し、一九六六年八月の最終審問を経て、グリュネンタール社の社長ヴァルツ、ナチスの人体実験にも加わっていた主任科学者ミュクター博士、以下九人の被告人を起訴した。それから二年後の一九六八年、ようやくアルスドルフ裁判が開始された。世界中が裁判の行方を固唾《かたず》をのんで見守っていた。各国のサリドマイド被害者の認定や補償は、この裁判結果に大きく左右されるはずだからである。しかし一九七〇年十二月、裁判所は正義を放棄した。有罪、無罪の判決が下されることなく、裁判は打ち切られたのである。なぜなのか？　これがアルスドルフ裁判の最大の謎であった。グリュネンタール社は世界中で薬禍事件を起こしたにもかかわらず、その後は罪に問われることなく、世界に冠たる大製薬会社に成長して現在に至っている。

二〇一四年にエヴァンズ卿は「五十年の戦い」という記事の中で、この裁判中止の決定の背後にあった不正行為を暴き出した。エヴァンズ卿が使った資料は、もともとは英国のトラストがインス国際法律事務所を通じて秘密裏にドイツ連邦保健省の記録を調査したものであった。この調査結果は、エヴァンズ卿が取り上げるまで、国家間のスパイ合戦になることを避けるために封印されていた。エヴァンズ卿は二〇二〇年九月二十三日に九十二歳で死亡したが、『ガーディアン』紙とロイター通信社は、追悼の意を込めて、不正行為を暴いた記事を二〇二一年に再掲した。

「困難を伴った聴き取り調査」の詳細

二〇一三年、八十五歳になったナップ博士が、一九六一年十一月からレンツとともに行った「困難を伴った聴き取り調査」の日々を、母国スペインの新聞に語ってくれた。一九六二年に発表され、遺伝発生学の金字塔となった「胎芽症は最終月経から三十五～五十日のわずか二週間が臨界期である」という論文の原本を広げながら、「最も安上がりで効果的な研究をしたことに対してギネス世界記録はもらいたいね」と疫学の重要性を強調した。

世論に訴えたハンガーストライキ

英国とドイツでは、サリドマイド被害者には国および製薬会社からの支援があり、受益者団体のトラストやコンテルガン財団によって、基金の管理、経済的支援、健康管理、ボランティアによるピアカウンセリングなどが積極的に行われている。しかし、ここに至るまでには、「サリドマイド薬禍はまだ終わっていないのだ」とハンガーストライキで世論に訴えたというきっかけが必要であった。これによってようやく政治家は被害者の悲惨な状況に気づき、被害者に対する年金や経済的支援が立法化され、被害者の生活は安定したのである。

薬害裁判に何を求めるのか？

二〇〇〇年代前半、いくつかの国々で、「自分はサリドマイド胎芽症ではないか」と訴える人々により、認定をめぐる裁判訴訟が繰り広げられた。奇妙なことであるが、サリドマイド胎芽症の認定は、科学的な事実を追求する医学の場ではなく、善悪の正義を論じる裁判所で行われた。門外漢の裁判官や陪審員に、最先端の難解な医学の知見を理解させるのは極めて困難である。しかも平易な言葉で説明しても、ますます誤解が生じることが多い。さらに、反対尋問者には曲解の機会を与えてしまう。レンツはアルスドルフ裁判で被告側弁護団に十分すぎるほど曲解の機会を与えてしまった。東京での裁判の検察側証言においても、最新の疫学知見を、通訳を通じて、親切心で平易な言葉で繰り返し説明したところ、裁判官はますます誤解し、被告側弁護団には曲解と格好の反論の機会を与えてしまった。

医学的真実は裁判所での正義を決める判決には馴染まない。これは、ベルギーのコリーネ裁判において「慈悲は評決を勝ち得た」ことが証明している。フェノバルビタールによって生後七日のサリドマイド児を殺害したという医学的真実より、裁判官や陪審員の心証によって善悪が判断されたことになる。薬害裁判においては、科学的真実の判断は難しいことから、結局は、妥協によって補償金が決められることになる。

サリドマイド胎芽症の認定裁判の増加を受けて、ＷＨＯは二〇一四年にジュネーブで専門家会議を開催した。サリドマイド胎芽症の診断アルゴリズムを確立することと、胎芽症の発生機序を明確にすることが課題として取り上げられた。二〇一九年にロンドン大学セント・ジョージ校からサリドマイド胎芽症診断アルゴリズムが発表された。日本の厚生労働省第四次「サリドマイド胎芽症患者の健康、生活実態の把握及び支援基盤の構築」研究班（班長：日ノ下文彦）からも、二〇二〇年三月に『サリドマイド胎芽症診断の手引き』がまとめられた。いずれの診断基準も、サリドマイド胎芽症と形態異常が極めて類似しているＳＡＬＬ４関連症候群と区別するために、疫学に基づいた「サリドマイド薬剤のないところには、サリドマイド胎芽症はない」という原則が必須条件になっている。

サリドマイド胎芽症の発生機序と抗がん作用

東京医科大学の半田宏先生によって、ケミカルバイオロジーの観点から、胎芽症の発生機序と抗がん作用の解明が進んでおり、さらに血液がんに対する創薬が進められている。研究班から出版された Handa H: *19 Proceedings*, pp42-54. および、伊藤拓水ほか『サリドマイド診療ガイド２０２０』一六—二〇ページを参照してほしい。

最後に、厚生労働省医薬品副作用被害対策室、一次研究班の班長吉澤篤人先生、二次「サリドマイド胎芽病患者の健康、生活実態の諸問題に関する研究」班、三・四次研究班「サリドマイド胎芽症患者の健康、生活実態の把握及び支援基盤の構築」を導いた研究班長の日ノ下文彦先生の成した業績は大きい。二〇一五年、二〇一九年は、WHOに代わり日本の厚生労働省が「サリドマイド胎芽症の国際シンポジウム」を開催し、このときの二冊の英文の議事録（Proceedings）は、英国トラスト、ドイツのコンテルガン財団、さらにブラジルを含めた各国の専門家へ配布されている。二〇一七年、二〇二〇年の『サリドマイド胎芽症診療ガイド』英文版も同様である。この四冊の英文文献と、国際会議や実際の訪問によって培われた人的な交流によって、日本を中心に国際的ネットワークが構築された。ブラジルの胎芽症の認定についての意見を求められ、ドイツからの「講演に使いたいからサリドマイド胎芽症の塊椎の画像を送ってほしい」などの要望にも応えることができるようになった。二〇一一～二〇二一年の研究班の活動と厚生労働省の支援は、サリドマイド胎芽症研究における日本の地位を大きく飛躍させた。

サリドマイドをめぐる種々の問題について筆者がただ書き進める原稿を、PHPエディターズ・グループの江川洋平氏がわかりやすく順序よく構成し、編集してくれた。この場を借りて感謝したい。

二〇二一年五月

栢森良二

〈著者略歴〉

栢森良二（かやもり　りょうじ）

1974年　新潟大学医学部卒業
1974年　米国横須賀海軍病院にてインターン
1975年　新潟大学医学部整形外科教室で研修医
1976年　東京都老人医療センター（養育院附属病院）
　　　　リハビリテーション科でレジデント
1979年　テキサス大学サンアントニオ校
　　　　リハビリテーション科で臨床フェロー
1980年　アイオワ大学神経内科で臨床フェロー
1981年　新潟県立六日町病院リハビリテーション科医長
1989年　帝京大学医学部リハビリテーション科講師
1995年　帝京大学医学部リハビリテーション科助教授
2008年　帝京大学医学部リハビリテーション科教授
2014年　帝京平成大学健康メディカル学部教授

学会活動：
日本顔面神経学会名誉会員、日本臨床神経生理学会名誉会員（脳波・筋電図認定医）、日本リハビリテーション医学会専門医、日本整形外科学会専門医

主な著書：
『サリドマイドと医療の軌跡』（西村書店、2013年）
『顔面神経麻痺のリハビリテーション　第２版』（医歯薬出版、2017年）
『学生のためのリハビリテーション医学概論　第３版』（医歯薬出版、2020年）
『［改訂新版］顔面神経麻痺が起きたらすぐに読む本』（PHPエディターズ・グループ、2020年）

サリドマイド
復活した「悪魔の薬」

2021年6月14日　第1版第1刷発行
2021年9月30日　第1版第2刷発行

著　者　　栢森良二

発　行　　株式会社ＰＨＰエディターズ・グループ
〒135-0061　東京都江東区豊洲5-6-52
☎03-6204-2931
http://www.peg.co.jp/

印　刷
製　本　　シナノ印刷株式会社

 ISBN978-4-909417-74-9